JN144627

NEWエッセンシャル
腎臓内科学

New Essentials of Nephrology

第2版

富野 康日己 編

医歯薬出版株式会社

This book was originally published in Japanese
under the title of :

Nyū Essensharu Jinzounaikagaku
(New Essentials of Nephrology)

Tomino, Yasuhiko
    Professor Emeritus, Juntendo University Faculty of Medicine

© 1997 1st ed, © 2015 2nd ed.

ISHIYAKU PUBLISHERS, INC.
  7-10, Honkomagome 1 chome, Bunkyo-ku,
  Tokyo 113-8612, Japan

第2版の序

　「エッセンシャル腎臓内科学」は，1997年に出版され，これまで18年が経過した．月日の経つのは実に早いものである．当時私は，順天堂大学医学部腎臓内科学教授に就任して間もないころであり，医学生・研修医教育に情熱を燃やし，本書を上梓したことを覚えている．私はこの春定年退職を迎えるまで多くの書籍を出版してきたが，本書は多くの腎臓専門医のご協力をえて腎臓内科学一般を明解にまとめていただいた特に気に入っている一冊である．今回，その後の腎臓内科学の目覚ましい進歩・エビデンスと多くの経験をもとに，改訂版として「NEW エッセンシャル腎臓内科学　第2版」を上梓するにいたったことは，望外の喜びである．

　近年，腎臓内科・泌尿器領域における基礎研究・臨床診療の分野では，遺伝子解析を基盤にした診断・薬物アレルギー対策，iPS細胞等を用いた再生医療，さらには医用ロボットの検討などが盛んになされている．また，急性腎障害（AKI）の新規バイオマーカーの検討や治療法の開発，慢性腎臓病（CKD）等の診療ガイドライン作成などへの取り組みも盛んである．しかし一方で，これから医師がアメリカで医療を行うにはEducational Commission for Foreign Medical Graduates（ECFMG）から国際的認証評価を受けた医学部を卒業し，ECFMGに申請後試験に合格することが必要になる．わが国では日本専門医機構から認定される総合的な診療能力をもつ総合診療専門医を目指す臨床研修医が増えてくると思われる．そうした背景のなか，最新の知識をコンパクトにまとめ臨床・研究に生かしていくことは，医師にとっての必須事項である．

　執筆は，現在活発に臨床・教育・研究に従事している新進気鋭の仲間たちにお願いした．厚く御礼申し上げる．しかし，内容については，難解な個所や過不足，未熟な点もあろうかと思われるので，忌憚のないご指摘を願うものである．

　最後に，本書の出版に際しご尽力いただいた遠山邦男氏はじめ医歯薬出版の方々にお礼申し上げます．

　　2015年　初夏
　　　　都庁舎を眺めつつ　　　　　　　　　　　　　　　　　　**富野　康日己**

序

　腎臓内科学は，内科的な腎疾患を扱う分野であり，蛋白尿・血尿・糖尿などの異常尿所見の早期発見と経過観察，腎機能の評価，腎生検による組織診断および予後判定，発症・進展因子の解明，さらには，より効果的な内科的治療を行うことが，その守備範囲である．

　腎臓は，代謝終末産物を排泄する臓器であるばかりでなく，種々のホルモンの産生および多臓器で産生されたホルモンの標的臓器であり，また，血圧の調節，赤血球の産生といった作用をもち，内分泌臓器としての役割も有している．そして，骨代謝にとっても重要な臓器である．臨床的には，腎疾患患者は多くの内科的疾患を合併するのみならず，薬剤投与や長時間にわたる手術により透析療法を必要とすることも少なくない．内科的疾患では，とくに糖尿病や高血圧，膠原病での腎合併症が増加してきている．

　最近，わが国の末期腎不全から透析療法に移行した患者総数は15万人を超えたと報じられており，社会的にも大きな問題となっている．血液透析や腹膜灌流は，広く行われているが，これらに対しても解決すべき重要な問題が提起された．

　近年のサイエンスの目覚ましい進歩は，腎臓病研究の発展にも大きな影響を与えている．つまり，診断や検査において，尿や血液の分析，光学顕微鏡による組織学的検討から免疫組織化学による蛋白レベルでの解析へと進み，さらに分子・遺伝子レベルでの研究へと発展してきた．最近では，ANCAなどの自己抗体と腎障害との関わりや透析アミロイドーシスの原因も注目されている．

　腎臓病は以前から遺伝的に起こる疾患としてみなされてきたが，最近その原因遺伝子についての検討がなされている．さらには，腎の発達と奇形に関する研究も盛んである．このように，腎臓内科学は基礎，臨床の両面において今後精力的に取り組むべき課題が多いが，一層の発展が期待される内科領域である．

　腎臓病に関する成書はこれまで数多く出版され，それぞれに特徴をもっている．今回私が，浅学非才の身をかえりみず，あえて本書を編集した意図は，エッセンシャルシリーズの中の1冊として，とかく断片的に述べられがちな腎臓内科学に関する知識を簡明にまとめていただきたいためである．そのため，平成9年版ガイドラインでは1つの枠組になっている腎・泌尿器・性器疾患から腎臓内科に焦点を絞り，エッセンスを抽出したつもりである．

　執筆は，現在活発に臨床・教育・研究に携わっておられる新進気鋭の先生方にお願いした．しかし，内容については，過不足や未熟な点も多々あろうかと思われるので，お気付きの点があれば忌憚のないご指導をいただければ幸いである．本書は，医学生と研修医を対象に書かれたものであるが，腎臓病に関心をおもちの方が一人でも多く読んでいただければ望外の喜びである．

　最後に，本書の出版に際し，ご尽力いただいた医歯薬出版の方々にお礼申しあげます．

1997年　早春の神田川のほとりにて

富野康日己

編者

富野康日己（とみの やすひこ）　順天堂大学　名誉教授/医療法人社団 松和会　常務理事

執筆者

淺沼 克彦（あさぬま かつひこ）　千葉大学大学院医学研究院腎臓内科学　教授

堀越 哲（ほりこし さとし）　順天堂大学医学部腎臓内科学　先任准教授

金子 佳代（かねこ かよ）　順天堂大学医学部腎臓内科学　非常勤講師

田中 裕一（たなか ゆういち）　江東病院腎・高血圧内科　血液浄化センター長/順天堂大学医学部腎臓内科学　非常勤講師

佐竹 健至（さたけ けんじ）　佐竹クリニック　院長

船曳 和彦（ふなびき かずひこ）　順天堂大学医学部附属順天堂東京江東高齢者医療センター腎・高血圧内科　教授

大澤 勲（おおさわ いさお）　順天堂大学医学部腎臓内科学　非常勤講師/埼友草加病院　院長

濱田千江子（はまだ ちえこ）　順天堂大学医学部附属順天堂越谷病院内科（腎臓内科）　先任准教授

富野康日己（とみの やすひこ）　医療法人社団 松和会　常務理事/順天堂大学　名誉教授

来栖 厚（くるす あつし）　蓮田一心会病院　副院長/順天堂大学医学部腎臓内科学　非常勤講師

林野 久紀（りんの ひさき）　順天堂大学医学部附属浦安病院腎・高血圧内科　先任准教授

眞野 訓（まの さとし）　順天堂大学医学部腎臓内科学　助教

鈴木 祐介（すずき ゆうすけ）　順天堂大学医学部腎臓内科学　教授

佐藤 大介（さとう だいすけ）　順天堂大学医学部腎臓内科学　助教

金口 泰彦（かなぐち やすひこ）　順天堂大学医学部腎臓内科学　助教

青木 竜弥（あおき たつや）　田端駅前クリニック　院長

蒔田雄一郎（まきた ゆういちろう）　越谷市立病院内科（腎・膠原病・糖尿病内科）　内科部長

中田純一郎（なかた じゅんいちろう）　順天堂大学医学部腎臓内科学　准教授

髙原 久嗣（たかはら ひさつぐ）　順天堂大学医学部附属浦安病院腎・高血圧内科　准教授

井下 博之 <small>いのした ひろゆき</small>	江東病院腎・高血圧内科　血液浄化副センター長/順天堂大学医学部腎臓内科学　非常勤助教	
恩田 紀更 <small>おんだ きさら</small>	順天堂大学医学部腎臓内科学　非常勤助教	
村越 真紀 <small>むらこし まき</small>	順天堂大学医学部腎臓内科学　非常勤講師	
井尾 浩章 <small>いお ひろあき</small>	順天堂大学医学部附属練馬病院腎・高血圧内科　准教授	
武田 之彦 <small>たけだ ゆきひこ</small>	新小岩クリニック船堀　副院長/順天堂大学医学部腎臓内科学　非常勤講師	
清水 芳男 <small>しみず よしお</small>	順天堂大学医学部附属静岡病院腎臓内科　先任准教授	
山中 貴博 <small>やまなか たかひろ</small>	越谷市立病院臨床工学科　臨床工学科部長	
合田 朋仁 <small>ごうだ ともひと</small>	順天堂大学医学部腎臓内科学　准教授	
鈴木 仁 <small>すずき ひとし</small>	順天堂大学医学部腎臓内科学　准教授	
相澤 昌史 <small>あいざわ まさし</small>	千葉大学大学院医学研究院腎臓内科　講師	
小林 敬 <small>こばやし たかし</small>	順天堂大学医学部腎臓内科学　助教	
木原 正夫 <small>きはら まさお</small>	順天堂大学医学部腎臓内科学　准教授	
島本真実子 <small>しまもと まみこ</small>	市立札幌病院腎臓内科　医長	
若林 道郎 <small>わかばやし みちろう</small>	医療法人社団道仁会富士第一クリニック　理事長	
山田 芳 <small>やまだ かおり</small>	順天堂大学医学部腎臓内科学　非常勤講師	
前田 国見 <small>まえだ くにみ</small>	石神井公園じんクリニック　院長/順天堂大学医学部腎臓内科学　非常勤講師	
日髙 輝夫 <small>ひだか てるお</small>	医療法人北晨会恵み野病院腎臓内科　部長	
髙木 美幸 <small>たかぎ みゆき</small>	順天堂大学医学部腎臓内科学　助教	

(執筆順)

目　　次

第2版の序 …………… iii
序 …………………… iv
執筆者一覧 …………… v

総　論

第1章　腎の構造　　1

1 腎の概観 …………………… 1
　1. 外　観 …………………… 1
　2. 断　面 …………………… 2

2 腎の血管系 ………………… 3
　1. 動　脈 …………………… 3
　2. 静　脈 …………………… 4
　3. リンパ管 ………………… 5

3 ネフロン …………………… 5

4 糸球体 ……………………… 8

5 尿細管：再吸収機構と分子 … 11
　1. 近位尿細管 ……………… 11
　2. 中間尿細管 ……………… 12
　3. 遠位尿細管 ……………… 12
　4. 集合管 …………………… 12

6 傍糸球体装置：構造と機能 … 12

7 腎の神経 …………………… 13

8 間　質 ……………………… 14

（第1章　淺沼克彦）

第2章　腎の機能　　15

1 糸球体機能 ………………… 15
　1. 濾過機能 ………………… 15
　2. 濾過調節 ………………… 15

2 尿細管機能 ………………… 15
　1. 近位尿細管 ……………… 16
　　1）Na／18　2）Cl／18　3）グルコース／18　4）リン酸／18　5）アミノ酸／18　6）HCO_3^-／18　7）NH_4^+／18　8）尿酸／19
　2. ヘンレループ …………… 19
　3. 遠位尿細管 ……………… 19
　4. 集合管 …………………… 20
　　1）皮質集合管／20　2）髄質外部集合管／21

3 腎循環 ……………………… 22
　1. 自動調節能 ……………… 23
　2. 体液性因子による調節 … 23
　3. 神経性調節 ……………… 23

4 ホルモンと腎 ……………… 23
　1. エリスロポエチン ……… 23
　2. 活性型ビタミンD，副甲状腺ホルモン，カルシトニン，FGF23 …… 24
　3. レニン-アンジオテンシン-アルドステロン系，ACE1-7系，ブラジキニン

系 ·· 25
4. カテコールアミン ·· 27
5. カリクレイン-キニン-プロスタグランジン ··· 27
6. バソプレシン，エンドセリン ···················· 28

[5] 腎と電解質代謝 ··· 29

1. Na と細胞外液量 ··· 29
2. 腎における Na の再吸収と排泄 ············· 29
3. 腎における K 排泄の調節 ························ 30
4. Ca・P の調節ホルモン ···························· 30

（第 2 章　堀越 哲）

第3章　腎の検査　32

[1] 尿検査 ·· 32

1. 外観（色，濁り，臭い，泡を含む），pH，比重・浸透圧 ·· 32
2. 蛋白尿・微量アルブミン尿：新しい測定法（定性・定量），蛋白（アルブミン）/Cr 比の臨床的意義，蛋白（アルブミン）尿と CKD/CVD 発症 ·············· 33
3. 血尿：肉眼的血尿，顕微鏡的血尿 ······ 35

[2] 電解質異常 ··· 35

1. 高 Na 血症 ··· 35
2. 低 Na 血症 ··· 35
　抗利尿ホルモン不適合分泌症候群/36
3. 高 K 血症 ··· 36
4. 低 K 血症 ··· 37
5. 高 Ca 血症 ··· 37
6. 低 Ca 血症 ··· 38
7. 高 P 血症 ··· 38
8. 低 P 血症 ··· 39
9. その他の電解質異常 ································· 39
　1）Zn（亜鉛）/39　2）Mg（マグネシウム）/40

[3] 腎ホルモン測定の臨床的意義 ················ 40

1. 血漿レニン活性 ··· 40
2. 血漿レニン濃度 ··· 41
3. 血中アルドステロン濃度（RIA 法）······ 41

（第 3 章 [1]～[3]　金子佳代）

[4] 腎疾患の病態に関する臨床検査（含む基準値）·························· 41

1. IgG ·· 41
2. IgA ·· 42
3. IgM ··· 42
4. IgE ·· 43
5. B 型・C 型肝炎ウイルス ························· 43
6. HIV ··· 43
7. クリオグロブリン ····································· 44
8. 糖化マーカー ··· 45
　1）グリコアルブミン/45　2）HbA1c（グリコヘモグロビン）/45
　3）1,5-アンヒドログルシトール/46
9. 補体 ··· 46
10. リンパ球サブセット ································· 47
11. 循環性免疫複合体 ······································· 47
12. 抗糸球体基底膜抗体 ································· 48
13. 抗好中球細胞質抗体 ································· 48
14. 尿中バイオマーカー ································· 49
　1）IL-18/49　2）KIM-1/49　3）NGAL/50　4）L-FABP/50

（第 3 章 [4]　田中裕一）

[5] 腎機能検査：種類と臨床的意義 ··········· 50

1. 血液・尿でわかる腎機能 ························ 50
　1）血清クレアチニン/50　2）血清尿素窒素/51　3）尿酸/51　4）血清シスタチン C/52　5）推算糸球体濾過量/53　6）β_2 ミクログロブリン/53

7）α_1ミクログロブリン／54　8）尿中NAG／54
2. 負荷試験でわかる腎機能 …………… 54
　　1）イヌリンクリアランスの原理と実際／54　2）Fishberg濃縮試験の原理と実際／55　3）塩化アンモニウム負荷試験の原理と実際／56　4）重炭酸ナトリウム負荷試験の原理と実際／56　5）生理食塩水負荷試験の原理と実際／57　6）フロセミド負荷試験の原理と実際／57　7）カプトプリル負荷試験の原理と実際／58

　　　　　　　　　　（第3章 5　佐竹健至）

6 画像検査の意義と実際（正常所見と異常所見） …………… 59

1. X線診断 ……………………………… 59
　　1）腹部単純X線撮影／59　2）腎盂造影／59　3）コンピュータ断層撮影／60　4）腎血管造影／60
2. 超音波診断 …………………………… 61
　　1）超音波断層法／61　2）超音波ドプラ法／62
3. 核磁気共鳴画像：MRI，MRA ……… 62

　　1）MRI／62　2）MRA／62
4. ラジオアイソトープ診断 …………… 64
　　1）レノグラム／64　2）シンチグラム／64

　　　　　　　　　　（第3章 6　船曳和彦）

7 腎生検 …………………………………… 64

1. 腎生検の意義 ………………………… 64
2. 腎生検の適応と禁忌 ………………… 64
　　1）適応／64　2）禁忌／66
3. 手技の実際 …………………………… 67
　　1）術前の確認事項／67　2）術前に中止すべき薬剤／67　3）腎生検組織採取法／68　4）合併症と対応／69
4. 光学顕微鏡所見の特徴 ……………… 69
　　1）染色法の特徴／70　2）光学顕微鏡所見の見方／70
5. 蛍光抗体法所見の特徴 ……………… 71
　　1）使用する抗体／71　2）判定様式／71
6. 電子顕微鏡所見の特徴 ……………… 72
　　1）糸球体構造物／72　2）電子密度の高い沈着物／72　3）その他／72

　　　　　　　　　　（第3章 7　大澤　勲）

第4章　腎疾患総論　　74

1 急性腎障害（AKI） …………………… 74

1. 定義・診断基準 ……………………… 74
2. 分類・原因 …………………………… 77
　　1）腎前性／77　2）腎性／79　3）腎後性／81
3. 病態生理・病理 ……………………… 81
4. 症　状 ………………………………… 82
　　1）尿量の減少あるいは無尿／82　2）電解質異常／83　3）酸塩基平衡異常／83　4）高窒素血症／83　5）血液・凝固系症状／83　6）呼吸器症状／83　7）消化器症状／83　8）神経・筋症状／83
5. 診　断 ………………………………… 83
　　1）尿検査／83　2）画像診断／84　3）利尿薬投与後の反応／85
6. 治　療 ………………………………… 85
　　1）食事療法／85　2）薬物療法／85　3）血液浄化療法／85
7. 予　後 ………………………………… 86

　　　　　　　　　　（第4章 1　濱田千江子）

2 慢性腎臓病（CKD） …………………… 87

1. 定義・診断基準 ……………………… 87
2. 分類・原因 …………………………… 87

3. 病態生理・病理 ……………………… 88
4. 症　状 ………………………………… 89
5. 診　断 ………………………………… 89
6. 治　療 ………………………………… 89
　1）一般療法／90　2）薬物療法／91

3）血液透析療法／93　4）CAPD療法／97　5）腎移植／101
7. 予　後 ……………………………… 103

(第4章② 富野康日己)

各　論

第1章　原発性糸球体腎炎

① 急性腎炎症候群 …………………… 105

概念：WHO分類 ……………………… 105
1. 溶連菌感染後急性糸球体腎炎 ……… 105
　1）疫学／105　2）原因：発症・進展機序／106　3）症状／109　4）診断（病理）／109　5）治療／110　6）予後／111
COLUMN 非溶連菌感染後急性糸球体腎炎とは？／112

② 急速進行性腎炎症候群 …………… 112

概念：WHO分類 ……………………… 112
1. 急速進行性糸球体腎炎 ……………… 116
　1）疫学／116　2）原因：発症・進展機序／117　3）症状／117　4）診断（病理）／117　5）治療／118　6）予後／121

(第1章①② 来栖 厚)

③ 慢性腎炎症候群 …………………… 121

概念：WHO分類 ……………………… 121
1. 膜性腎症 ……………………………… 121
　1）概念・疫学／121　2）原因：発症・進展機序／122　3）症状／123　4）診断（病理）／123　5）治療：アルゴリズム／124　6）予後／124
2. 膜性増殖性糸球体腎炎 ……………… 124

　1）概念・疫学／124　2）原因：発症・進展機序／126　3）症状／126　4）診断（病理）／126　5）治療：アルゴリズム／127　6）予後／127
COLUMN C3腎症とは？／128

(第1章③ 概念,1,2　林野久紀)

3. 巣状分節性糸球体硬化症 …………… 128
　1）概念・疫学／128　2）原因：発症・進展機序／129　3）症状／130　4）診断（病理）／131　5）治療：アルゴリズム（新しい治療法の実際と効果）／132　6）予後／132
COLUMN 逆流性腎症とFSGSとの関係は？／134

(第1章③ 3　眞野 訓)

4. IgA腎症 ……………………………… 134
　1）概念・疫学／134　2）原因：発症・進展機序／135　3）症状／137　4）診断（病理）／137　5）治療：治療法とガイドライン，扁桃摘出＋ステロイドパルス療法（扁摘パルス）の実際／137　6）予後／143
COLUMN 自然発症動物モデルgddYマウスのヒトとの類似点と病態解明への有用性は？／144
COLUMN IgA腎症の近縁疾患：Henoch-Schönlein紫斑病性腎炎（IgA血管炎）とは？／145

COLUMN 血管炎の新分類とは？／146
　　　　　　（第1章 ③4　鈴木祐介）

④ 遺伝性家族性腎炎 ……………… 147

1. アルポート症候群 ……………… 147
   1) 概念・疫学／147　2) 原因：発症・進展機序／147　3) 症状／147　4) 診断・病理／149　5) 治療／149　6) 予後／150
2. 家族性菲薄基底膜症候群 ……… 150
   1) 概念・疫学／150　2) 原因：発症・進展機序／150　3) 症状／151　4) 診断・病理／151　5) 治療／151　6) 予後／151
   COLUMN ナットクラッカー現象とは？／152
　　　　　　（第1章 ④1,2　佐藤大介）
3. ファブリー病 …………………… 152
   1) 疫学／152　2) 原因：発症・進展機

序／153　3) 症状／153　4) 診断（病理）／155　5) 治療：新しい治療法の実際と効果／157　6) 予後／158
4. 爪膝蓋骨症候群 ………………… 158
   1) 疫学／158　2) 原因：発症・進展機序／158　3) 症状／159　4) 診断（病理）／160　5) 治療／160　6) 予後／160
　　　　　　（第1章 ④3,4　金口泰彦）
5. 多発性嚢胞腎 …………………… 161
   A. 常染色体優性多発性嚢胞腎 …… 161
   1) 疫学／161　2) 原因：発症・進展機序／161　3) 症状／161　4) 診断／163　5) 治療／164　6) 予後／167
   B. 常染色体劣性多発性嚢胞腎 …… 167
   1) 疫学／167　2) 原因：発症・進展機序／168　3) 症状／168　4) 診断／168　5) 治療／169　6) 予後／169
　　　　　　（第1章 ④5　青木竜弥）

第2章　ネフローゼ症候群　172

① 疫　学 ………………………… 172
日本におけるネフローゼ症候群の疫学の現状 ………………………………… 172

② 原因と分類 …………………… 172
1. 一次性ネフローゼ症候群 ……… 172
   1) 微小変化型ネフローゼ症候群／172　2) 巣状糸球体硬化症／173　3) 膜性腎症／173　4) 膜性増殖性糸球体腎炎／174
2. 二次性ネフローゼ症候群 ……… 175
   1) 糖尿病腎症／175　2) ループス腎炎／176　3) 悪性腫瘍／176　4) 感染症／177

③ 症　状 ………………………… 178

④ 診断（病理）…………………… 179
1. 蛋白尿：ポドサイト障害 ……… 179
   charge barrier と size barrier：尿蛋白の選択指標の実際と治療判定／179
2. 低アルブミン血症 ……………… 180
3. 脂質異常症 ……………………… 180
4. 浮　腫 …………………………… 181
5. 過凝固状態：深部静脈血栓症 … 181
   COLUMN IgM 腎症とは？／182
　　　　　　（第2章 ①～④　蒔田雄一郎）

⑤ 治　療 ………………………… 183
1. 一般療法 ………………………… 183
2. 薬物療法 ………………………… 184
   1) 副腎皮質ステロイド薬／184　2) 免疫抑制薬／184　3) 利尿薬／185　4) 血漿製剤／186　5) 抗血小板薬,

抗凝固薬／186 6）脂質異常症改善薬／186
3．特殊療法 187
　1）血漿交換療法／187 2）体外限外濾過法／187 3）LDLアフェレーシス／187

6 予　後 188
（第2章 5 6 　中田純一郎）

COLUMN 遺伝性血管性浮腫の診断と治療とは？／190
（第2章 COLUMN　遺伝性血管性浮腫　大澤　勲）

第3章　全身疾患による腎障害　191

1 ループス腎炎 191
1．定義・疫学 191
2．原因：発症・進展機序 191
3．症　状 193
4．診断（病理） 193
5．治療：新しい治療法の実際と効果 194
　1）寛解導入療法／194 2）寛解維持療法／199
6．予　後 199
（第3章 1 　髙原久嗣）

2 HIV腎症 199
1．疫　学 199
2．原因：発症・進展機序 200
3．症　状 201
4．診断（病理） 201
5．治療：新しい治療法の実際と効果 202
6．予　後 204
（第3章 2 　井下博之）

3 肝炎ウイルスと腎障害 204
1．A型肝炎ウイルス 204
2．B型肝炎ウイルス 204
　1）概念・疫学／204 2）原因：発症・進展機序／205 3）症状／205 4）診断（病理）／205 5）治療：新しい治療法の実際と効果／206 6）予後／206
（第3章 3 1,2　恩田紀更）
3．C型肝炎ウイルス 207
　1）概念・疫学／207 2）原因：発症・

進展機序／207 3）症状／208 4）診断（病理）／208 5）治療：新しい治療法の実際と効果／209 6）予後／210
（第3章 3 3　村越真紀）

4 クリオグロブリン血症に伴う腎病変 211
1．定義・疫学 211
2．原因：発症・進展機序 211
3．症　状 212
4．診断（病理） 212
5．治療：新しい治療法の実際と効果 213
6．予　後 214

5 アミロイド腎 215
1．疫　学 215
2．原因：発症・進展機序 215
3．症　状 217
4．診断（病理） 217
5．治療：新しい治療法の実際と効果 220
　1）AL型アミロイドーシス／220
　2）AA型アミロイドーシス／221
　3）トランスサイレチン型アミロイドーシス／221 4）MIDD／221
6．予　後 221
（第3章 4 5 　井尾浩章）

6 多発性骨髄腫―骨髄腫腎 222
1．定義・疫学 222
2．原因：発症・進展機序 223
　1）尿細管間質障害（狭義の骨髄腫腎）／222 2）アミロイドーシス（AL

型アミロイドーシス)／222　3) 単ク
　　　ローン性免疫グロブリン沈着症／223
3. 症　状 223
4. 診断(病理) 223
　　　1) 骨髄腫腎(尿細管障害—円柱腎
　　　症)／223　2) アミロイドーシス／223
5. 治療：新しい治療法の実際と効果 ... 225
　　　1) 支持療法／225　2) 多発性骨髄腫
　　　の治療／225
6. 予　後 226

7　軽鎖沈着症 227
1. 概念・疫学 227
2. 原因：発症・進展機序 227
3. 症　状 228
4. 診断(病理) 228
　　　1) 光学顕微鏡／228　2) 蛍光抗体
　　　法／228　3) 電子顕微鏡／228
5. 治　療 229
　　　COLUMN　MGUSとは？／230
6. 予　後 231
　　　　　　　　(第3章 6 7　武田之彦)

8　IgG4関連腎臓病 231
1. 概念・疫学 231
2. 原因：発症・進展機序 232
3. 症　状 233
4. 診断(病理) 233
5. 治療：新しい治療法の実際と効果 ... 234
6. 予　後 238

9　Immunotactoid glomerulopathy ... 238
1. 概念・疫学 238
2. 原因：発症・進展機序 239
3. 症　状 239

4. 診断(病理) 239
5. 治療：新しい治療法の実際と効果 ... 240
6. 予　後 241
　　　　　　　　(第3章 8 9　清水芳男)

10　リポ蛋白腎症(リポ蛋白糸球体症)
　　　.. 241
1. 概念・疫学 241
2. 原因：発症・進展機序 241
3. 症　状 242
4. 診断(病理) 243
5. 治　療 245
　　　1) 脂質代謝改善薬／245　2) アフェ
　　　レーシス療法／245
　　　　　　　　(第3章 10　山中貴博)

11　糖尿病腎症(糖尿病性腎臓病) ... 245
1. 疫　学 245
2. 原因：発症・進展機序 247
3. 症　状 248
4. 診断(病理) 248
5. 治療：新しい治療法の実際と効果 ... 250
　　　COLUMN　自然発症動物モデルのヒト
　　　との類似点，臨床応用への活用とは？／251
6. 予　後 252

12　痛風腎 252
1. 疫　学 252
2. 原因：発症・進展機序 253
3. 症　状 253
4. 診断(病理) 253
5. 治療：新しい治療法の実際と効果 ... 254
6. 予　後 256
　　　　　　　　(第3章 11 12　合田朋仁)

第4章　腎の血管障害　259

1　良性腎硬化症 259
1. 概　念 259
2. 臨床症状・予後 259
3. 成因・病態 259
4. 腎組織所見 260
5. 治　療 260
   1) 降圧目標／260　2) 降圧薬の選択／261

2　悪性腎硬化症 261
1. 概　念 261
2. 臨床症状 261
3. 成因・病態 262
4. 腎組織所見 262
5. 治　療 263

（第4章 1 2　鈴木　仁）

3　腎動脈狭窄 263
1. 概念・疫学 263
2. 原因：発症・進展機序 263
3. 症　状 264
4. 検　査 265
5. 診断(病理) 266
6. 治療：新しい治療法の実際と効果 267
7. 予　後 269

4　腎動脈瘤 269
1. 概念・疫学 269
2. 原因：発症・進展機序 270

3. 症　状 270
4. 診断(病理) 270
5. 治療：新しい治療法の実際と効果 270
6. 予　後 270

5　腎動静脈瘻 271
1. 概念・疫学 271
2. 原因：発症・進展機序 271
3. 症　状 271
4. 診断(病理) 271
5. 治療：新しい治療法の実際と効果 271
6. 予　後 272

（第4章 3 〜 5　相澤昌史）

6　腎梗塞 272
1. 概念・疫学 272
2. 原因：発症・進展機序 273
3. 症　状 273
4. 診断(病理) 274
5. 治療：新しい治療法の実際と効果 275
6. 予　後 275

7　腎静脈血栓症 275
1. 概念・疫学 275
2. 原因：発症・進展機序 276
3. 症　状 277
4. 診断(病理) 277
5. 治療：新しい治療法の実際と効果 277
6. 予　後 278

（第4章 6 7　小林　敬）

第5章　妊娠と腎　279

1　正常妊娠時の腎生理 279
1. 形態的変化 279
2. 機能的変化 279
   1) 腎血行動態／279　2) 尿細管機能／280　3) 浸透圧調節と腎臓におけるナトリウム・水処理／280　4) 酸塩基平衡／281　5) 凝固系の変化／281

2 妊娠中の注意すべきおもな合併症 282

1. 妊娠高血圧症候群 282
   1）定義／282 2）病型分類／282
   3）症候による亜分類／282 4）成因／283 5）疫学／283 6）危険因子／283 7）病態生理／284 8）発症予測／284 9）病理／284 10）臨床像／285 11）治療／285 12）発症予防／286
2. 妊娠関連急性腎不全 286
   1）腎前性／286 2）腎性／286

（第5章　木原正夫）

第6章 尿細管間質性腎炎　288

1 急性尿細管間質性腎炎（薬剤性） 290

1. 疫　学 290
2. 原因：発症・進展機序 290
   1）免疫学的機序を介するもの／290
   2）直接的侵襲による中毒性／292
3. 症　状 292
4. 診断（病理） 293
5. 治療：新しい治療法の実際と効果 294
6. 予　後 294

2 慢性尿細管間質性腎炎 294

1. 疫　学 294
2. 原因：発症・進展機序 294
3. 症　状 295
4. 診断（病理） 295
5. 治療：新しい治療法の実際と効果 ... 296
6. 予　後 297

3 急性腎盂腎炎 297

1. 疫　学 299
2. 原因：発症・進展機序 299
3. 症　状 300
4. 診断（病理） 300
5. 治療：新しい治療法の実際と効果 ... 300
6. 予後（含む慢性化） 301

（第6章　島本真実子）

第7章 尿細管機能異常　303

1 腎性糖尿 303

1. 定義・概念 303
2. 疫　学 303
3. 原因：発症・進展機序 304
4. 症　状 306
5. 治療・予後 306

（第7章 1　若林道郎）

2 腎性尿崩症 307

1. 定義・疫学 307
2. 原因：発症・進展機序 307
3. 症　状 309
4. 診断（病理） 309
5. 治療：新しい治療法の実際と効果 ... 310
6. 予　後 310

（第7章 2　山田　芳）

3 ファンコニー症候群 311

1. 定義・概念 311
2. 原因：発症・進展機序 311
3. 症　状 312
   1）汎アミノ酸尿／312 2）腎性糖尿／313 3）低分子蛋白尿症／314
   4）リン酸尿症, 低P血症, 骨病変／314 5）尿細管性アシドーシス／314

6) 多飲・多尿／314　7) 低尿酸血症／314　8) 電解質異常(低K血症，低Na血症)／314
4. 診断(病理) 314
　1) 一般的検査／314　2) 汎アミノ酸尿／315　3) 低P血症／315　4) 尿糖排泄増加／315　5) 代謝性アシドーシス／315
5. 治　療 315
　1) 原疾患に対する治療／315　2) 対症療法／316
6. 予　後 317

4 腎尿細管性アシドーシス 317
1. 定義・概念 317
2. 原因：発症・進展機序 317
　1) 遠位型RTA(1型RTA, dRTA)／318　2) 2型(近位型)RTA／319　3) 4型(遠位型)RTA／320
3. 症　状 320
4. 診　断 321
5. 治　療 321
　1) 近位型RTA／321　2) 遠位型(1型)RTA／322　3) 遠位型(4型)RTA／322
6. 予　後 323

(第7章 ③④　前田国見)

5 シスチン尿症 323
1. 概　念 323
2. 原因：発症・進展機序 323
3. 症　状 323
4. 診断(病理) 323
5. 治療：新しい治療法の実際と効果 324
6. 予　後 324

6 家族性低リン血症性くる病 324
1. 概念・疫学 324
2. 原因：発症・進展機序 324
3. 症　状 324
4. 診断(病理) 325
5. 治療：新しい治療法の実際と効果 325
6. 予　後 325

(第7章 ⑤⑥　日髙輝夫)

第8章　中毒性腎障害(薬物，重金属) 328

1. 抗菌薬 328
　1) アミノグリコシド系／328　2) ニューキノロン系／330　3) β-ラクタム系／330　4) サルファ剤／330　5) アシクロビル／330　6) アムホテリシンB／330
2. ヨード造影剤 330
3. 非ステロイド性抗炎症薬 331
4. 抗がん剤 331
　1) シスプラチン／331　2) メトトレキサート／331　3) マイトマイシンC／331　4) シクロホスファミド／332　5) 生物製剤／332
5. シクロスポリンA 332
6. レニン-アンジオテンシン系阻害薬 332
7. 重金属 333
　1) 水銀／333　2) カドミウム／333　3) 鉛／333　4) 金製剤／333

(第8章　髙木美幸)

■ 索　引 335
■ 執筆分担一覧 345

総論 第1章 腎の構造

1 腎の概観

1. 外観

　腎臓（kidney）はソラマメ様の形態をし，脊椎をはさんで左右に1つずつある後腹膜臓器で，第12胸椎から第3腰椎の高さに位置する．右腎は肝右葉に押し下げられ，左腎より半椎体ほど下方に位置する．大きさは，成人のほぼ握りこぶし大の大きさでおおよそ縦・横・厚さが12×6×3cmで，重さは平均120g前後である（図1-1）．

　腎臓の表面には強靱な線維性の被膜があり，さらにその外側を脂肪組織が覆っているが，腎の周囲には靱帯はなく，やせた人では下垂しやすい（遊走腎）．脊椎に面する内側（ソラマメのくぼみに相当する部分）には腎静脈，腎動脈，尿管，神経が出入りする腎門部（renal hilus）がある．

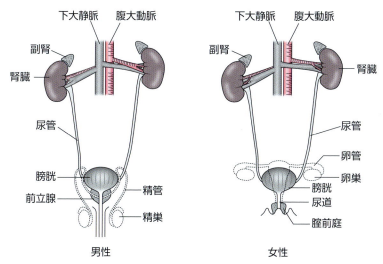

図1-1　男性（左）と女性（右）泌尿器系

2. 断　面

　腎臓の割面を見ると，腎の実質は腎動脈（renal artery）から枝分かれした弓状動脈（arcuate artery）により，表層（外側）の皮質（renal cortex）と深層（内側）の髄質（renal medulla）の2つの領域に区別される（図1-2）．腎皮質は被膜に沿って連続的に広がっている．髄質は孤立した塊になっていて，それぞれは腎錐体とよばれる．腎臓の皮質と髄質でつくられた尿は，腎乳頭から腎盂へ排出される．

　腎錐体（renal pyramid）とその周囲の皮質を合わせたものを，腎臓の肉眼的な単位として腎葉（renal lobe）とよんでいる．ヒトの腎臓は，腎葉が複数あることから多葉腎とよばれ，ネズミやウサギのような小型動物は腎葉が1つだけの単葉腎とよばれている．ヒト新生児では各腎葉の境界が表面から溝として認められる．成人では，隣り合う腎錐体の間は深くまで皮質で埋められているが，この深い部分に存在する皮質は腎柱〔renal column（Bertin柱）〕とよばれる．髄質は，さらに外層（outer medulla）と内層（inner medulla）に分類され，外層はさらに外帯（outer strip）と，内帯（inner strip）に分けられる（図1-3）．

　尿路系の始まりである腎杯は，髄質（腎錐体）の先端である乳頭表面を覆い，集合間の開口部が20～25個存在する．いくつかの小腎杯（minor calyx）がまとまってさらに大きな腎杯〔大腎杯（major calyx）〕を形成し，腎盂へと移行し，尿管（ureter），膀胱（bladder）

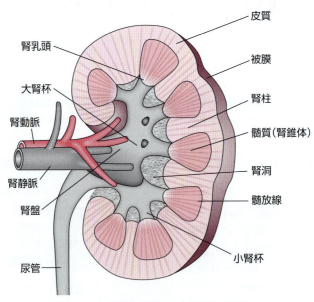

図1-2　右の腎臓を前頭断して後方から見る

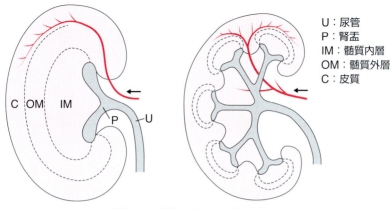

図1-3 単葉腎(左)と多葉腎(右)

へつながってゆく(図1-2).腎門部では,前方(腹側)から,腎静脈(V),腎動脈(A),尿管(U)(VAUと覚える)の順に並んでいる.この順番は,腎移植手術を行う際に重要となる.

2 腎の血管系

1. 動 脈

　腎臓に血液を供給する腎動脈(renal artery)は,上腸間膜動脈(superior mesenteric artery)分岐部の直下(第2腰椎の高さ)で腹部大動脈(abdominal aorta)からほぼ直角に左右に分岐し,腎門に入る.腎動脈は,通常5本の区域動脈に分岐し,特定の領域(腎区域)を支配する.区域動脈は腎錐体の間を走行する葉間動脈(interlobar artery)に分枝し皮質に向かう.葉間動脈は皮質と髄質の境界で分岐し,ほぼ直角に走行を変えて腎錐体の表面に沿って走る弓状動脈(arcuate artery)になる(図1-4).弓状動脈からは,腎被膜に向かって垂直に多数の小葉間動脈(interlobular artery)が分枝する.皮質に入った小葉間動脈は,おおよそ一定の間隔で側枝が出て,輸入細動脈(afferent arteriole)を経て毛細血管からなる糸球体を形成する.小葉間動脈の一部は,腎被膜に達し,被膜内の毛細血管となる.糸球体内の毛細血管網は,輸出細動脈(efferent arteriole)としてまとまり,再び毛細血管となり,尿細管周囲を走行する.輸出細動脈のうち,皮質表層から中間部のものは皮質内の毛細血管網に連なる(図1-5).一方,皮質深部(傍髄質)のものは髄質に向かう直細動脈(arteriolae rectae)となった後,髄質内の毛細血管網に連なる(図1-5).

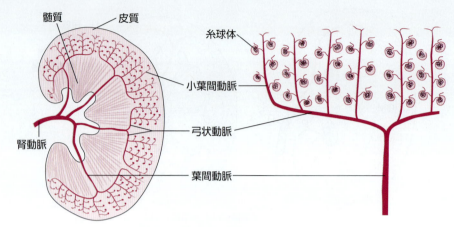

図 1-4　腎臓内の動脈の走行（静脈もこれに平行して走る）

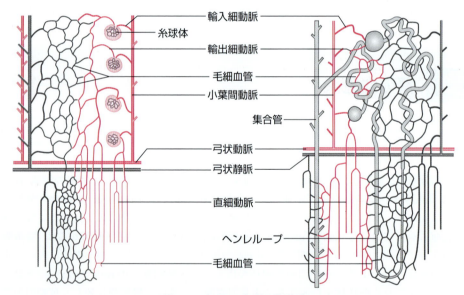

図 1-5　ネフロンと腎の動脈系

2. 静　脈

　腎臓の静脈は，おおむね動脈に平行して走り，葉間静脈（interlobar veins），弓状静脈（arcuate veins），小葉間静脈（interlobular veins）がある．皮質の毛細血管は直接小葉間

静脈につながるか，一度皮質表層のある星状静脈(stellate veins)に入った後，小葉間静脈につながる．髄質の毛細血管は，上行直血管(ascending vasa recta)を介して小葉間静脈や弓状静脈に集まる．腎の静脈系は腎門部で1本の腎静脈(renal veins)になった後，下大静脈(inferior vena cava)に注ぐ．左腎静脈は右腎静脈より長く，腹大動脈と上腸間膜動脈の間を通る長い走行をもち，2つの動脈に挟まれて狭窄をきたすと，左腎静脈の内圧が上昇し，顕微鏡的血尿や肉眼的血尿をきたす，クルミ割り症候群(nutcracker syndrome)を引き起こすことがある．

3. リンパ管

腎臓内のリンパ管は動脈周囲の間質内にあり，動脈と併走する．リンパ液のレニン濃度が腎静脈内よりも高いことから，全身の循環系にレニンを運ぶ経路としても働いている．

3 ネフロン

ネフロン(nephron)とは，腎臓の基本的な尿生成の機能的単位であり，原尿を生成する腎小体(renal corpuscle)(糸球体＋ボーマン嚢)と原尿の成分を濃縮・調整する1本の尿細管から構成されており，約5 cmの長さがある(図1-6)．1個の腎臓には，ネフロンが約100～150万個存在しており，左右で約200～300万個のネフロンが存在する．複数のネフロンでつくられた尿を集めて腎乳頭まで運ぶ管が集合管(collecting duct)で，ネフロンを構成する尿細管と異なり分岐を有する．

ネフロンには皮質に存在する皮質ネフロン(cortical nephron)(約80%)と，髄質近くに存在する傍髄質ネフロン(juxtamedullary nephron)(約20%)がある(図1-7)．皮質ネフロンは糸球体が皮質表層から中層に存在するもので，ヘンレループ(loop of Henle)が髄質表層(外層の内帯)で折れ曲がりネフロンの長さが短い(short looped nephron)．一方，傍髄質ネフロンは，ヘンレループが髄質深層(内層)で折れ曲がり，ネフロンの長さが長い(long looped nephron)．皮質ネフロンの尿細管周囲毛細血管は再吸収と分泌のため血液供給を行う．傍髄質ネフロンの直血管は濃縮尿生成のための対向流交換系の機能を担う．集合管は発生起源がネフロンと異なることからネフロンには含まれない．

腎臓は前腎(pronephros)・中腎(mesonephros)・後腎(metanephros)の3段階を経て形成されるが，前腎・中腎のほとんどは後に退行変性し，哺乳類成体において機能する腎臓は後腎である(図1-8)．初期の胎児の尾部に存在し，体の下半身を形作る元となる細胞から腎臓前駆細胞ができ，内皮細胞以外の糸球体構成細胞と尿細管になり，ネフロンを形成する．一方，中間中胚葉から中腎管の最も尾側に出現する尿管芽(ureteric

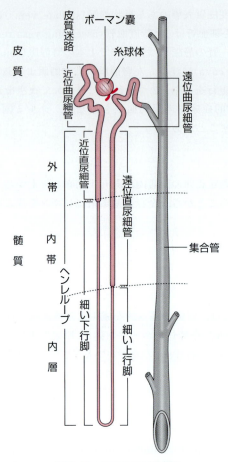

図 1-6　ネフロンの模式図

bud）とよばれる突起が形成され，集合管・尿管となる（図 1-9）．糸球体内皮細胞の起源はまだわかっていない．

　ネフロンの形成は，ヒトでは，出生時までに終了し，その後その数が増えることはないが，個々にネフロン数には数倍の差があることがわかっている．ネフロン数が少ないと将来，高血圧や腎障害進展のリスクが高くなる．

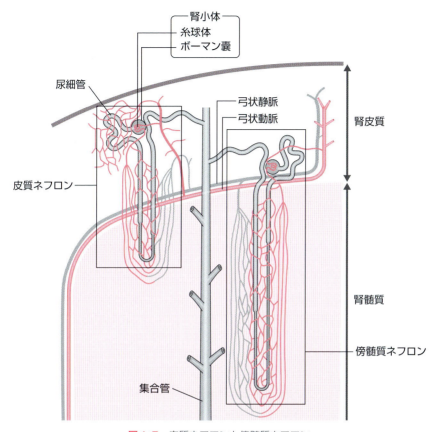

図 1-7 皮質ネフロンと傍髄質ネフロン

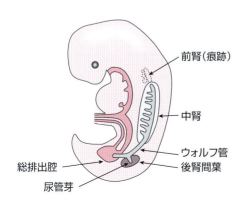

図 1-8 腎臓発生の概略図
　胎生 10.5 日のマウス胎仔：前腎は痕跡しか示さない．
　中腎では中腎形成が行われており，ウォルフ管から中腎間葉が伸びネフロンを形成している．後腎では後腎間葉の誘導によりウォルフ管から尿管芽が伸長している．

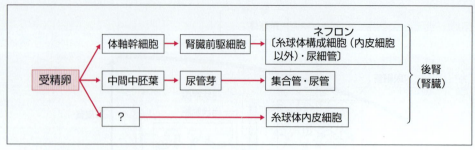

図 1-9　後腎(腎臓)ができる流れ
体軸幹細胞から腎臓前駆細胞ができ，ネフロンが形成される．
中間中胚葉から尿管芽ができ，集合管・尿管が形成される．

4　糸球体

　糸球体(glomerulus)は，輸入細動脈から枝分かれした毛細血管が毛玉状に集まったもので，これを外側で包み込むボーマン嚢(Bowman capsule)を含めると腎小体(renal corpuscle)(マルピギー小体)とよばれる(図1-10)．腎小体は，ヒトで直径が約200 μmである．腎小体は球状で，輸出・輸入細動脈が出入りする側を血管極，近位尿細管につながる側を尿細管極とよぶ．血液は輸入細動脈から流入し，2～5本に分岐した毛細血管で濾過された後再び集合し，輸出細動脈から流出する．

　糸球体は，3種類の細胞〔足細胞(ポドサイト：podocyte)，内皮細胞(endothelial cell)，およびメサンギウム細胞(mesangial cell)〕と細胞外基質〔糸球体基底膜(glomerular basement membrane：GBM)，メサンギウム基質(mesangial matrix)〕から構成される．糸球体内皮細胞，糸球体基底膜，糸球体足細胞は，血清蛋白が尿中に漏出しないようにする糸球体係蹄(毛細血管)壁(glomerular capillary wall)を形成している(図1-11左)．血液濾過は，おもにこの糸球体係締壁という濾過障壁を通して行われる．

　糸球体内皮細胞は，内径70～100 nmの多数の窓があいている有窓性内皮細胞であり，これよりも大きな物質(血球など)を通さない．

　糸球体基底膜は，Ⅳ型コラーゲン，ラミニン，ヘパラン硫酸，プロテオグリカンなどからなる細胞外基質により構成されている．糸球体基底膜は，電子顕微鏡では3層の構造として認められ，中央の緻密層(lamina densa)と，内透明層(lamina rara interna)，外透明層(lamina rara externa)からなる．糸球体基底膜は，ヘパラン硫酸やプロテオグリカンの存在により陰性に荷電している．糸球体内皮細胞と糸球体基底膜は陰性荷電のため，陰性荷電物質を通しにくい(チャージバリア：charge barrier)．

4. 糸球体

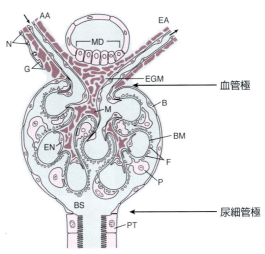

図1-10 糸球体の模式図

AA：輸入細動脈，B：ボーマン嚢，BM：糸球体基底膜，BS：ボーマン腔，EA：輸出細動脈，EGM：糸球体外メサンギウム，EN：糸球体内皮細胞，P：糸球体足細胞（ポドサイト），F：足突起，G：レニン分泌顆粒（輸入細動脈終末の中膜平滑筋内に存在），MD：緻密斑，M：メサンギウム細胞，N：神経終末（輸入細動脈壁に終わる），PT：近位尿細管

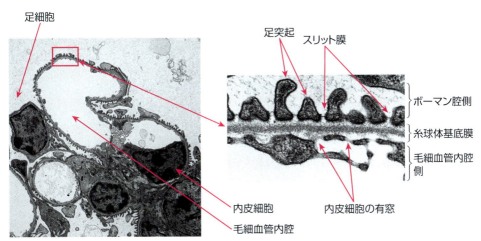

図1-11 糸球体係蹄壁の透過電子顕微鏡像
糸球体係蹄壁は糸球体内皮細胞，糸球体基底膜，糸球体足細胞の3層から構成されている．

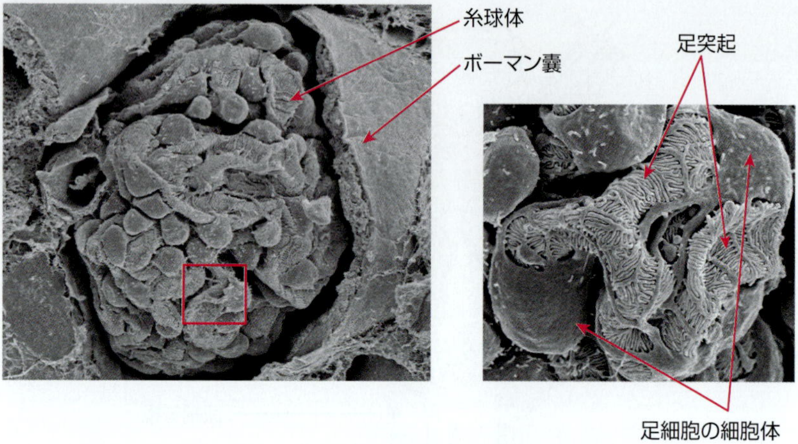

図1-12 マウス腎小体の走査電子顕微鏡像
左の写真はボーマン嚢を割って糸球体を，右の写真はボーマン腔側から糸球体を見た像で，糸球体足細胞が足突起を伸ばして毛細血管を覆っている．

　糸球体を外側から覆う糸球体足細胞は，細胞体から分かれた一次突起からのさらなる分枝である足突起(二次突起ともよぶ)によって糸球体基底膜を覆っている(図1-12)．隣接する糸球体足細胞の足突起は互いに噛み合わせ構造をつくり，濾過面積を増加させている．足突起間は20〜40 nmの間隙があいており，足突起間は，スリット膜(slit-membrane)でつながっている(図1-11右)．スリット膜は，アルブミン以上の大きさの血清蛋白を通さない(サイズバリア：size barrier)．
　糸球体足細胞は，発生上はボーマン嚢の上皮細胞と同一の起源であるが，ボーマン嚢上皮細胞が細胞分裂能を有するのとは対照的に，成熟腎では通常細胞分裂はしない．メサンギウム細胞とメサンギウム基質は，係蹄と係蹄の間を埋めるように毛細血管の軸部に位置している．メサンギウム細胞は，血管極から細胞同士が連続性をもって，あたかも1本の木のように糸球体の分葉内に分布している．メサンギウム細胞の表面には多数の突起があり，直接もしくは，メサンギウム基質を介して間接的に糸球体基底膜とつながっており，糸球体構造を内側から支えている．血管極の輸入・輸出細動脈の間には糸球体外メサンギウムがあり，傍糸球体装置の一部となっている．

5 尿細管：再吸収機構と分子

　尿細管(tubule)は，糸球体の尿細管極から続く近位尿細管(proximal tubule)より始まり集合管(collecting duct)に終わる1本の管で，糸球体で濾過された原尿の成分調整を行い，最終的な尿を尿路系の始まりである腎杯に送り出す．その間の走行により4部分(近位尿細管，中間尿細管，遠位尿細管，集合管)に分けられる(図1-13)．皮質迷路で迂曲し(近位曲部)，髄放線から髄質の中を一直線に一往復し(ヘンレループ)，再び皮質迷路の中を迂曲し(遠位曲部)，互いに合流しながら髄質を貫いて乳頭へ向かう(図1-6)．
　尿細管の基本構造は，管腔状に配列した1層の尿細管上皮で，それを取り囲む基底膜で周りの間質と境される．尿細管は，走行による分類，走行・上皮細胞による分類，上皮細胞の構造による分類がある(図1-13)．

1. 近位尿細管(proximal tubule)

　近位尿細管を形成する細胞は走行の分類とは無関係に，その機能によってS1，S2，S3の3種類に分類される．S1とS2の前半が近位曲尿細管(proximal convoluted tubule)をつくり，S2の後半とS3が近位直尿細管(proximal straight tubule)をつくる．
　近位尿細管細胞に共通する特徴は，管腔側の細胞表面に刷子縁(brush border)を備え，基底陥入の間に多くのミトコンドリアをもつことである．近位尿細管では，糸球体で濾過された大量の水分の再吸収(濾過量の50〜75％)をするとともに，濾過された原尿に含まれるブドウ糖やアミノ酸などの栄養素を再吸収する．また，酸性や塩基性の有機

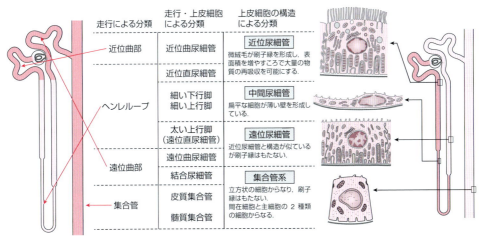

図1-13　尿細管の分類

物などを尿中に分泌して血液中から排泄する働きもしている．

2. 中間尿細管（intermediate tubule）

　中間尿細管は髄質をまっすぐに下行（下行脚）し，髄質内でヘアピン状に反転して上行（上行脚）しヘンレループ（loop of Henle）を形成する．中間尿細管はヘンレループの細い下降脚や細い上行脚ともよばれる．ヘンレループでは，集合管と協力して尿の濃縮が行われる．

3. 遠位尿細管（distal tubule）

　ヘンレループの太い部（遠位直尿細管：distal straight tubule）に続いて皮質内を屈曲しながら上行し，集合管に注ぐ部分を遠位尿細管曲部（distal convoluted tubule）という．遠位曲尿細管は必ず出発点の糸球体に戻ってきて，輸入細動脈と接する．遠位曲尿細管がもとの糸球体の血管極に接する部位では，接触部の上皮細胞が小型になり核が密集して見えるので，緻密斑（macula densa）とよばれ，傍糸球体装置（juxtaglomerular apparatus）の一部に含まれる．遠位尿細管では，ナトリウムの能動輸送による再吸収やpHの調節を行っている．

4. 集合管（collecting duct）

　集合管は，接合部尿細管から移行した後，髄放線内で合流しながら髄質に入り下行してゆく．髄質内でも複数の集合管が合流し，次第に太い管となって乳頭の先端で腎杯に開口する．集合管は尿の濃縮に重要な部分であり，抗利尿ホルモン（antidiuretic hormone：ADH）であるバソプレシンの作用部位である．集合管は，間在細胞と主細胞の2種類の細胞からなるが，内層の髄質集合間は主細胞のみからなる．

6 傍糸球体装置：構造と機能

　糸球体から出た尿細管は，ヘンレループを経た後，再び元の糸球体の血管極に戻り，糸球体に出入りする細動脈に接触する．この同一ネフロンの尿細管と糸球体の接触が，傍糸球体装置（juxtaglomerular apparatus：JGA）の本質的な要素である（図1-14）．

　傍糸球体装置には，①遠位尿細管の緻密斑（macula densa）の細胞，②輸入細動脈の平滑筋細胞，③輸入細動脈の顆粒細胞，④輸出細動脈の平滑筋細胞，⑤両細動脈と緻密斑に挟まれた糸球体外メサンギウム細胞（extraglomerular mesangial cell）が含まれる．これに糸球体内メサンギウム細胞を加えることもあるが，ボーマン嚢上皮や糸球体内皮細胞はこの近傍にあるが，傍糸球体装置には通常含めない．これらの細胞が傍糸球体装置

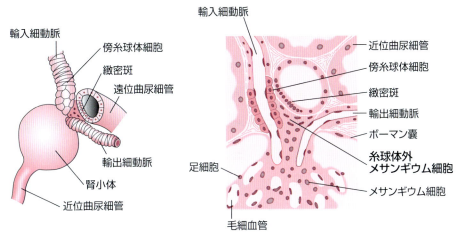

図 1-14　傍糸球体装置（JGA）の模式図

という1つの装置としてまとめて考えられるのは，この構造がまとまって，レニン分泌や尿細管・糸球体フィードバック（tubuloglomerular feedback）による糸球体濾過の調節に関与しているとされているからである．

　レニンは，輸入細動脈の平滑筋細胞内に顆粒として存在し，血圧低下などを刺激として分泌される．遠位直尿細管の血管極に接する細胞は，小型で核が密集して見えることから緻密斑（macula densa）とよばれる．緻密斑は，尿細管腔を流れる尿のNaCl濃度の情報を糸球体に伝える．傍糸球体装置は，糸球体濾過量を調節することを目標に，糸球体の血圧を調節する働きを営んでいる．

7　腎の神経

　腎臓には動脈に沿って交感神経が豊富に進入し，動脈周囲の間質や糸球体周囲に終わっている．腎臓内の動脈の収縮による糸球体濾過量の減少や，レニン放出，近位尿細管での再吸収亢進の刺激となることが知られている．カテーテルを使用して腎交感神経を焼却する腎神経焼却術（renal denervation）が，薬物治療に抵抗性を示す高血圧に有効との報告がある．

8 間質

　糸球体・尿細管・血管などの構造を除いた部分が間質である．間質は膠原線維やミクロフィブリンなどの線維状構造と線維芽細胞および液体に満たされる空間からなる．髄質は皮質に比べて間質に富み，間質細胞が髄質の尿細管の走行に垂直に配列する特徴がある．間質細胞の役割は不明なところが多いが，エリスロポエチン産生細胞が間質に存在し，発生段階の神経管から遊走した神経堤細胞由来であることが判明している．

文 献

1) 医療情報科学研究所編．病気が見える vol.8 腎・泌尿器．東京：メディックメディア，2012．
2) 坂井建雄．初心者のための腎臓の構造．日腎会誌 2001；**43**(7)：572-579．
3) 坂井建雄．腎臓のはなし—130グラムの臓器の大きな役割．中公新書．東京：中央公論新社，2013．

総論 第2章 腎の機能

1 糸球体機能

1. 濾過機能

　糸球体の最も重要な機能は，電解質や尿素などの分子量の小さな溶質を水とともに濾過することである．濾過は，分子量の大きさにより制限され，イヌリン（分子量5,200）は完全に濾過されるが，アルブミン（分子量69,000）はほとんど濾過されない．低分子物質でも，血中でアルブミンと結合している物質は濾過されない．また，陰性荷電をもつ溶質は，陽性あるいは中性荷電をもつものよりも濾過されにくい．このような陰性荷電による濾過障壁は，糸球体上皮細胞や内皮細胞で合成され，基底膜を覆うヘパラン硫酸プロテオグリカンの陰性荷電によると考えられている．

2. 濾過調節

　レニン-アンジオテンシンや尿細管糸球体フィードバック機構による輸入・輸出動脈圧の変化によって，糸球体濾過圧が調節されている．さらに，糸球体内皮細胞はプロスタサイクリン，エンドセリン，一酸化窒素などを遊離することで血管の緊張度を調節している．また，メサンギウム細胞はアンジオテンシンIIに反応すること，プロスタグランジンを合成することなどから，糸球体の血行動態を制御していると考えられている．

2 尿細管機能

　糸球体で濾過された溶質は，尿細管へと送られ，再吸収と分泌が行われる．再吸収・分泌とは，物質輸送の方向を意味しており，物質輸送の様式には，膜輸送蛋白やポンプにATPのようなエネルギーを直接供給する一次能動輸送，1つあるいは2つの溶質を電気化学的勾配に基づくエネルギーによって輸送する二次能動輸送（同方向であれば共輸送，反対方向であれば交換輸送），エネルギーを必要としない受動輸送（単純拡散，チャ

ネル），蛋白質の特異的能動輸送としてのエンドサイトーシスがある．

尿細管は解剖学的にセグメントに分けられるが，各セグメントで溶質の透過性や輸送体に特徴をもち，尿の生成過程に果たす役割も異なっている．おもに近位尿細管では水と溶質の再吸収を，遠位尿細管でその血中濃度を一定に保つため細かな調整を行っている．

糸球体は腎臓の皮質にあるが，ヘンレループは皮質から始まって髄質で折り返し，再び皮質に戻る構造をとっている．皮質に戻り遠位尿細管となった尿細管は，集まって集合管となり再び折り返して髄質を貫いて腎盂にいたる．この間，ヘンレループの上行脚では能動的に Cl^- が間質に輸送されており，電気的勾配を保つために Na^+ も間質へと移動する．ヘンレループの上行脚は水が透過できない構造になっているため，間質の Na^+ 濃度は腎の髄質へ向かって上昇し，浸透圧も高くなっている．ヘンレループを過ぎた後，皮質にいたった遠位尿細管では Na^+ 濃度も水の量も少ない低張尿になっているが，集合管で再び腎髄質の深部に向けて進んでいくと，水は濃度勾配に従って間質へと出ていくことになる．このとき，間質への水の移動を制御しているのが抗利尿ホルモン（ADH）である．このようなヘンレループの上行脚において，Na^+ の髄質間質への移動によって生じる間質浸透圧の上昇による尿の濃縮機構を「対向流増幅系」という．

1．近位尿細管

近位尿細管は，解剖学的に最初の複雑に曲がっている部分（近位曲尿細管：initial convoluted segment）とその後のまっすぐな部分（近位直尿細管：later straight segment）に分けられる．それぞれ細胞の形態や機能が異なり，溶質を分泌・再吸収する輸送体やチャネルを構成する特異的な膜蛋白をもっており，物質の透過性も異なっている．また近位尿細管細胞は，管腔側に多くの微絨毛をもつことによって再吸収面積を大きく増やし，多くの物質輸送を効率よく行うことができる．HCO_3^- の再吸収に重要な炭酸脱水酵素を産生していることも近位尿細管細胞の特徴である．

糸球体で濾過された溶質全体の 55～60％が近位尿細管で再吸収されるが，その割合は溶質の種類によって異なる．糖・アミノ酸のほとんどすべて，Na^+ の65％，Cl^- の55％，HCO_3^- の90％が再吸収される．これらに要するエネルギーの多くは，血管側の Na^+/K^+-ATPase によって生み出され，細胞内の陰性荷電と Na^+ 勾配が保たれている．近位尿細管における多くの溶質の Na^+ 依存性交換輸送や共輸送が，このエネルギーによって行われている．

糸球体濾液と近位尿細管細胞の間には浸透圧の差はないが，溶質の再吸収によって浸透圧勾配が生ずるため，水が tight junction を通って細胞内に移動する．この浸透圧勾配は，アクアポリン1とよばれる水チャネルを介して水の再吸収を可能にしている．近位尿細管の Na^+ の再吸収は細胞外液の調節・維持に重要な役割を果たしており，再吸収

を刺激するアンジオテンシンⅡ，エンドセリン，アドレナリンなどのホルモンや抑制するドパミンなどによっても制御されている．

また近位尿細管は，25-hydroxyvitamin D を 1,25-dihydroxyvitamin D に変換するこ

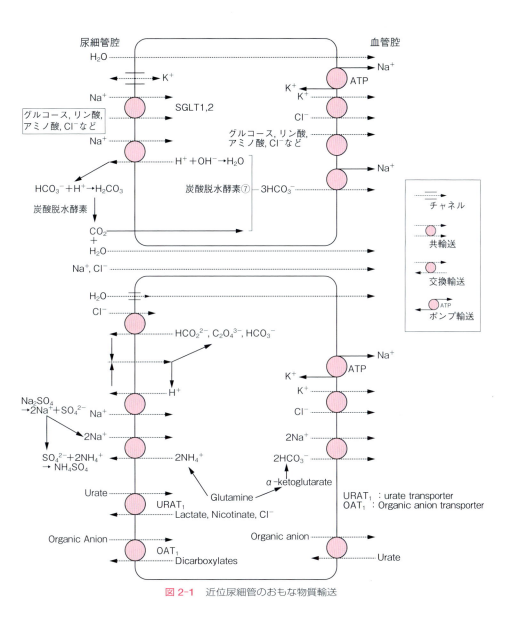

図 2-1　近位尿細管のおもな物質輸送

とで血中 Ca^{2+} の上昇に関与するとともに，これらを不活性化する 24-hydroxylase の反応の場でもある．

近位尿細管で分泌・再吸収されるおもな物質の輸送経路を図 2-1 に示す．

1) Na

Na は細胞外液の維持に最も重要な陽イオンであり，その再吸収は Na^+-Cl^- 共輸送と Na^+-H^+ 交換輸送により行われている．細胞内に取り込まれた Na^+ は，間質腔側から Na^+-K^+-ATPase によって血中に運ばれている．

2) Cl

Cl は，Na^+-Cl^- 共輸送，Cl^--formate，Cl^--oxalate，Cl^--HCO_3^- などの交換輸送により再吸収され，Cl^- チャネルにより血中に運ばれる．Cl^- は，HCO_3^- とともに細胞外液の重要な陰イオンで，濃度は HCO_3^- の 4 倍である．

3) グルコース

グルコースの再吸収は，SGLT1，SGLT2 とよばれる輸送体により，Na^+-Glucose 共輸送で行われている．

4) リン酸

リン酸の再吸収は，NPT-2a，NaPi-2c，Pit-2 とよばれる輸送体により，Na^+ との共輸送で行われている．リン酸の再吸収は，これらの輸送体を介して副甲状腺ホルモン (PTH) やドパミン，線維芽細胞増殖因子 23 (FGF-23)，Klotho などによっても調節されている．

5) アミノ酸

糸球体で濾過されるアミノ酸の 80％は中性アミノ酸であり，その再吸収は Na^+ との共輸送体によって行われている．

6) HCO_3^-

HCO_3^- の再吸収は，おもに H^+ の分泌によって達成されている．糸球体で濾過された HCO_3^- と Na^+-H^+ 交換輸送によって分泌された H^+ は，近位尿細管刷子縁膜にある炭酸脱水酵素の作用により尿細管腔内で H_2O と CO_2 になる．

$$H^+ + HCO_3^- \xrightarrow{炭酸脱水酵素} H_2O + CO_2$$

CO_2 は拡散によって，H_2O は tight junction を通って尿細管細胞内に入り，細胞内の炭酸脱水酵素の作用によって再び H^+ と HCO_3^- に戻る．

$$H_2O + CO_2 \xrightarrow{炭酸脱水酵素} H^+ + HCO_3^-$$

このような間接的機序によって糸球体濾液中の HCO_3^- が再吸収されている．

7) NH_4^+

血液が酸性に傾くと，近位尿細管細胞でグルタミンから HCO_3^- と NH_4^+ の産生が促進

される．NH_4^+ は Na^+ との交換輸送によって尿細管腔に分泌される．この NH_4^+ は，ヘンレループで再吸収され，アンモニア（NH_4^+/NH_3）の対向流にのり，拡散によって髄質間質の細胞を通過し集合管腔に運ばれる．NH_3 は同部で分泌された H^+ を捕捉し，NH_4^+ となって尿中に排泄される．アンモニアは過剰な H^+ の緩衝物質として重要である．

8）尿　酸

　糸球体で濾過された尿酸の90％が尿細管で再吸収される．尿酸は，おもに近位尿細管腔側膜に存在する尿酸輸送体（URAT1）によって再吸収される．URAT1は交換輸送体で，尿酸の再吸収は，生理的には細胞内の乳酸やニコチン酸などとの交換により行われている．

　サイアザイド系利尿薬は，有機アニオン輸送体のOAT1やOAT3により近位尿細管細胞の血管腔側から細胞内に入り，管腔側にある交換輸送体OAT4を介して分泌されるが，この際に尿酸と交換されるため尿酸が細胞内に取り込まれる．サイアザイド系利尿薬の副作用としての高尿酸血症は，このために生ずると考えられる．

2．ヘンレループ

　ヘンレループは，尿の濃縮・希釈に重要な部位である．糸球体で濾過された溶質のうち55〜60％が近位尿細管で再吸収されるが，残りの40〜45％の溶質はヘンレループにいたる．ヘンレループは腎髄質に伸びて特徴的なヘアピン構造をとり緻密斑（マクラデンサ）にいたっており，下行脚，細い上行脚，髄質内の太い上行脚，皮質内の太い上行脚の4つの部分に分けられる．

　ヘンレループで Na^+，Cl^- の25〜30％を再吸収している．ヘンレループ下行脚と上行脚の細い部分では，Na^+，Cl^-，尿素などが受動輸送され，同時に糸球体濾液中の水の15％が再吸収される．Na^+，Cl^- のおもな再吸収部位である髄質内の太い上行脚には，水チャネルがなく，そのため糸球体濾液は低張になり（尿の希釈），再吸収されて間質にいたった Na^+，Cl^- によって腎髄質内は高浸透圧になっている．Na^+ の約25％を再吸収している上行脚の太い部分には，$Na^+ K^+ -2Cl^-$ 共輸送体があり，これにより再吸収される．再吸収された Na^+ は Na ポンプに，K^+・Cl^- はチャネルによって血液中に運ばれる．皮質内の太い上行脚では，Ca^{2+}，Mg^{2+} を再吸収しており，糸球体濾液中の Mg の50％以上がここで再吸収されている．

　これらヘンレループで再吸収される物質の輸送経路を図 2-2 に示す．

3．遠位尿細管

　水・電解質の恒常性を保つため，近位尿細管で再吸収された溶質の残りの微細な調節を行っているのが，遠位尿細管と集合管である．解剖学的にはマクラデンサより下流を遠位尿細管とよび，大きく遠位曲尿細管（distal convoluted tubule：DCT）と集合管（con-

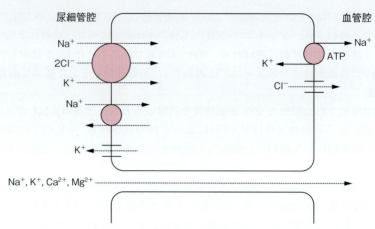

図 2-2　ヘンレループ上行脚の太い部分におけるおもな物質輸送

necting tubule：CNT）の 2 つのセグメントに分けられ，さらに DCT はミネラルコルチコイドに対する反応性など機能上の違いがあることから，DCT1 と DCT2 の 2 つに分けられている．DCT2 では，コルチゾールを不活化してコルチゾンに変換する 11β-hydroxysteroid dehydrogenase 2(11β-HSD2)が発現しており，グルココルチコイドのミネラルコルチコイド受容体への結合を防ぐことによってアルドステロンの感受性を高めていると考えられている．

Na^+ の 5〜10％が遠位尿細管で Na^+-Cl^- 共輸送により再吸収される．再吸収された Na^+ は，Na^+-K^+-ATPase により，Cl^- は Cl チャネルにより細胞内から血液中に運ばれる．遠位尿細管では，ヘンレループの上行脚と同様に水の透過性がないため，溶質と水の再吸収は同調していない．

糸球体濾液中の Ca^{2+} の 10〜15％が PTH を介して調節性に遠位尿細管で再吸収されている．Ca^{2+} の再吸収は，Ca チャネルによる受動輸送で行われ，血管側にある Na^+-Ca^{2+} 交換輸送体により血中に運ばれる．これらの輸送経路を図 2-3 に示す．

4. 集合管

1）皮質集合管

皮質集合管には異なる機能をもつ 2 種類の細胞，主細胞(約 65％)と介在細胞(35％)がモザイク様に配列されている．

主細胞は，尿細管管腔側に Na^+ チャネルと K^+ チャネルを，血管側に Na^+-K^+-ATPase ポンプをもち，糸球体濾液中の Na^+ の約 5〜7％を再吸収しているが，この変動

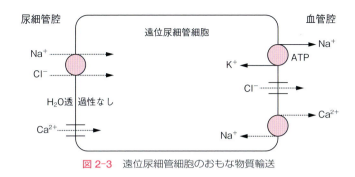

図 2-3　遠位尿細管細胞のおもな物質輸送

は Na 摂取量やレニン-アンジオテンシン系を介したアルドステロン分泌が関与するものと考えられている．アルドステロンは，主細胞でアルドステロン誘導蛋白（aldosterone induced protein：AIP）を介して Na^+ チャネル数の増加や Na^+-K^+-ATPase 合成を促して Na^+ 再吸収を促進させていることが知られている．さらには，心房性ナトリウム利尿ペプチド（ANP）やプロスタグランジン E_2 の分泌も Na^+ 再吸収に働いていることが示されている．主細胞の水の透過性は，近位尿細管細胞に比べて低いが，ADH が血管側の V_2 受容体に結合し，cAMP を介して尿細管腔側の水チャネル（アクアポリン 2）を増加させることで水の再吸収を調節している．

一方，介在細胞は Na^+・K^+ の輸送を行わないため Na^+-K^+-ATPase 活性はわずかであり，おもに H^+ の分泌，HCO_3^-，K^+ の再吸収を担っている．介在細胞内の水は炭酸脱水酵素により H^+ と HCO_3^- に分かれる．その後，H^+ は H^+-ATPase あるいは H^+-K^+-ATPase によって尿細管腔へと分泌され，HCO_3^- は血管側の Cl^--HCO_3^- 交換輸送体により血管内へと移動する．アルドステロンは H^+-ATPase の活性にも関与していると考えられている．

2）髄質外部集合管

髄質集合管はその存在部位から髄質内層・外層集合管に分けられるが，それぞれ生理的な機能も異なっている．

髄質内層集合管を構成する細胞の 1/3 は，皮質集合管における主細胞と介在細胞と同様な機能をもつが，2/3 はアミロライド感受性上皮ナトリウムチャネル（ENaC）をもつ別な細胞からなり，Na^+ 再吸収と尿の濃縮機能を担っている．この ENaC による Na^+ 再吸収はアルドステロンにより増強される．

髄質外層で皮質に近い部位にある集合管細胞は，皮質主細胞と同様に Na^+ 再吸収と K^+ 分泌を行うが，髄質内層集合管細胞の多くは，皮質介在細胞と同様に H^+-ATPase や H^+-K^+-ATPase をもち，H^+ 分泌を担っている．この H^+-ATPase や H^+-K^+-ATPase

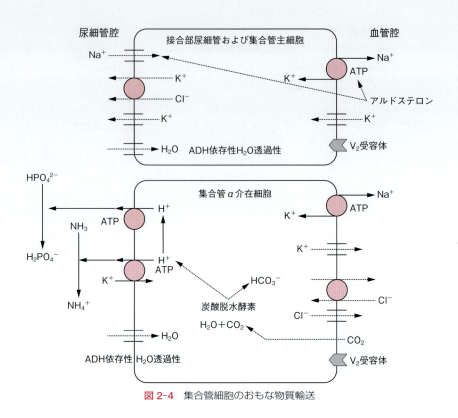

図 2-4　集合管細胞のおもな物質輸送

活性は酸血症やアルドステロンの刺激によって皮質集合管細胞よりも高くなり，アンモニア分泌や尿の酸性化に大きく貢献している．水の透過性はないが，ADH 刺激によってアクアポリン 2 が発現し，水の透過性が著増することによって髄質間質浸透圧の恒常性を維持している．

集合管細胞における物質輸送を図 2-4 に示す．

3　腎循環

腎臓には灌流圧に依存せずに腎血流量や糸球体濾過量を一定に保つため，細動脈の血管抵抗を制御する自動調節能が存在している．この機構は糸球体輸入細動脈における筋原反応や傍糸球体装置による尿細管糸球体フィードバック機構が担っており，交感神経やレニン-アンジオテンシン系と相まって腎の血行動態が調節されている．

1. 自動調節能

　全身血圧が上昇すると輸入細動脈の緊張が増して糸球体内圧の上昇を抑制し，全身血圧の下降によって輸入細動脈は拡張し腎血流量や糸球体濾過量を一定に保っている．この現象には細胞内へのCa流入の増加が認められており，輸入細動脈壁の伸展受容体を介した筋原反応と考えられている．この調節能は平均血圧が70 mmHg以下になると障害され始め，40〜50 mmHgで消失するといわれている．一方，輸出細動脈には電位依存性のCa^{2+}チャネルはなく，血管壁の伸展による筋原反応も認めない．

　また，腎皮質のヘンレループ太い上行脚の終末部にある緻密斑では，Cl^-濃度の上昇を感知し輸入細動脈を収縮させることで糸球体内圧を変化させて濾過率を調節している（尿細管糸球体フィードバック）．

2. 体液性因子による調節

　アンジオテンシンIIは，輸出細動脈の抵抗を増強させることで糸球体内圧を変化させ濾過率を調節している．また，アンジオテンシンII，アデノシン，トロンボキサン，一酸化窒素（NO）なども，尿細管糸球体フィードバックを介した糸球体血流の調節に関与していることが示唆されている．一方で，アンジオテンシンIIやノルエピネフリンは，血管拡張に働く糸球体のプロスタグランジン産生をも刺激している．このことによって，過度の収縮による糸球体の虚血を防いでいると考えられている．

3. 神経性調節

　腎の交感神経刺激によって分泌されるノルエピネフリンは，輸入細動脈を直接収縮させるとともに，レニン分泌を刺激することで間接的にも輸出細動脈の収縮も増強させる．

4 ホルモンと腎

1. エリスロポエチン

　エリスロポエチンは赤血球産生に重要な糖蛋白増殖因子の1つで，赤芽球コロニー形成細胞を刺激して赤芽球，赤血球への最終分化を促進している．10％以下は肝臓でも合成されているが，おもに腎の間質細胞で産生され，貧血や低酸素血症がエリスロポエチン分泌刺激となっている．腎血流量の変化は糸球体濾過量とともに尿細管における能動輸送に必要な酸素供給に影響を与えるため，血流量と酸素供給量を同時に感知できる腎は，赤血球産生を制御するために適している臓器であるといえる．このエリスロポエチン遺伝子の活性化には，hypoxia inducible factor 1（HIF-1）とよばれる転写因子の合成が重要である．

2. 活性型ビタミンD，副甲状腺ホルモン，カルシトニン，FGF23

　CaとPの恒常性は，腸管・骨・腎の三位一体で維持されている．日々の食事から得られるCa・Pには，リン酸カルシウム，シュウ酸カルシウム，マグネシウム・リン酸など不溶性のものも多いため一定ではなく，吸収量は摂取量の約10～20%程度と推測される．

　腸管からのCa吸収には，脂溶性ステロイドであるビタミンDが必要であるが，ビタミンDの自然食品における含有量はきわめて少なく，皮膚での合成が最大の供給源となっている．皮膚で7-dehydrocholesterolから紫外線によって合成されたビタミンD_3（cholecalciferol）は，肝臓の25-hydroxylaseによって，25-ヒドロキシビタミンD（calcidol）に変換される．さらにcalcidolは，腎尿細管で1α-hydroxylaseと24α-hydroxylaseによって最も活性の高い1,25-ジヒドロキシビタミンD（calcitriol）と不代謝産物である24,25-ジヒドロキシビタミンDに変換される（図2-5）．calcitriolは腸管からのCa吸収のほか，Pの吸収，副甲状腺ホルモン（PTH）分泌の抑制，骨芽細胞機能の制御，PTHが誘導する破骨細胞の活性化と骨吸収などにも関与している．calcitriolは，活性化されたマクロファージや胸腺由来のリンパ球でも合成されるため，サルコイドーシスやリンパ腫ではcalcitriol過剰合成による高カルシウム血症を認めることがある．

　PTHは，副甲状腺細胞の細胞膜にあるCa^{2+}受容体蛋白が，血中Ca^{2+}濃度を感知して分泌されるペプチドホルモンである．ビタミンD存在下で骨吸収を刺激して骨からCa・Pを遊離させる作用，腎でのcalcitriol合成を促進させて腸管からCa・Pを刺激する作

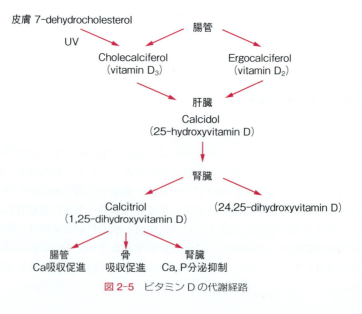

図2-5　ビタミンDの代謝経路

用，遠位尿細管・集合管における Ca 再吸収を促進させる作用をもち，血中 Ca^{2+} 濃度を維持する役割を果たしている．

　甲状腺から分泌されるカルシトニンも破骨細胞からのカルシウムの遊離を抑制し，骨への Ca・P の沈着を促進する作用，尿中 Ca・P 排泄を促進する作用を有するが，ヒトにおける血中カルシトニン濃度は少なく，甲状腺摘出後も明らかな Ca 濃度の変化を認めないことから，Ca・P 代謝への生理的貢献度は少ないと考えられている．ページェット病や骨粗鬆症，癌による高カルシウム血症などでは，その作用を利用して治療薬として用いられている．

　FGF23 は骨で産生されるホルモンの 1 つで，近位尿細管に働いてリンの排泄を増加させるとともに，1,25-ジヒドロキシビタミン D の合成を低下させ，腸管からのリン吸収を抑制する作用をもつ．FGF23 の作用過剰により低リン血症性くる病や骨軟化症が引き起こされることが知られている．

3. レニン-アンジオテンシン-アルドステロン系，ACE1-7 系，ブラジキニン系

　糸球体輸入細動脈にある傍糸球体細胞はプロレニンを合成し，その 50～90％をエクソサイトーシスによって血中に放出する．このプロレニンは血中で蛋白分解酵素である活性型レニンに変換されないためその機能は不明であるが，子宮でも同様にレニンとプロレニンを分泌すること，プロレニンは妊娠中の子宮機能に関与していることが示唆されており，他臓器においてもなんらかの役割をもつと考えられている．残りのプロレニンは分泌顆粒のなかでプロセッシングを受けた後，活性型レニンとなって循環血液中に分泌される．

　活性型レニンは，肝臓で産生されレニン基質となるアンジオテンシノゲンをアミノ酸 10 残基からなるアンジオテンシン I に分解する．その後，肺血管内皮細胞管腔膜に存在するアンジオテンシン変換酵素（ACE）やキマーゼ，カテプシン G などの働きによって C 末端の 2 残基が切り離され，血管収縮作用や水・Na 保持作用をもつアンジオテンシン II に変換される．アンジオテンシン II のもつこの 2 つの重要な作用は，AT_1，AT_2 の 2 つの特異的受容体を介して発揮される．アンジオテンシン II は，全身の血管平滑筋の収縮を直接的に刺激して血管抵抗を増加させることで血圧を上昇させる．同時に，近位尿細管では Na^+-H^+ 輸送を活性化させて Na^+ 再吸収を刺激するとともに，副腎皮質からのアルドステロン分泌をも促すことで皮質集合管からの Na^+ 吸収も促進させる．

　このように，低血圧や血液量の減少に反応して傍糸球体細胞からレニンが分泌されることで体液量が保たれ血圧が維持されており，レニン-アンジオテンシン-アルドステロン系は，体液の恒常性を保つための重要な生理システムである（図 2-6）．

　ACE の濃度が肺に最も高いことから，アンジオテンシン II の産生には肺循環が重要

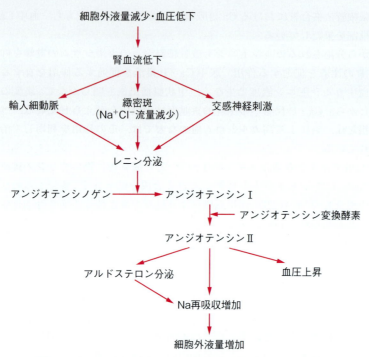

図2-6 レニン-アンジオテンシン-アルドステロン系の働く機序

であると考えられていたが,腎臓,血管内皮,副腎,脳などの局所でも産生されることが報告されている.細胞外液量の減少が生じると,腎では傍糸球体細胞でレニン,近位尿細管でアンジオテンシノゲンのmRNAが増加すること,さらに近位尿細管ではACEやアンジオテンシンⅡ受容体も発現していることから,局所でもアンジオテンシンⅡによるNa^+再吸収の制御が行われていると考えられる.近位尿細管や尿細管周囲毛細血管におけるアンジオテンシンⅡ濃度は,血中の1,000倍も高いことからも,アンジオテンシンⅡの局所による作用の重要性が示唆される.また,アンジオテンシンⅡは血管内皮でも合成されることから,血管収縮・拡張の調節も局所で制御されていることが示唆されている.

さらに,血管内皮にはACE2とよばれる酵素が多く存在し,アンジオテンシン1-9の産生を促進している.アンジオテンシン1-9には活性がないが,ACEによって血管拡張作用をもつアンジオテンシン1-7に分割される.ACEと異なりACE2は,ACE阻害薬に影響を受けず,ブラジキニンによっても代謝を受けない.これらのことは,血管内皮ではACEとACE2は相互にバランスをとりながら血管緊張を調節しているものと考え

られる．

4．カテコールアミン

　交感神経や副腎髄質で産生されるカテコールアミンは，心臓・血管に働き血液循環の恒常性を保つ働きを担っているが，腎血管や近位〜遠位尿細管を支配している神経にも関与している．循環血液量が減少するとカテコールアミンの1つで血管収縮物質であるノルエピネフリンによって腎交感神経が刺激され，腎血流を減少させることで冠循環や脳循環を保つ機構が働くと考えられている．このカテコールアミンによる交感神経刺激によって，同時に近位尿細管とヘンレループにおける α_1 アドレナリン作動性受容体を介した Na^+ の再吸収の増加，尿細管周囲の毛細血管抵抗の上昇，β_1 アドレナリン作動性受容体によるレニン-アンジオテンシン-アルドステロン系の亢進なども生じる．一方，α_2 アドレナリン作動性受容体は，近位尿細管で Na^+，集合管で水の分泌を促進させる．

　もう1つのカテコールアミンであるドパミンは血中のL-ドーパからL-アミノ酸脱炭酸酵素によって近位尿細管で産生される．ドパミン作動性神経は腎にも存在しており，ドパミンはノルエピネフリンと相反する作用を示し，葉間動脈や輸入・輸出動脈を拡張させて糸球体濾過を増やすことなく腎血流量を増加させる．また，近位尿細管 Na^+-H^+ 交換を抑制して Na^+ 再吸収を減少させる作用ももっている．これらのカテコールアミンによっても全身の循環血液量や腎循環の恒常性が保たれている．

5．カリクレイン-キニン-プロスタグランジン

　キニンも腎で産生されるホルモンの1つである．血中のキニノゲンは，遠位尿細管や集合管細胞から分泌される酵素であるカリクレインによってリシルブラジキニンに，さらにペプチダーゼによってブラジキニンに変換される．

　キニンはプロスタグランジンと同様に血管拡張作用があるため，細胞外液量の減少や腎虚血から守る働きを担っていると考えられているが，遠位尿細管や集合管に存在し，Na^+ 再吸収の減少や水再吸収の増加作用をもつことも知られている．また，キニンmRNAが新生児期に多く発現することから，腎の発達にも関与していると推測されている（図2-7）．

　プロスタグランジンは，アラキドン酸からシクロオキシゲナーゼ（COX）の触媒を受け，腎では糸球体，血管内皮，髄質集合管，髄質間質など多くの部位で合成される．COXには，多くの臓器に常に存在するCOX1と正常時にはわずかであるが炎症により増加するCOX2の2つのアイソフォームが知られている．

　腎では，おもにプロスタサイクリンとプロスタグランジン E_2（PGE_2）が糸球体で，PGE_2 が尿細管で産生されているが，これらは肺循環によって瞬時に代謝されてしまうことから，おもに腎局所で働いているものと考えられている．これらの血管拡張作用を

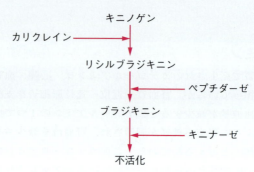

図 2-7　キニン-カリクレイン系の代謝経路

もつプロスタグランジンの発現量は正常時では少なく，アンジオテンシンⅡ，ノルエピネフリン，バゾプレシン，エンドセリンなどの血管収縮物質によって増加することから，腎では過剰な血管収縮による虚血から護る働きをもつと考えられている．

腎には他に，アラキドン酸代謝産物で血管やメサンギウム細胞の収縮作用をもつトロンボキサン B_2，ロイコトリエンなども存在し，腎の機能に影響を与えていると考えられている．

6. バソプレシン，エンドセリン

　バソプレシンは，9個のアミノ酸からなるペプチドで，名称からもわかるように，血管を収縮させて血圧を上げる作用をもっている．視床下部で産生され，浸透圧受容体や容量受容体により血漿浸透圧の増加（細胞外液量の低下）を感知すると脳下垂体後葉から分泌される．

　バソプレシンが腎集合管内にある受容体に結合すると，アクアポリン2（AQP2）が管腔側細胞膜に移動し，集合管内の水の透過性を上昇させることで水再吸収が促進される．これにより，尿量の減少・尿浸透圧の上昇とともに血漿浸透圧は減少する．この機構により体内水分量を維持し，脱水やショックなどのように循環血漿量が減少したとき（血漿浸透圧が上昇したとき）にも，体液を保持する働きを担っている．

　エンドセリン（ET）は，21個のアミノ酸からなるペプチドで，big ET からエンドセリン変換酵素によって合成される．腎では多くの細胞によって産生され，血管抵抗の制御，水・電解質の調節，細胞増殖・細胞外基質の集積などに寄与していると考えられている．ET には，ET-1，ET-2，ET-3 の3つのアイソフォームと ET_A，ET_B の2つの受容体があり，一次的に ET_A は血管収縮，ET_B は血管拡張に働いている．ET_A を介した血管収縮作用はアンジオテンシンⅡより強く，感受性も他臓器より高いといわれている．

　腎血管内皮細胞によって分泌された ET-1 は，近傍の血管平滑筋に働いて血管収縮作

用を示すが，内皮細胞のET-1分泌は，炎症性サイトカインによっても刺激され，亜硝酸(NO)によって減少する．

尿細管細胞から分泌されたETは，ET_B受容体に結合して水・Na再吸収を抑制する．近位尿細管では，ETはアラキドン酸によって誘導され，Na-K-ATPaseを抑制することでNa再吸収を減少させることが知られている．集合管では，ETはプロスタグランジンE_2，チロシンキナーゼ(src tyrosine kinases)，分裂促進因子活性化蛋白質キナーゼ(mitogen-activated protein kinases)，NOなどによって誘導され，Na^+-K^+-ATPaseとともにNa上皮チャネル(ENaC)も抑制することでNa^+再吸収を制御するとともに，ADHと拮抗して水の再吸収も抑制している．

このようにETは，血管収縮による血圧上昇と，水・Na^+再吸収抑制による血圧低下という2つの相反する作用をもつが，生体ではET_AとET_Bの2つの受容体の活性化バランスを制御することによって調整されていると考えられている．一方でETは，細胞外基質合成促進作用をもつサイトカインを刺激する作用，細胞外基質を分解するメタロプロテアーゼを阻害して細胞外基質の蓄積を促す作用，細胞増殖を促進させる作用を併せもつことから，腎臓の発生・発達，老化・糸球体硬化の進行にも関与することが示唆されている．

5 腎と電解質代謝

1. Naと細胞外液量

血管内の細胞外液量は，膠質浸透圧と血漿浸透圧によって維持されている．この血漿浸透圧は，電解質のなかで最も濃度の高いNaで維持され，膠質浸透圧は，おもに血漿蛋白質のなかでも分子量の多いアルブミンによって維持されている．血漿蛋白質は細胞膜を通過しないため，膠質浸透圧は血中アルブミン濃度によって上下するが，正常では大きく変化することはない．血漿浸透圧は約290 mOsmで，下式に示されるように，その大部分が血漿中のNa^+によって維持されている．

$$血漿浸透圧 = [Na](mEq/L) \times 2 + [血糖](mg/dL) \div 18 + [BUN](mg/dL) \div 2.8$$

2. 腎におけるNaの再吸収と排泄

細胞外液量は，糸球体濾過量の増減によっても影響を受けるが，その維持は，尿細管におけるNaの分泌・再吸収によって行われている．前述したように，近位尿細管ではNa^+-H^+交換輸送，Na^+-グルコース共輸送やアンジオテンシンⅡ，ノルエピネフリンなどのホルモンの調節によって糸球体濾液の約60～65％が，ヘンレループと遠位尿細管では，糸球体濾液の流量に依存して輸送体が働き，それぞれ約25～30％，5％が，集合管

ではアルドステロンや心房性ナトリウム利尿ペプチド（ANP）の調節を受け，約4％が再吸収されている．糸球体濾液の99％を再吸収していることになるが，正常な腎機能下では，有効循環血漿量の増加に応じて，腎からのNa$^+$排泄は最大100 mEq/L以上にのぼり，減少時には1 mEq/L以下にすることができる．

体内の細胞外液量が低下し腎血流量が減少すると，レニン-アンジオテンシン系や尿細管糸球体フィードバックが刺激され，尿細管Na$^+$再吸収の増加，尿中Na$^+$排泄減少による細胞外液保持機構が働く．同時に，血漿浸透圧の低下を浸透圧受容体が感知して下垂体後葉からのADH分泌を促し，水排泄を抑制する．

このように腎は，生体の細胞外液量維持のため，水・Na$^+$量を調節している．

3. 腎におけるK排泄の調節

ほとんどの細胞は，細胞内外の膜電位を維持するため，Na$^+$の細胞外への汲み出しとK$^+$を細胞内へ取り込むためのエネルギー源としてNa$^+$-K$^+$-ATPaseをもっている．この細胞内外のK$^+$濃度を維持するためには，血中K$^+$濃度の厳密なコントロールが必要であり，腎はその責任臓器である．糸球体で濾過されたK$^+$は近位尿細管とヘンレループで再吸収され，遠位尿細管にいたるK$^+$は10％以下となる．近位尿細管では，おもに水・Na$^+$と並行した受動輸送であるが，ヘンレループはNa$^+$-K$^+$-2Cl$^-$輸送体によって行われている．

K$^+$の分泌による調節は，遠位尿細管から始まり集合管で増加する．K$^+$分泌を担うのは主細胞で，ミネラルコルチコイドと遠位尿細管から集合管にいたる水・Na$^+$流量によって制御されている．アルドステロンは血管側のNa$^+$-K$^+$-ATPaseを刺激して細胞内K$^+$を上昇させる一方，管腔側でのNa$^+$再吸収を刺激する．このため細胞内陽イオンの増加を避けるためK$^+$分泌が生じると考えられている．アルドステロンは直接的に細胞膜のK$^+$透過性を上昇させる作用ももっている．また，遠位尿細管にいたるNa$^+$量の増加によりNa$^+$再吸収が増えると管腔の陰性荷電が増加するためK$^+$分泌は増加する．これによって集合管腔のK$^+$が増加すると，K$^+$拡散勾配が緩やかになりK$^+$分泌も減速する．集合管にいたるNa流量が，ROMK（renal outer medullary K$^+$ channel）とmaxi-Kの2つのチャンネルによるK$^+$分泌を制御している．

4. Ca・Pの調節ホルモン

Caの99％以上は骨と歯の主成分として，残りの大部分は細胞外液中に存在しているが，細胞内でも調節因子としての機能を担っている．PもおもにHPO$_4^-$として約85％がCaとともに骨に蓄積されており，約14％が軟部組織，1％以下が細胞外液中に存在しているが，Caと同様に細胞内のPも細胞へのエネルギー供給，細胞膜の保全・維持など数多くの機能を担っている．

Ca・P代謝は，PTH，活性型ビタミンD，カルシトニンの3つのホルモンの制御を受けている．PTHは前述したように，血中Ca^{2+}濃度を感知してPTHを分泌し，破骨細胞による骨吸収や腎尿細管でCa^{2+}再吸収やビタミンD活性化を促進することにより，血中Ca濃度を保っている．同時にPTHは，骨吸収を刺激してPの血中への移行を増やすとともに，腎ではP再吸収を抑制している．したがって，PTHの分泌が亢進すると血清P濃度は低下し，血清Ca濃度は上昇する．

　活性型ビタミンDは，腸管でのCa・Pの吸収をともに促進し，Ca・Pの保持に働いており，血中濃度を保つ働きをPTHが担っている．カルシトニンには前述したように，腎からのCa・P排泄を高める働きがあるが，生理的貢献度は少ない．

文献

1) Palmer BF. Regulation of potassium homeostasis. Clin J Am Soc Nephrol(CJN. 08580813).
2) Palmer LG, Schnermann J. Integrated control of Na transport along the nephron. Clin J Am Soc Nephrol(CJN. 12391213).
3) Subramanya AR, Ellison DH. Distal convoluted tubule. Clin J Am Soc Nephrol 2014；**9**：2147-2163.
4) Mount DB. Thick ascending limb of the loop of Henle. Clin J Am Soc Nephrol 2014；**9**：1974-1986.
5) Curthoys NP, Moe OW. Proximal tubule function and response to acidosis. Clin J Am Soc Nephrol 2014；**9**：1627-1638.
6) Cellular and molecular biology of the kidney. In：Longo DL, et al, editors. Harrison's Principles of Internal Medicine. 18th ed. New York：McGraw-Hill, 2012.

総論 第3章 腎の検査

1 尿検査

1. 外観(色，濁り，臭い，泡を含む)，pH，比重・浸透圧

①尿の色調は，ウロクロームという色素により淡黄色に着色し，濃縮されると濃い黄色を呈する．

②細菌感染や脂肪の混入により尿混濁がみられる．尿への細菌混入によりアンモニアが産生され，強いアンモニア臭を呈する．血糖コントロール不良な糖尿病ではケトン臭，重症肝障害ではウロビリン臭がみられることがある．食品(ニンニク，アスパラガスなど)や薬剤(ビタミン剤など)などによっても臭気を強くする物質が排泄されることがある．

③尿の泡立ちは正常尿でもみられるが，高度の蛋白尿では蛋白による表面張力の増加により泡が消えにくくなる．

④尿のpHは通常6.0前後で，健常者でもpH 4.5〜8.0の間で変動する．通常，動物性食品を多く摂取すると，有機酸の増加により尿は酸性に傾くが，アルカリ製剤や植物性食品の摂取では尿はアルカリ性に傾く．糖尿病，痛風，腎炎，発熱，脱水，下痢などでは酸性に傾くことがあり，また嘔吐，尿路感染症，過呼吸ではアルカリ性に傾く．

⑤尿の比重は通常1.15〜1.25を示し，希釈により1.001まで，また濃縮により1.035までの値をとりうる．尿蛋白や尿糖は尿比重を増加させる．低比重尿(1.010以下)は腎不全，尿崩症，心因性多飲症，利尿薬の服用などによりみられ，高比重尿(1.030以上)は糖尿病，脱水症，熱性疾患で認められる．

⑥尿の浸透圧は，$2\times(Na+K)+$尿素窒素$/2.8$で求められるが，尿に尿糖，造影剤，グリセオール，マンニトールなどの分子量の大きな物質が混入すると，計算値と実測値が大きく乖離する．

2. 蛋白尿(proteinuria)・微量アルブミン尿(microalbuminuria)：新しい測定法(定性・定量)，蛋白(アルブミン)/Cr 比の臨床的意義，蛋白(アルブミン)尿と CKD/CVD 発症

①健常者でも，遠位尿細管から産生されるTamm-Horsfall蛋白(ウロモジュリン)を主とする微量の蛋白(20～150 mg/日)が排泄される．

②運動，発熱時にみられる機能性蛋白尿や起立・脊柱前彎によって生じる体位性蛋白尿は，生理的蛋白尿である．

③病的蛋白尿のうち，糸球体性蛋白尿と尿細管性蛋白尿が臨床的に問題となる(表 3-1)．

④尿蛋白陽性例においては，早朝尿と随時尿で比較し，早朝尿で蛋白陰性ならば起立性や運動性蛋白尿の可能性が高くなる．

⑤24 時間蓄尿にて 1 日の尿蛋白排泄量を検査する．実施困難な場合には，早朝尿また随時尿の蛋白/クレアチニン比(g 蛋白/g クレアチニン)を計算する．この指標は，尿排泄量が一定である尿クレアチニンを用いて尿の濃縮度を補正するため，1 日尿蛋白排泄量とよく相関するとされている．

糸球体性蛋白尿：糸球体の毛細血管壁は size barrier と charge barrier を形成し，アルブミンをはじめとする血漿蛋白の透過性を制御している．糸球体性蛋白尿は，糸球体係蹄壁の障害によりバリア機能が破綻することによって生じる．

尿細管性蛋白尿：分子量1～3万の低分子の血漿蛋白は，糸球体で濾過されたのち，大半は近位尿細管(99％)から再吸収される．しかし，近位尿細管に障害があると，再吸収されずに尿中に大量に出現する．これを尿細管性蛋白尿といい，β_2 ミクログロブリン，

表 3-1 蛋白尿の分類と原因

分類			原因
生理的蛋白尿	機能性蛋白尿		運動，発熱，入浴
	体位性蛋白尿		起立性，脊柱前彎
病的蛋白尿	腎前性蛋白尿		ヘモグロビン尿，ミオグロビン尿，Bence Jones 蛋白，心不全，甲状腺機能亢進症
	腎性蛋白尿	糸球体性	糸球体腎炎，ネフローゼ症候群，腎硬化症，膠原病，糖尿病腎症，アミロイド腎，妊娠中毒症
		尿細管性	Fanconi 症候群，水銀中毒，カドミウム中毒，腎毒性薬剤による腎障害
	腎後性蛋白尿		尿管・膀胱・尿道の炎症，結石，腫瘍

a_1 ミクログロブリン, レチノール結合蛋白などがある.

微量アルブミン尿：微量アルブミン尿(30〜300 mg/g・Cr)は糖尿病腎症の早期診断に用いられ，また心血管疾患(cardiovascular disease：CVD)の危険因子としても重要である. 試験紙による尿蛋白定性法ではアルブミンを検出し，尿蛋白定量法(ピローガルレッド法)はアルブミン以外の蛋白質も検出するが，その検出感度は 15〜20 mg/dL である.

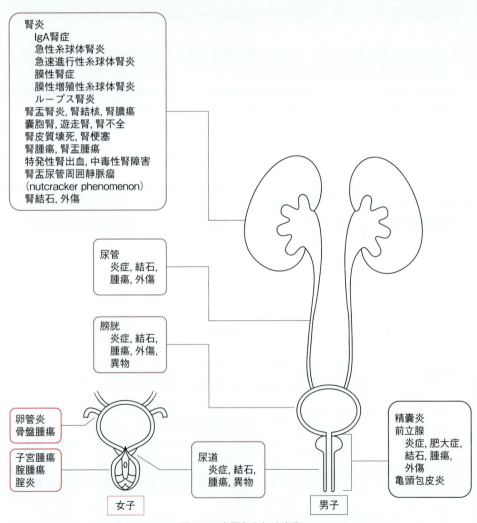

図 3-1 血尿をきたす疾患

そのため，微量のアルブミン尿の検出には，微量アルブミン尿定量法による測定が必要である．従来の微量アルブミン尿定量法に匹敵する測定感度をもつ安価な尿蛋白測定法（エリスロシン B 法）が最近開発されている．

尿蛋白の選択性：尿中 IgG とトランスフェリン（Tf）のクリアランス比〔（尿中 IgG×血中 Tf）/（尿中 Tf×血中 IgG）〕は，尿蛋白の選択指数（selectivity index：SI）として表される．この値が 0.2 以下のときは高選択性とされ，ステロイド治療の効果が期待できる．

3. 血尿（hematuria）：肉眼的血尿（macroscopic hematuria），顕微鏡的血尿（microscopic hematuria）

①血尿は図 3-1 に示すような疾患によって生じ，検出法には試験紙法と尿沈渣鏡検法がある．試験紙法では赤血球のみならず，ヘモグロビンやミオグロビンとも反応する．

②肉眼的血尿は出血量や出血からの時間経過により鮮紅色〜ワイン色またはこげ茶色を呈する尿で，顕微鏡的血尿は新鮮尿 10 mL を 1,500 回転，5 分間遠心した後にその沈渣成分を 400 倍で鏡検し，毎視野 5 個以上の赤血球を認めるものである．糸球体より尿中に漏出した赤血球は変形が強く，通常，尿中赤血球変形率が 50％以上のときには糸球体由来と考えられる．

2 電解質異常

1. 高 Na 血症（血清 Na：150 mEq/L 以上）

原因 水分欠乏または Na 過剰による（表 3-2）．
臨床症状 口渇感，意識障害，筋力低下，筋痙攣．
治療の原則・実際 水分欠乏量を計算し，原疾患の治療を行うと同時に，水分摂取，輸液（1/2 食塩水，または低張液）を投与する．急速な補正は脳浮腫を起こすので，補正速度を 1 mEq/L/時以下，12 mEq/L/日以下に抑える．

2. 低 Na 血症（血清 Na：135 mEq/L 以下）

原因 体液量増加型，正常型，減少型および偽性低 Na 血症に分けられる（表 3-2）．
臨床症状 無力感，頭痛，悪心，意識障害，痙攣など．
治療の原則・実際 病態に応じて，高張食塩水（1〜3％）の投与，水制限，利尿薬の投与を行う．急速な血清 Na の上昇により，橋中心髄鞘崩壊症（central pontine myelinolysis）を起こすので，補正速度に注意する．

表 3-2 高 Na 血症と低 Na 血症の原因

高 Na 血症	低 Na 血症
1. 水分欠乏性 　水分摂取の減少 　　視床下部の障害 　　意識障害 　水分喪失の増加 　　腎性 　　　浸透圧利尿 　　　尿崩症（尿浸透圧＜300 mOsm/kg） 　　腎外性 　　　発熱，発汗，下痢，熱傷など 2. Na 過剰性 　Na 過剰投与 　原発性アルドステロン症	1. 体液量減少型 　腎外性（尿中 Na＜10 mEq/L） 　　消化管液の喪失（嘔吐，下痢など） 　　third space への喪失（火傷，腸閉塞など） 　腎性（尿中 Na＞20 mEq/L） 　　塩類喪失性腎症，副腎不全 　　利尿薬過剰投与 2. 体液量正常型 　SIADH，甲状腺機能低下症 　下垂体・副腎機能低下症 3. 体液量増加型 　腎不全，心不全，肝硬変，ネフローゼ症候群 4. 偽性低 Na 血症 　高浸透圧性（高血糖，マンニトール投与） 　正浸透圧性（高脂血症，高蛋白血症）

抗利尿ホルモン不適合分泌症候群（syndrome of inappropriate secretion of ADH：SIADH）

SIADH は，さまざまな原因により ADH が異常分泌される疾患である．以下の症状・病態を特徴とする．

① 低 Na 血症（135 mEq/L 未満）および低浸透圧血症（280 mOsm/kg 未満）を呈するにもかかわらず，ADH 分泌が抑制されない．
② 尿浸透圧は 300 mOsm/kg を上回り，Na 利尿（20 mEq/L 以上）が持続する．
③ 体液量は正常で，脱水や浮腫の所見はみられない．
④ 副腎皮質機能，腎機能は正常である．

3. 高 K 血症（血清 K：5.0 mEq/L 以上）

原因 K 排泄低下（腎不全，アルドステロン作用の低下），細胞外への K 移行（細胞壊死，アシドーシス，インスリン欠乏，β 遮断薬投与），K 過剰（K 含有食品の過剰摂取，薬剤，輸血）などによる．

臨床症状 筋脱力感，異常知覚（舌の知覚過敏，四肢のしびれ感），悪心，不整脈，心停止．

治療の原則・実際 心電図変化（図 3-2）を伴う場合は急速な K 補正を要する．グルコン酸カルシウム（8.5％）20 mL の緩徐静注，代謝性アシドーシスを合併する場合は重炭酸

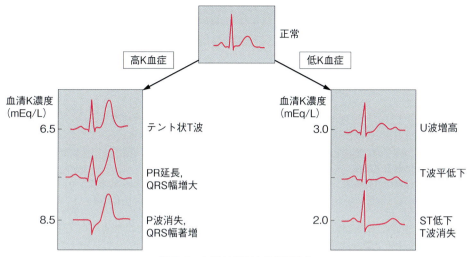

図 3-2　血清 K 濃度と心電図変化

Na 投与, グルコース・インスリン(GI)療法〔10% グルコース 500 mL + インスリン 10 単位 点滴静注(1～2 時間)〕, 陽イオン交換樹脂(カリメート®, アーガメイトゼリー®)の注腸または経口投与, ループ利尿薬(ラシックス®)投与.

4. 低 K 血症(血清 K：3.5 mEq/L 以下)

原因　腎性喪失(尿中 K 排泄≧15 mEq/L), 腎外性喪失(尿中 K 排泄＜10 mEq/L), K 摂取不足, 細胞内への K 移行(アルカローシス)など.

臨床症状　筋力低下, 呼吸筋麻痺, イレウス, 不整脈, 多尿(尿濃縮能障害), 口渇など.

治療の原則・実際　心電図変化(図 3-2)や筋力低下が出現しているときは, K 製剤を緩徐に点滴静注する. 代謝性アルカローシスを合併している場合は, Cl の補充も兼ねて K.C.L.® の投与が有効である. 末梢血管からの輸液では K 濃度を 40 mEq/L 以下に, 輸液速度は 20 mEq/時以下とする. その際, 心電図をモニターしながら血清 K 濃度を頻回に測定する. 経口的にはアスパラカリウム®錠または K.C.L.®錠の投与, カリウム保持性利尿薬(スピロノラクトン)の投与を行う.

5. 高 Ca 血症(血清 Ca：10.5 mg/dL 以上)

原因　副甲状腺ホルモン(PTH)・ビタミン D・Ca の過剰, 骨からの Ca 動員増加, 腎からの Ca 排泄低下など(表 3-3).

表 3-3　高 Ca 血症と低 Ca 血症の原因

高 Ca 血症	低 Ca 血症
PTH 作用過剰 　原発性副甲状腺機能亢進症 　humoral hypercalcemia of malignancy（HHM） ビタミン D 作用過剰 　ビタミン D 摂取過剰 　慢性肉芽腫性疾患（結核，サルコイドーシス） 骨からの Ca 動員増加 　悪性腫瘍骨転移 　急性廃用性骨萎縮 腎からの Ca 排泄低下 　脱水 　サイアザイド系利尿薬 　家族性低 Ca 尿性高 Ca 血症	PTH 作用低下 　副甲状腺機能低下症 　　（特発性，偽性） 低 Mg 血症 ビタミン D 作用低下 　慢性腎不全 　ビタミン D 摂取・日光曝露不足 骨形成亢進 　hungry bone 症候群 腎からの Ca 排泄亢進 　尿細管障害

　臨床症状　口渇，食欲不振，多飲，多尿，意識障害，腎や軟部組織への石灰沈着．

　治療の原則・実際　治療の基本は Ca の尿中排泄促進，骨からの放出抑制である．①生理食塩水 2〜4 L 点滴静注．②脱水補正後にフロセミド（ラシックス®）20〜80 mg 静注．③エルカトニン（エルシトニン®）40 単位　筋注または点滴静注．④ビスホスホネート製剤：パミドロン酸（アレディア®）30〜45 mg 点滴静注．

6. 低 Ca 血症（血清 Ca：8.5 mg/dL 以下）

　低アルブミン血症が存在する場合には，補正式〔補正 Ca 濃度［mg/dL］＝実測 Ca 濃度［mg/dL］＋（4.0－血清アルブミン濃度［g/dL］］を用いて，血清 Ca 濃度を補正し評価する．

　原因　PTH・ビタミン D 作用低下，骨形成亢進，腎からの Ca 排泄亢進など（表 3-3）．

　臨床症状　テタニー，痙攣，意識障害など．潜在性の低 Ca 血症では Chvostek 徴候，Trousseau 徴候を認める．

　治療の原則・実際　症状を有するときは 10% グルコン酸 Ca 10〜20 mL を 5 分以上かけて緩徐静注する．ビタミン D，Ca 製剤の経口投与．

7. 高 P 血症（血清 P：5.0 mg/dL 以上）

　原因　細胞内からの移行，腸管吸収亢進，腎排泄低下，骨からの動員増加などによる（表 3-4）．

　臨床症状　血管や軟部組織への異所性石灰化と低 Ca 血症に伴う症状．

表 3-4　高 P 血症と低 P 血症の原因

高 P 血症	低 P 血症
細胞内からの移行 　横紋筋融解症，腫瘍崩壊症候群，末梢低酸素，インスリン欠乏 腸管吸収亢進 　ビタミン D 中毒，慢性肉芽腫性疾患，P 摂取過剰 腎排泄低下 　腎不全，副甲状腺機能低下症 骨からの動員増加 　転移性骨腫瘍	細胞内への移行 　糖負荷，呼吸性アルカローシス，hungry bone，インスリン投与，習慣性飲酒 腸管吸収低下 　P 摂取不足，制酸薬投与，慢性下痢，脂肪便，ビタミン D 不足 腎排泄亢進 　原発性副甲状腺機能亢進症，Fanconi 症候群，尿細管障害，浸透圧利尿，低 K・低 Mg 血症，遺伝性・腫瘍性くる病

治療の原則・実際　急性高 P 血症では補液と利尿薬投与，血液透析を行う．慢性腎不全患者では，P 摂取制限と P 吸着薬投与を行う．

8. 低 P 血症（血清 P：2.5 mg/dL 未満）

原因　細胞内への移行，腸管吸収低下，腎排泄亢進（尿中 P 排泄量 100 mg/日以上）による（表 3-4）．

臨床症状　知覚異常，筋力低下による心不全，呼吸障害，四肢麻痺，横紋筋融解，溶血．

治療の原則・実際　血清 P 1 mg/dL 未満では，ただちに無機 P として 2.5 mg/kg を 6 時間以上かけて点滴静注する．軽症例では脱脂粉乳（100 mg/10 g）を投与する．

9. その他の電解質異常

1） Zn（亜鉛）

血清中 Zn 濃度の基準値は 65〜110 μg/dL である．Zn は多種の Zn 含有酵素の構成成分として，核酸・蛋白質合成や免疫機能に関与している．

原因　Zn 欠乏は，肝不全，利尿薬投与，糖尿病，慢性腎不全，長期の高カロリー輸液，吸収不良などで生じる．血清 Zn の上昇は溶血性貧血，甲状腺機能亢進症などでみられる．

臨床症状　欠乏症として，味覚・嗅覚障害，皮疹（腸性肢端皮膚炎），脱毛，腹部症状（下痢・嘔吐など），創傷治癒の遅延，成長障害などの症状がある．

治療の原則・実際　Zn 欠乏には成分 Zn 15〜70 mg/日を経口投与する．

2）Mg（マグネシウム）

血清 Mg の基準値は 1.8〜2.4 mg/dL であり，1.0 mg/dL 以下または 5.0 mg/dL 以上で症状が出現しやすい．

原因　高 Mg 血症は，腎からの排泄低下，Mg 過剰摂取（緩下薬など），組織崩壊に伴う逸脱などが原因である．低 Mg 血症では 1 日尿中 Mg 排泄量を測定し，2.4 mg/日以下では Mg 不足または消化管からの喪失，それ以上では腎での Mg 再吸収障害（Bartter 症候群と Gitelman 症候群など）によると考えられる．

臨床症状　高 Mg 血症では，傾眠，四肢および呼吸筋の麻痺や麻痺性イレウスを認めることがあり，心血管系に対して Mg が生体の Ca 拮抗薬として作用することで，徐脈や低血圧をきたす．低 Mg 血症では，テタニー，振戦，血圧上昇，心室性不整脈などを認める．

治療の原則・実際　腎機能低下例で，症候性の高度な高 Mg 血症をきたした場合には血液透析を行う．房室ブロックなどの心伝導系への影響が認められる場合には，Mg への拮抗作用を期待し，Ca 100〜200 mg を 5 分以上かけて静注する．低 Mg 血症（血中 Mg 1.0 mg/dL 未満）では，Mg 製剤の静注が適応となる．

3　腎ホルモン測定の臨床的意義

1．血漿レニン活性（plasma renin activity：PRA）

基準値：0.3〜2.9 mg/mL/時

① レニンは傍糸球体装置（juxtaglomerular apparatus：JGA）で産生される酵素で，圧受容体，交感神経，電解質の変化を感知して分泌が亢進する．腎血管性高血圧，悪性高血圧などでレニン活性の上昇を認める（表 3-5）．

表 3-5　血漿レニン値に異常を示す疾患

レニン高値	レニン低値
腎血管性高血圧 悪性高血圧 薬剤性（利尿薬，血管拡張薬，アンジオテンシン変換酵素阻害薬） レニン産生腫瘍 Bartter 症候群 21-水酸化酵素欠損症　など	原発性アルドステロン症 薬剤性（β遮断薬，交感神経抑制薬） Liddle 症候群 17α-水酸化酵素欠損症 11β-水酸化酵素欠損症　など

②レニンは，主に肝臓で合成されるアンジオテンシノゲン（angiotensinogen；レニン基質）に作用し，アミノ酸 10 個からなるアンジオテンシン I（angiotensin I）を生成させる．レニン活性の測定系では，血漿をインキュベートし一定時間に生成されたアンジオテンシン I の量を RIA（radioimmunoassay）法で測定している．

2. 血漿レニン濃度（plasma renin concentration）

基準値：4.9～31.3 pg/mL

近年，活性型レニン（active renin）を認識するモノクローナル抗体が開発され，血漿中の活性型レニン濃度（active renin concentration：ARC）を直接定量することが可能になっている．

3. 血中アルドステロン濃度（plasma aldosterone concentration：PAC）（RIA 法）

基準値：130 pg/mL 以下

①アルドステロンは遠位尿細管から集合管に作用し，Na を再吸収して体液量を増加させ，K・H を排泄させる．アルドステロンの上昇により，Na 貯留から血圧の上昇を認める．
②アルドステロンの分泌は，主にレニン-アンジオテンシン系によって調節されているが，副腎皮質刺激ホルモン（ACTH）や K も関与している．
③レニン・アルドステロンの分泌は体位によって変動するため，30 分臥床安静後に採血する．

4 腎疾患の病態に関する臨床検査（含む基準値）

1. IgG

基準値：870～1,700 mg/dL

生体の液性免疫に大きな役割を果たしている免疫グロブリンは，おもに抗体としての機能を担う．大きく IgG，IgA，IgM，IgD，IgE の 5 つのクラスに分類され，IgG はその主要成分である．種々の抗原に対する抗体の多くが含まれている．IgG は補体結合性，胎盤通過性，白血球遊走促進，異化率などから，IgG1～4 のサブクラスに分類される．

その測定は，IgG の増加する疾患と減少する疾患の診断や病勢の判断に役立つ．IgG をはじめ免疫グロブリンの増加には単クローン性とクローン性の増加があり，蛋白電気泳動パターンで単クローン性を疑ったときは，免疫電気泳動法で M 蛋白を同定する．

IgG 単クローン性の増加は，おもに骨髄腫をはじめとした形質細胞異常が原因であり，

合併する腎疾患として，アミロイドーシス，骨髄腫腎(cast nephropathy)，軽鎖沈着症などパラプロテイン血症(paraproteinemia)によるさまざまな腎症が知られている．

また，多クローン性のIgG増加は，全身性エリテマトーデス(SLE)や関節リウマチなどの自己免疫疾患，慢性感染症，肝硬変などの肝疾患が主である．いくつかの自己免疫疾患では腎炎を併発することがあり，特に全身性エリテマトーデスによるループス腎炎は有名である．慢性肝疾患では肝腎症候群による腎機能障害を発症しうるため注意が必要である．

IgGが減少する疾患としては，原発性免疫不全症候群が重要であるが，後天性のものでは，蛋白漏出性胃腸症や低栄養があげられる．ネフローゼ症候群における糸球体の蛋白透過選択性(selectivity index)は，分子量の小さなトランスフェリンと，分子量の大きなIgGのクリアランスの比で求める．蛋白選択性の低いネフローゼにおいては，しばしばIgGの減少を認める．

また，腎疾患の治療においてよく使用されるステロイド薬や免疫抑制薬投与でも低下することがあるので注意が必要である．

2. IgA

基準値：110～410 mg/dL

IgAは血清中の免疫グロブリンの10～20％であるが，分泌型として主要な免疫グロブリンで粘膜免疫を担当している．

IgAも前述のIgGと同様に単クローン性の増加にはなんらかの形質細胞の異常が関与し，それによるパラプロテイン腎症は前述のとおりである．

多クローン性の増加としても，膠原病や肝疾患などでIgG同様にIgAも上昇し腎疾患を合併することがあるので注意が必要である．

わが国の慢性糸球体腎炎のなかで最も多い疾患であるIgA腎症では，診断基準の頻発所見としてIgA高値(315 mg/dL以上)と明記されており，多くのIgA腎症患者(約50％)でIgAは高値となる．

3. IgM

基準値：男性33～190 mg/dL，女性46～260 mg/dL

IgMは分子量100万で，免疫グロブリンのなかで最も大きい．

一般に，IgM抗体は細菌やウイルスのような粒状抗原に刺激された場合に産生されやすい．IgMの半減期は5日程度と短く血中濃度の上昇はそれほど著明でなく，抗体価は下降する．IgMは補体との結合能が強く，生態防御のうえでも早期に出現して役割を果たす．IgMに属する抗体としてリウマトイド因子が属する．

IgMもIgGやIgAと同様に単クローン性の増加にはなんらかの形質細胞異常が関与

し，それによるパラプロテイン腎症は前述のとおりである．

4. IgE

　　　基準値：170 IU/mL 以下

　IgE は，B 細胞から産生され，I 型アレルギー反応に携わる抗体である．
　気管支喘息やアトピー性皮膚炎などのアレルギー疾患で高値となる．腎疾患との直接的な関連の報告はないが，微小変化型ネフローゼ症候群はアレルギー疾患を有する患者にたびたび認められることから，高値となる症例が多い．また，まれではあるが IgE 型骨髄腫などで高値となる．

5. B 型・C 型肝炎ウイルス

HBs 抗原	基準値：陰性
HBs 抗体	基準値：陰性
HBe 抗原	基準値：陰性
HBe 抗体	基準値：陰性
HBc 抗体	基準値：陰性
IgM 型 HBc 抗体	基準値：陰性
HBV DNA 定量	基準値：検出感度未満
HCV 抗体	基準値：陰性
HCV 特異抗原（RIBA Ⅲ）	基準値：陰性
HCV コア抗体	基準値：陰性
HCV セロタイプ検査	
HCV コア抗原検査	基準値：検出感度以下
HCV RNA 定量	基準値：検出感度以下

　B 型肝炎では膜性腎症，C 型肝炎では膜性増殖性糸球体腎炎の合併が知られており，腎疾患患者の鑑別診断として，B 型肝炎ウイルス検査や C 型肝炎ウイルス検査を行う必要がある．
　どちらも，糸球体基底膜への沈着物はウイルス関連の抗原抗体複合物と考えられ，免疫染色でウイルス抗原の局在が証明されることもあり，抗原が明らかになった腎炎の代表的な 1 つである．

6. HIV（human immunodeficiency virus）

　　　基準値：スクリーニング検査：第 4 世代　　陰性
　　　　　　　確認検査：ウエスタンブロット法　　陰性

PCR 法　検出せず

　HIV-1 はおもに CD4 陽性 T 細胞とマクロファージ系の細胞に感染するレトロウイルス(RNA ウイルス)である．わが国においても感染患者数は年々増加しており，2013 年 3 月時点で 23,159 人の HIV 患者が報告されている．

　HIV 感染は 10 年前後の潜伏期を経てエイズ(AIDS)を発症する致死的感染症であるが，抗 HIV 薬の多剤併用療法(HAART)の導入でその生命予後は近年改善している．エイズ診療中核病院を中心に行った臨床研究では，慢性腎臓病(CKD)ステージ 3 以上の患者が 7〜10％含まれており，CKD は長期 HIV 感染症患者の重要な合併症となった．

　腎障害の原因としては，HAART が使用可能となった 1996 年以前は，巣状糸球体硬化症(FSGS)を代表とする HIV 関連腎症(HIVAN)が主であったが，HAART 導入以降は，HIV と共感染することの多い B 型・C 型肝炎ウイルスなどとの合併例で多くみられる免疫複合体関連腎炎(HIVICK)や HAART の一部薬剤による尿細管・間質性腎炎，および糖尿病，高血圧症に起因する腎障害など多彩である．

　HIV 感染症の検査は通常，①スクリーニング検査，②確認検査の順番で行われ，確認検査が陽性となれば HIV 感染が確定する．

　HIV スクリーニング検査として，現在日本では第 4 世代のスクリーニング検査(HIV-1/2 IgG/IgM＋HIV-1 p24 抗原)が広く行われている．HIV 抗体と HIV 抗原を同時に検査するため，ウインドウピリオド(HIV 感染が成立してから検査が陽性となるまでの期間)が短くなっているが，感染初期には偽陰性となることもあるため，強く疑う場合は，間をあけた再検査を行うか，確定診断法による診断確定を行う必要がある．

　HIV-1 感染の確定診断法は，ウエスタンブロット法および核酸増幅検査(PCR 法)の両方を同時に行う．

7.　クリオグロブリン

　　　　基準値：陰性

　クリオグロブリンは，体温(37℃前後)以下で沈殿・凝固し，再び体温(37℃前後)まで加温すると溶解する可逆性異常蛋白である．

　クリオグロブリンの種類により I 型(単クローン性)，II 型(単クローン性免疫グロブリンと多クローン性 IgG の混合型)，III 型 2 種の多クローン性免疫グロブリンの混合型)の 3 つのタイプに分類される．

　クリオグロブリン血症を呈するおもな基礎疾患には，血液疾患(多発性骨髄腫，慢性白血病，悪性リンパ腫など)，自己免疫疾患(全身性エリテマトーデス，関節リウマチなど)，感染症(B 型肝炎，C 型肝炎など)がある．

　クリオグロブリンは体内の血管内で沈殿することにより血栓を形成し，主として小血管の血管壁の炎症を引き起こす．血管内や内皮細胞下にクリオグロブリンの沈着をみ

る．この病態が糸球体に出現したものがクリオグロブリン血症による糸球体腎炎である．臨床的には，全身の血管炎に基づく症状を呈し，Raynaud 症状，皮膚症状（網状皮疹，指尖潰瘍など），関節痛，腎障害など多彩な像を示す．

腎障害は，クリオグロブリン血症の約 20〜30％ に合併するといわれ，Ⅱ型に多いといわれる．蛋白尿や血尿，尿沈渣異常に加え，急性腎炎，ネフローゼ症候群，腎不全などの報告もみられる．

8. 糖化マーカー

  GA 基準値：11〜16％
  HbA1c 基準値：4.6〜6.2％
  1,5-AG 基準値：男性 14.9〜44.7 μg/mL，女性 12.4〜28.8 μg/mL

1）グリコアルブミン（GA）

血清蛋白も血糖値に依存して糖化を受け，糖化蛋白となる．グリコアルブミンは血清アルブミンの糖化産物であり，総アルブミンに占める比率であるため血清総蛋白濃度の影響は比較的少ない．アルブミンの代謝半減期が約 17 日であることから，GA は過去 2〜4 週間の血糖コントロール状態を反映する．GA 値に対する血糖の寄与率は，採血直前の 17 日間の血糖が 50％，その前の 17 日間の血糖が 25％，さらにその前の血糖が残り 25％ である．よって，糖尿病の治療開始時や，治療変更時の効果の判定に適しているといわれる．

透析患者において，GA は赤血球寿命や赤血球造血刺激因子製剤（erythropoiesis stimulating agent：ESA）投与の影響を受けないため，HbA1c に代わる有用な血糖コントロール指標となることが報告されている．

2）HbA1c（グリコヘモグロビン）

HbA1c はヘモグロビンの β 鎖 N 末端のバリンのアミノ酸基にグルコースが結合して生じる．安定型 HbA1c の生成量は，血中グルコース濃度に比例し，赤血球寿命が約 120 日であることから，約 1〜2 カ月の長期間の血糖コントロールの指標になるといわれている．HbA1c に対する血糖の寄与率は，1 カ月前までが 50％，1〜2 カ月が 25％，2〜4 カ月が 25％ とする報告がある．

実臨床では，2013 年 3 月以降，日本国内の表記においても JDS 値から NGSP 値への国際基準値への統一がなされ，2013 年 5 月に開催された第 56 回日本糖尿病学会年次学術集会にて，日本糖尿病学会は以下の目標値を新たに定めている．

 ①血糖正常化を目指すときの目標値（正常値）：6.0％ 未満（NGSP）
 ②合併症を予防するための治療目標値：7.0％ 未満（NGSP）
 ③有害事象等により治療強化が困難な場合の目標値：8.0％ 未満（NGSP）

日本透析医学会は，透析患者の HbA1c 値は血糖コントロールを過小評価することに

なるとしてグリコアルブミンでの評価を推奨している．透析患者では，赤血球寿命の短縮（約 60 日）に加え，透析療法による失血や出血，および腎性貧血治療のための ESA 投与により幼若赤血球の割合が増えるなどの要因により，HbA1c は低値になる傾向があると考えられているためである．

3) 1,5-アンヒドログルシトール（1,5-AG）

1,5-AG はブドウ糖に似た構造をもつポリオールである．食事中に含有され，体内ではとんど代謝を受けずに各臓器に分布する．

高血糖になると，尿細管での 1,5-AG の再吸収が競合的に阻害され，尿中排泄が増加し，血中 1,5-AG 値は低下する．1,5-AG は血糖より尿糖の量に左右されるので，食後高血糖の評価に有用といわれる．HbA1c やグリコアルブミンよりも短期間の血糖コントロールの指標である．

9. 補　体

C3　　基準値：86〜16 mg/dL
C4　　基準値：17〜45 mg/dL
CH_{50}　基準値：25.0〜48.0（CH_{50}/mL）

補体とは生体防御の主要な要素であり，全血清蛋白量の 10% 以上を占める血中の 30 以上の蛋白からなる．そのおもな働きは，炎症反応の励起と拡大，走化因子による食細胞の動員，免疫複合体の除去，細胞の活性化，殺菌作用，抗体産生などである．

補体活性化には古典経路（classical pathway），第 2 経路（alternative pathway），レクチン経路の 3 経路が知られている．古典経路は抗原に抗体が結合することから始まり，第 2 経路は抗体を必要とせず病原体表面で活性化が起こる．レクチン経路は病原体表面の糖鎖を認識することで始まる．

臨床的には C3，C4，CH_{50} の定量を測定し，各経路の活性化を予測している．C3 は古典経路，第 2 経路，レクチン経路の 3 経路に関連し，C4 は古典経路，レクチン経路に関連している．補体価（CH_{50}）は，血清中の補体の活性化能をヒツジ赤血球の溶血で測定する方法である．C1〜C9 の総合的な活性を示す指標であるため，CH_{50} 低下では，C1〜C9 のいずれが低下しているかは不明であるが，補体の関与が疑われる場合のスクリーニングに適した検査である．

血清補体価が低下する腎疾患としては，急性糸球体腎炎，膜性増殖性糸球体腎炎，ループス腎炎が有名であり鑑別を要する．急性糸球体腎炎や膜性増殖性糸球体腎炎は主として第 2 経路の活性化によるので，原則的に C4 の低下は軽度で C3 の低下が主である．一方で，ループス腎炎は自己免疫疾患であり，活性化される補体の経路は古典的経路となるため，C3 と C4 の低下をみる．

10. リンパ球サブセット

代表的な CD 抗原と基準値：

CD3	58.0〜84.0%	成熟(末梢)T 細胞
CD4	25.0〜54.0%	ヘルパー T 細胞
CD8	23.0〜56.0%	サプレッサー T 細胞
CD16	6.0〜39.0%	NK 細胞(FCγ レセプター)
CD19	5.0〜24.0%	B 細胞
CD4/CD8 比	0.40〜2.30	

　T 細胞と B 細胞はおのおの細胞性免疫と液性免疫を担い，とりわけ T 細胞は免疫応答の中枢として重要である．したがって，血液・免疫性疾患，アレルギー性疾患，感染症において，両者の動向を知ることは診断・治療のうえで重要である．

　T 細胞は胸膜由来のリンパ球で，主として遅延型過敏反応，移植片対宿主拒絶反応(GVHR)などに代表される細胞性免疫を司る細胞である．臨床検査で検索される頻度が高いのは CD3(成熟 T 細胞総数)，CD4〔ヘルパー T 細胞(helper T cell：Th)〕，CD8〔サプレッサー T 細胞(supressor T cell：Ts)〕である．B 細胞は，骨髄由来のリンパ球で形成細胞に分化し，免疫グロブリンを産生し，主として体液性免疫を遂行する．T 細胞と B 細胞は相互に連携して，免疫ネットワークを形成する．

　リンパ球は機能的には数種の亜群(サブセット)に分けられるが，形態学的にこれらのサブセットを識別することは困難である．そこで，おのおのの表面抗原に対するモノクローナル抗体を蛍光標識したものを用いて，フローサイトメーターで解析することにより同定・定量される．2 種類の抗体に別の蛍光色素で標識すれば two color 分析も可能であり，より詳細に検討できる．ただし，リンパ球サブセット検査とは，表面抗原での分類による細胞比率であり，あくまでも機能の評価でないことには注意を要する．

11. 循環性免疫複合体

　　C1q 結合免疫複合体(IC-C1q)　　　　　　　　　基準値：3.0 μg/mL 以下
　　モノクローナル RF 結合免疫複合体(IC-mRF)　　基準値：4.2 μg/mL 未満

　免疫複合体(immune complex)は，抗体とその対応抗原の結合物である．流血中の免疫複合体は，補体の働きにより分解・可溶化されるか，もしくは網内系細胞に発現する補体受容体や Fc 受容体によって捕捉されすみやかに処理される．これらの処理能力を上回る大量の免疫複合体が形成されたり，処理能力が落ちたりするような状態となったときに，免疫複合体は高値として検出される．過剰となった循環性免疫複合体が組織に沈着すると，補体や凝固系を活性化し，炎症細胞活性化や組織浸潤を誘導して組織障害性に働くと考えられている．

　免疫複合体は全身性エリテマトーデス，関節リウマチなどの全身性自己免疫疾患や腎

疾患，感染症などさまざまな病態で検出され，多くは疾患活動性に相関して変動することが知られている．

ただし，測定の原理は免疫複合体の補体結合能やリウマトイド因子(RF)結合能を利用するものであり，抗原特異的な免疫複合体を検出しているわけではない．そのため，疾患特異性に乏しく，臨床的有用性はむしろ次第に少なくなっているのが現状である．

12. 抗糸球体基底膜抗体

　　　基準値：陰性，3.0 U/mL 未満

　1967年 Lerner らにより抗糸球体基底膜抗体の関与が示され，腎炎が自己免疫疾患としても注目された．抗糸球体基底膜抗体が関与するものの多くは，形態学的に半月体形成性糸球体腎炎の像を呈し，臨床的には急速進行性腎炎症候群(RPGN)の経過をとり，急速に末期腎不全にいたる予後不良の腎炎である．

　また，そのうちの約半数の症例が肺胞内出血を伴い，Goodpasture 症候群となる．近年，基底膜の構成成分である type IV collagen の $\alpha 3$ 鎖の non-collagenous(NC)-1 部分が抗原であることが判明し，なんらかの誘因により隠れていたこの抗原(hidden antigen)のエピトープが露出し，自己抗体がつくられることが想定されている．

　血中抗糸球体基底膜抗体の検出は，抗糸球体基底膜抗体腎炎の早期診断と治療の指標として必要な検査である．抗糸球体基底膜抗体腎炎は RPGN の臨床像を呈することが多く，腎生検の施行は困難なことがある．抗糸球体基底膜抗体の検出と腎生検組織の線状パターンとが有意な相関を示すことが知られており，抗糸球体基底膜抗体の検出は診断に不可欠な検査である．また，経時的な測定は治療や経過観察の重要な目安となる．

13. 抗好中球細胞質抗体

　　　MPO-ANCA　　基準値：3.5 U/mL 未満
　　　PR3-ANCA　　基準値：3.5 U/mL 未満

　急速進行性腎炎症候群は，抗糸球体基底膜抗体型，免疫複合体型および pauci-immune 型の3型に分類される．これら3型のうち，pauci-immune 型の急速進行性腎炎の多くは抗好中球細胞質抗体(anti-neutrophil cytoplasmic antibody：ANCA)が陽性になることがある．ANCA という共通の抗体に関連して引き起こされる，毛細血管や細動・静脈などの小血管におもに病変がある壊死性血管炎を総称して ANCA 関連血管炎(ANCA associated vasculitis：AAV)とよぶ．

　ANCA には間接蛍光抗体法で核周囲を染める p-ANCA(perinuclear-ANCA)と，細胞質を染める c-ANCA(cytoplasmic-ANCA)がある．p-ANCA の代表的な抗原は MPO(myeloperoxidase)で，c-ANCA の代表的な抗原は PR3(proteinase 3)である．現在，わが国では酵素抗体法(ELISA 法)で MPO と PR3 に対する抗原特異的 ANCA を定量的に

測定することが多い．

　ANCA関連血管炎は，顕微鏡的多発血管炎(MPO-ANCA陽性)，多発血管炎性肉芽腫症(PR3-ANCA陽性)，好酸球性多発血管炎性肉芽腫症(MPO-ANCA陽性が多い)の3つに分類される．いずれも全身型の血管炎であるが，腎病変を伴うことが多い．腎限局型ANCA関連血管炎(renal limited AAV)は，顕微鏡的多発血管炎の腎限局型と考えられている．

　MPO-ANCA，PR3-ANCA以外のANCAも存在し，海外では間接蛍光抗体法によるANCA同定検査も推奨されている．MPO-ANCA，PR3-ANCAともに陰性の場合には有用である．

　わが国では，ANCA関連血管炎は10万人あたり1.9人，その大部分が顕微鏡的多発血管炎とされているが，近年高齢者での発症が多く，問題となっている．

14. 尿中バイオマーカー

　急性腎障害(AKI)や急性や慢性問わず，尿細管機能の評価のために，新たなバイオマーカーの研究が盛んに行われ，徐々に臨床応用されている．

　特にAKIにおいては，血清クレアチニン(Cr)の上昇を認める状況では，すでに尿細管上皮細胞は壊死・アポトーシスに陥っている．その前段階では，その傷害に起因して，尿細管上皮はさまざまな部位に特異的物質を尿細管腔に放出しており，これらがより鋭敏なAKIの尿中バイオマーカー候補物質となっている．

1) IL-18

　インターフェロンγにより誘導されるサイトカインで，IL-1ファミリーに属する18 kDaのグリコプロテインである．IL-18はおもに活性化マクロファージから分泌され，好中球の活性化・脱顆粒，マクロファージからの活性酸素やケモカインの放出，IL-12と協調してT細胞のcytotoxic responseなどを引き起こすことが知られている．

　腎虚血モデルの研究などから，虚血による障害発生後に浸潤マクロファージが産生するIL-18の活性化を介して尿細管間質領域の炎症カスケードが惹起されることが示された．臨床的には，尿中のIL-18はAKIの診断や予後推定に対して鋭敏なマーカーであることが示されている．

2) KIM-1 (kidney injury molecule-1)

　腎では正常には発現していないが，腎虚血障害時に近位尿細管のbrush borderを中心に尿細管管腔側での発現が増加し，尿細管管腔にsheddingした細胞外ドメインが尿中KIM-1として測定される．

　尿中KIM-1は，予後推定のマーカーや超早期のAKI診断マーカーの1つとして有用との報告がある．

3) NGAL (neutrophil gelatinase-associated lipocalin)

NGALはリポカリンファミリーに属し，活性化した好中球および近位尿細管上皮細胞で発現する25 kDaの蛋白である．AKIの早期診断マーカーの研究の草分け的なバイオマーカーである．早期診断，鑑別診断，予後推定のマーカーとして有用との報告がなされている．しかし，現在の問題点としては，全身性のストレスによって腎外で産生されたNGALが尿中で検出されることも明らかとなり，AKI以外でも尿中で検出されることがある．

4) L-FABP (liver fatty acid binding protein)

基準値：クレアチニン換算値で8.4 μg/g・Cr以下

L-FABPは，健常人では肝臓，小腸，腎臓の近位尿細管の細胞質に多く存在することが知られている，分子量14～15 kDaの脂肪酸結合蛋白である．細胞質のL-FABPは，遊離脂肪酸と結合してミトコンドリアなどへ輸送することにより，エネルギー産生・恒常性の維持に寄与している．一方で，AKIなどで尿細管周囲の虚血・再灌流障害により生じた活性酸素が遊離脂肪酸を細胞毒性の強い過酸化脂質に変換すると，L-FABPはこの過酸化脂質と結合して酸化ストレスによって変換される細胞毒性の強い過酸化脂質と結合して，細胞外へ排出することによって腎保護的に働くと考えられている．

臨床的には，心臓バイパス術，造影剤腎症，敗血症などによるAKI早期診断において尿中L-FABPの有用性が示されている．また，糖尿病腎症早期にL-FABPが高値であるほど腎症が進行するとの報告もある．尿中L-FABPは，尿細管周囲血流と非常に強い相関を有していることからも，尿細管の血流不全(虚血)や酸化ストレスの状態を反映する特徴をもつバイオマーカーと考えられている．

5 腎機能検査：種類と臨床的意義

1. 血液・尿でわかる腎機能

1) 血清クレアチニン (serum creatinine：s-Cr)

s-Crは分子量113の小分子量物質で，主として筋肉でクレアチンより生成される．クレアチンはアデノシン三リン酸(adenosine triphosphate：ATP)とクレアチンキナーゼ(creatine kinase：CK)により可逆的にクレアチンリン酸となり，必要に応じて筋肉におけるATPの供給源となっている．クレアチンリン酸の1～2％が非酵素的分解によりクレアチニンとなる．

クレアチニンは産生量の11～66％が体内で代謝され，残りが尿中に排泄される．腎機能が低下すれば尿中排泄が減少し，代償的に体内での代謝量が増加する．クレアチニンは蛋白と結合しないため腎糸球体で濾過され，尿細管で分泌や再吸収を受けずに尿中に

排泄される．このため，クレアチニンクリアランス(Ccr)は糸球体濾過量(GFR)を反映するとされているが，実際はクレアチニンが尿細管より微量分泌されるため，やや高値を示す．しかし，臨床的には外部からの負荷を必要としないという利点があるため，CcrがGFRの代替指標として用いられている．

クレアチンの逆数を経時的にプロットすると直線関係を示すことが多いことから，腎不全の進行速度の評価に用いられている(1/Cr-時間直線)．

基準値：酵素法　成人男性 0.6〜1.0 mg/dL
　　　　　　　　成人女性 0.5〜0.8 mg/dL

2) 血清尿素窒素(serum urea nitrogen：SUN)

SUNは非蛋白窒素の約50％を占め，蛋白摂取量の約80％が尿素として排泄される．食物摂取や体蛋白の分解により生じるアミノ酸からアンモニアを経て，主として肝臓においてATP消費下で尿素回路により尿素が産生される．こうして生成された尿素の約30％は腸肝循環するが，再びアンモニアとなり再吸収されるため，健常者において糞便中に排泄されることは少なく，おもに腎臓(糸球体)で濾過されて尿中に排泄されるので，SUNは腎機能を評価するうえで重要な指標となりうる．

一方，脱水，消化管出血や組織崩壊，異化亢進，蛋白摂取量の評価などにも有用である．消化管出血においては，腸管内に出た赤血球や血漿蛋白が腸内細菌によって分解され，アンモニアとして吸収され，その最終産物としてのSUNが上昇する．

基準値：8〜20 mg/dL(女性は男性よりも 10〜20％低値を示す)
SUN/s-Cr 10以上：消化管出血，脱水，尿路閉塞，蛋白異化亢進〔薬剤性(テトラサイクリン系抗菌薬，ステロイド薬など)，外科的侵襲，火傷，重症感染，消耗性疾患，腸閉塞〕，高蛋白食，アミノ酸輸液など．
SUN/s-Cr 10未満：肝不全，尿崩症(中枢性，腎性)，低蛋白食など．肝不全では尿素合成能の低下のため低値となる．

3) 尿酸(uric acid：UA)

UAはヒトにおけるプリン代謝の最終産物である．プリン代謝では de novo 経路とプリンヌクレオチドが合成される．サルベージ経路ではプリン塩基から直接ヌクレオチドが合成される．体内のプリン体が分解して生じるプリン塩基や食事中のプリン塩基はこの経路でヌクレオチドとして再利用されるか，異化されてキサンチンオキシダーゼにより尿酸に変換される．キサンチンオキシダーゼは，尿酸生成阻害薬であるアロプリノールの作用点である．

血液中の尿酸は糸球体で100％濾過されたのち，近位尿細管で再吸収あるいは分泌され，最終的に糸球体で濾過された尿酸の10％程度が尿中に排泄される．近位尿細管には尿酸の再吸収や分泌を担うトランスポーターが管腔側・血管側に存在する．特に，管腔側に存在するトランスポーターであるURAT1は尿酸再吸収の主要なメカニズムである

とともに，尿酸排泄促進薬であるプロベネシドやベンズブロマロンの作用点である．

尿酸は血中では尿酸ナトリウム塩として存在する．高尿酸血症は腎障害の原因であり結果ともなりうる．最近の疫学研究から，まだ明確な結論は出ていないものの，高尿酸血症は腎障害や慢性腎臓病（CKD）の発症・進展に密接な関連を有していることが示されている．

また，低尿酸血症は一般的に血清尿酸値 2.0 mg/dL 以下とされる．低尿酸血症は最近，特発性腎性低尿酸血症の原因として *URAT1* の遺伝子異常が報告され，尿路結石や運動後の急性腎不全が起こりうる．一時的に透析が必要なこともあるが，短期予後は良好で腎機能は回復することが多い．悪性腫瘍や一部の薬剤で低尿酸血症が引き起こされることが多い．

　　　　基準値：成人男性 4.0～7.0 mg/dL
　　　　　　　　成人女性 3.0～5.5 mg/dL

性別を問わず 7.0 mg/dL 以上（尿酸塩の血中での溶解度は 7.0 mg/dL のため）は，高尿酸血症と定義される．日内変動（0.5 mg/dL 程度）や季節変動も認められ，運動や食事，飲酒も影響を与える．

4) 血清シスタチンC

早期腎障害の指標として有用とされる．シスタチンC（cystatin C：Cys-C）は全身の有核細胞からシステインプロテアーゼとして産生され，細菌が産生するプロテアーゼから細胞を防御する役割を担っている．体内の状況の変化にはほとんど影響されず，ほぼ一定の割合で産生される．

糸球体から濾過され，近位尿細管で 99% 以上が再吸収された後分解され，血中への再循環は認められない．腎前性の影響（性別，筋肉量，年齢など）をほとんど受けず，分子量は Cr（分子量 113 Da）よりも約 100 倍大きいため，糸球体障害の初期で血中濃度が上昇しやすい．s-Cr は Ccr が 50 mL/分以下で有意に上昇するのに対して，Cys-C は Ccr が 70 mL/分以下で有意に上昇することから，より早期の腎障害をとらえることができる．

このようなことから血清 Cys-C は，s-Cr が上昇していない初期の腎障害が疑われる患者や筋肉量が少ない高齢者，やせている女性の腎機能の評価，成長過程で筋肉量に変化のある小児の腎機能障害の経時的変化の追跡などに有用である．

Cys-C の測定には，①ラテックス凝集比濁法（基準範囲：0.59～1.03 mg/dL），②金コロイド凝集法（基準値：男性 0.63～0.95 mg/dL，女性 0.56～0.87 mg/dL），③ネフェロメトリー（基準値：0.53～0.95 mg/dL）がある．最近標準化され，ERM-DA471/IFCC が用いられている．

5) 推算糸球体濾過量(estimated glomerular filtration rate：eGFR)(クレアチニン，シスタチン C による)

2008 年，GFR を簡便に測定し臨床現場で活用するため，血清クレアチニン(s-Cr)値を使用した日本人の GFR 推算式(eGFRcreat)が報告された．

eGFRcreat は Cr 値と年齢，性別のみで GFR が推算できるため，現在では多くの施設で使用されている．s-Cr 測定法には酵素法と Jaffe 法があるが，eGFRcreat 推算式には酵素法を用いる．しかし，Cr 濃度は筋肉量の影響を受けるため，四肢欠損，長期臥床例など筋肉量が減少した患者やスポーツ選手など筋肉量が多い患者では推算誤差が大きくなる．この問題を是正するため，筋肉量の影響を受けない血清シスタチン C(Cys-C)値による日本人の GFR 推算式(eGFRcys)が 2012 年に報告された．血清 Cys-C は Cr のように筋肉量の影響を受けないため年齢や性別などの影響が少なく，s-Cr では検出できない軽度腎機能低下の早期発見に有用である．一方で，末期腎不全であっても血清 Cys-C は 5〜6 mg/dL で頭打ちとなるために，高度腎機能障害では使用しにくい．

血清 Cys-C は，これまで測定法の標準化の問題があり試薬メーカー間で最大 20% 程度の相違があった．このため，eGFRcys 推算式には国際的な指標物質 ERM-DA471/IFCC に基づく測定値を用いる．

6) β_2 ミクログロブリン(β_2 microglobulin：β_2-MG)

β_2-MG は主要組織適合性抗原(HLA)の L 鎖を担っており，おもにリンパ球系細胞から産生される低分子蛋白である．循環血中でのこの蛋白は糸球体で濾過され，正常ではそのほとんどが近位尿細管で再吸収・異化されるため，尿中にはごくわずかの量しか排泄されない．

血中 β_2-MG は，その産生が亢進した場合〔リンパ腫，肝疾患，活動期全身性エリテマトーデス(SLE)など〕や腎からの排泄が低下した場合に上昇する．その血中濃度は GFR や腎血漿流量の影響を受け，これらの低下にしたがって上昇してくる．一方で，尿中 β_2-MG は近位尿細管障害があるとその排泄量が増加する．

　　　　基準値：血中 β_2-MG 0.8〜2.4 mg/L
　　　　　　　　尿中 β_2-MG 5〜250 μg/L，30〜100 mg/日

尿中 β_2-MG は，pH 5.5 以下では不安定で容易に分解される．

尿中 β_2-MG 排泄量は，尿細管性疾患，間質性腎炎，急性腎不全，移植腎の拒絶反応などで著しく増加する．抗菌薬(アミノグリコシド系，ペニシリン系，セフェム系)や非ステロイド性抗炎症薬(インドメタシン)などによる近位尿細管障害の早期診断法として有用である．

体内での β_2-MG 産生が亢進しその血中濃度が 4.5 mg/dL 以上になると，尿細管再吸収極量を超えて尿中排泄量が増加するため，尿中 β_2-MG 排泄の増加は，尿細管障害がない場合でも起こりうる．

7) α_1ミクログロブリン(α_1-microglobulin:α_1-MG)

α_1-MGはおもに肝臓で産生・分泌され,その一部は単量体IgAと1:1モル比で共有結合する.このため,IgAが著明に増加を示す多発性骨髄腫や多クローン性に増加を示す種々の疾患で増加する.また,GFRの大まかなマーカーとして利用される.分子量は約30 kDa,糖含有量は約20%の低分子蛋白であり,正常ではβ_2-MGと同様に尿中にはほとんど排泄されず,尿細管障害のときに尿中排泄が増加する.α_1-MGは酸性尿下でも安定で,血中値を変動させる疾患も少ない.

　　　基準値:血清　男性 12.5〜25.5 mg/L,女性 11.0〜19.0 mg/L
　　　　　　　尿　　男性 1.0〜15.5 mg/L,女性 0.5〜9.5 mg/L

8) 尿中NAG(N-acetyl-β-D-glucosaminidase)

NAGは近位尿細管に存在するリソソーム内加水分解酵素の1つである.分子量が比較的大きい(約140 kD)ため,血清中のNAGは通常尿中にはほとんど排泄されない.

NAGは腎尿細管や糸球体障害で尿中に出現し,特に尿細管障害の程度の軽い時期,すなわち試験紙法で尿蛋白が陰性の時期から尿中に逸脱するといわれているため,腎病変の早期発見に有用である.また,腎移植後の経過観察や上部尿路感染の指標としても用いられる.前立腺炎でも上昇するため注意が必要である.さらに,s-Crが2〜3 mg/dLを超える腎不全では尿中NAGは上昇し,高度腎障害では尿細管上皮細胞が減少し尿中NAGは低下する.

　　　基準値(MCP-NAG法):5〜6.8 U/L 以下
　　　　　　　　　　　　成人男性 0.9〜6.2 U/L 以下
　　　　　　　　　　　　成人女性 0.7〜4.9 U/L 以下

10〜20 U/L程度の軽度上昇の場合は高血糖,高度蛋白尿,軽度ないし中等度の尿細管障害を考慮する.20 U/L以上の高度増加の場合には,急性ないし活動性間質性腎炎や糸球体腎炎,急性尿細管壊死などの可能性がある.

2. 負荷試験でわかる腎機能

1) イヌリンクリアランスの原理と実際

(1) 原　理

イヌリンが生体内で代謝されず糸球体から水と同様に濾過され尿細管で再吸収も分泌もされない物質であることから,糸球体濾過量(glomerular filtration rate:GFR)の測定に用いられる.GFRのゴールドスタンダードである.

(2) 実　際

<u>イヌリンクリアランス標準法</u>

①クリアランス測定中の尿量を維持するため,イヌリン投与30分前に水500 mLを摂取する.

②イヌリン投与開始直前に採血・採尿を行う．
③生理食塩水に加熱溶解し，冷却した1%イヌリン溶液300 mLを，投与開始後0～30分は300 mL/時，30～120分は100 mL/時の速度で正確に経静脈的に投与する．
④投与開始30分後に完全排尿させ，その後30分(投与開始60・90・120分後)ごとに完全排尿を行う．各排尿時点で水60 mLを飲水させる．
⑤採血は各採尿時点の中間(投与開始45・75・105分)で行う．
⑥以上のデータより，30分間のクリアランスが3回測定され(30～60分，60～90分，90～120分)，この平均をイヌリンクリアランス(Cin)としている．
⑦最終的に，被検者の標準体表面積($1.73 m^2$)で補正を行う．

イヌリンクリアランス簡易法
①クリアランス測定中の尿量を維持するため，イヌリン投与15分前に水500 mLを摂取させる．
②生理食塩水に加熱溶解し冷却した1%イヌリン溶液300 mLを，投与開始後0～30分は300 mL/時，30～120分は100 mL/時の速度で正確に経静脈的に投与する．
③投与開始45分後に完全排尿させ，1回目の採血を行う．排尿時点で水180 mLを飲水させる．
④排尿および2回目の採血はイヌリン投与開始105分で行う．

　簡易法は60分程度の1回蓄尿のみで行える簡便さがあり，標準法に比しやや低値となるがその差はわずかであり，有用であるとされている．
　血清・尿中のイヌリン濃度はイヌリンをイヌリナーゼにより水解し，産生されたフルクトースを測定する酵素法で測定される．このため，フルクトース含有食品(甘味料として多く含まれる)の摂取は血清イヌリン値が高値をきたすため，測定時には控える必要がある．
　その他，メチルドパ(アルドメット®)，ウラピジル(エブランチル®)などの薬剤もイヌリン濃度に影響を与えるため休薬が望ましい．

2) Fishberg濃縮試験の原理と実際
(1) 原　理
　正常では，飲水を長い時間制限すると下垂体後葉からの抗利尿ホルモン(antidiuretic hormone：ADH)分泌が促進される．ADHは特に集合管に作用し，遠位尿細管や集合管での水再吸収が促進され，その結果，尿は濃縮される．もし，ADH分泌系が正常であるならば尿濃縮の程度は腎の濃縮機能を反映するはずである．

(2) 実　際
　検査前日の午後6時までに蛋白質に富んだ水分の少ない夕食をとらせ，以後検査終了まで飲食を禁止する．就寝前に排尿させ夜間に排尿したものは捨てる．

翌日の覚醒時に採尿(第1尿),その後1時間安静臥床とし採尿(第2尿),その後は起床,臥床を任意とし,さらに1時間後に採尿(第3尿)する.各尿の比重と浸透圧を測定する.

注意点として,検査前日から利尿薬を中止させる,喫煙を守らせる,適当量の蛋白質を摂取させるなどがある.著明な腎不全(GFR 30 mL/分以下)やネフローゼ症候群,高窒素血症患者で飲水制限を行うと症状が悪化する危険性があるので,本検査は行わない.尿崩症や中枢神経疾患などの ADH 分泌能に障害がある病態では,本検査は意義をもたない.

第1〜3尿のいずれかが下記の値であれば正常である.

 最高尿浸透圧 850 mOsm/kg・H_2O 以上
  (成人男性 900 mOsm/kg・H_2O 以上,高齢者 700 mOsm/kg・H_2O 以上)
 尿比重 1.025 以上(若年者では 1.032)

尿濃縮力の低下＞GFR の低下：慢性腎盂腎炎,間質性腎炎や痛風腎など髄質に病変があると考えられる疾患や尿崩症,低カリウム血症,高カルシウム血症,副甲状腺機能亢進症など.

 GFR の低下＞尿濃縮力の低下：慢性糸球体腎炎やごく初期の腎不全.

3) 塩化アンモニウム負荷試験の原理と実際
(1) 原　理
生体に酸(NH_4Cl)を負荷することにより,腎の尿酸性化能を尿細管の H^+ 分泌能から評価する.尿細管性アシドーシスの鑑別に有用である.肝硬変など肝障害が高度である場合には,アンモニア脳症をきたすおそれがあるので塩化カルシウムに変更する必要がある.高度アシドーシスが存在する場合も危険であり行うべきではない.

(2) 実　際
1時間ごとに2回対照尿を採取したのち,塩化アンモニウム 100 mg/kg を十分量の水とともに 30〜60 分かけて内服させる.以後,1時間ごとに投与後8時間まで採尿し,尿 pH を測定する.

健常者および2型(近位)尿細管性アシドーシス(近位尿細管における HCO_3^- 再吸収の機能障害)では,酸を負荷されても短時間のうちに尿中への排泄が可能であるため,塩化アンモニウム投与後の尿 pH は 5.5 以下に低下するのに対して,1型(遠位)尿細管性アシドーシス(遠位尿細管における水素イオン分泌の機能障害)では尿 pH は 5.5 以下にならない.

4) 重炭酸ナトリウム負荷試験の原理と実際
(1) 目的・原理
近位尿細管での HCO_3^- の再吸収を評価する検査である.
近位型尿細管性アシドーシスの診断に用いられる.

(2) 実 際

HCO_3^- を1～2 mEq/時上昇させるのに必要な $NaHCO_3$ を点滴静注する．尿 pH が 7.5 近くなったら点滴速度を2倍とする．この間，30分ごとに4回採尿して1時間ごとに2回採血する．

尿量，血漿・尿中 HCO_3^-，クレアチニン濃度を測定し，各尿につき GFR 100 mL あたりの HCO_3^- 排泄量，$FE_{HCO_3^-}$ を求める．

$$FE_{HCO_3^-}(\%) = (U_{HCO_3^-} \times P_{cr})/(U_{cr} \times P_{HCO_3^-}) \times 100$$

P_{cr}：血漿 Cr 濃度，$P_{HCO_3^-}$：血漿 HCO_3^- 濃度，U_{cr}：尿 Cr 濃度，$U_{HCO_3^-}$：尿 HCO_3^- 濃度

正常血中 HCO_3^- 排泄閾値は24～28 mEq/L であり，HCO_3^- 再吸収極量は正常腎機能であれば GFR 100 mL あたり2.5～2.8 mEq である．$FE_{HCO_3^-}$ の正常値は5%以下であるが，2型(近位)尿細管性アシドーシスでは再吸収障害のため15%以上に増加している．

5) 生理食塩水負荷試験の原理と実際
(1) 目 的

原発性アルドステロン症(primary aldosteronism：PA)と本態性高血圧の鑑別に使われ，循環血漿量を増加させても血漿アルドステロン濃度(PAC)が低下しないことを確認する．

(2) 原 理

生理食塩水投与によりレニン-アンジオテンシン系(RAS)を抑制し，アンジオテンシンⅡに依存しないアルドステロンの自律的分泌の程度により PA 診断の根拠とする．

(3) 実 際

0.9%生理食塩水2Lの経静脈的投与を午前8時～午前9時半までに開始し，4時間で行う．投与前後で仰臥位の患者から PAC を測定する．

感度82.6%，特異度75.1%と優れるものの検査時間が長く，心・腎機能低下例には急性心不全をきたす可能性があり適さない．副作用として，血圧上昇，肺水腫，血清カリウム低下などがある．負荷がかかるため入院下で行うのが望ましい．

(4) 判 定

負荷後の PAC 6.75 ng/dL 以上で陽性とする．

6) フロセミド負荷試験の原理と実際
(1) 目 的

PA と低レニン性本態性高血圧の鑑別に使われ，レニン抑制の程度からアルドステロン過剰を評価する．

(2) 原 理

レニン分泌刺激試験であり，フロセミドの強力な利尿作用による循環血漿量の減少，腎循環血漿量の減少，立位による交感神経系の刺激亢進などによりレニン分泌を刺激す

る．低レニン性本態性高血圧においては，血漿レニン活性(PRA)が反応して上昇するが，PA ではアルドステロン過剰分泌に基づく循環血漿量の増加により高度に PRA が抑制されているため，PRA は低反応を示す．

(3) 実　際

早朝空腹時 30 分以上の安静臥床後に静脈採血し，PRA・PAC を測定する．フロセミド(ラシックス®)40 mg を静注して 2 時間立位とした後，立位のまま再度静脈より採血し，PRA・PAC を測定する．立位に関してはある程度の歩行は許可し，排尿は任意とする．

副作用として，起立性低血圧と血清カリウムの低下がある．外来で行える検査である．

(4) 判　定

PRA_{max} 2.0 ng/mL/時 以下で陽性とする．

7) カプトプリル負荷試験の原理と実際

(1) 原　理

PA と腎血管性高血圧症の鑑別に使われ，アンジオテンシン II を低下させても PAC が低下しないことを確認する．

カプトプリルは短時間作用型のアンジオテンシン I 変換酵素阻害薬(ACEI)であり，投与後約 1 時間で最高血中濃度に達し数時間で効果が消失するため，検査薬として使用されている．アンジオテンシン I からアンジオテンシン II への変換を阻害する薬剤であり，レニン-アンジオテンシン系(RAS)活性が亢進した病態を呈する腎血管性高血圧では，投与後血圧の低下にともない PRA の上昇を認める．PA では RAS が抑制され PRA が低値となっているために，カプトプリル負荷後も PRA の上昇を認めず，上昇した PAC は抑制を受けず高値を持続する．

(2) 実　際

最低で 3 週間前から RAS 抑制薬，利尿薬，アルドステロン拮抗薬は中止し検査を行う．降圧のため薬剤が必要な場合，α遮断薬やカルシウム拮抗薬を使用する．

午前 8～9 時半までに開始し，座位で 30 分以上安静にした後，カプトプリル 50 mg を内服させ座位を 2 時間保持させる．薬剤投与前，投与後 60 分，投与後 90 分の PRA・PAC を測定する．30 分ごとに血圧・脈拍を測定する．

副作用として血圧低下がある．RAS 亢進が著しい場合ショックになる可能性があり，注意を要する．外来で行える検査である．

(3) 判　定

アルドステロン・レニン比(ARR)
　＝血漿アルドステロン濃度(PAC)(pg/mL)/血漿レニン活性(PRA)(ng/mL/時)
ARR(60 分または 90 分)200 以上で陽性とする．

6 画像検査の意義と実際（正常所見と異常所見）

1．X線診断

1）腹部単純X線撮影（KUB）
① 腎臓（kidney），尿管（ureter），膀胱（bladder）を含めて撮影する．
② 腎の位置，大きさ・輪郭，結石・石灰化の有無などが診断できる（表 3-6）．
③ 大部分の尿路結石はX線不透過性であり，検出可能である（図 3-3）．
④ 尿酸結石，シスチン結石などX線陰性の場合は超音波検査が有用である．

2）腎盂造影（pyelography）

（1）排泄性腎盂造影：静脈性（IVP），点滴静注（DIP）
① 造影剤を静注または点滴静注5分後，10分後，15分後，排尿後に撮影する．
② 腎サイズの左右差，腎盂・腎杯の形状，尿路の閉塞や狭窄を観察できる（図 3-4）．

表 3-6 腹部単純X線（KUB）読影の基本事項

1．腎臓の位置
・左腎は第12胸椎から第3腰椎の中央までに位置する
・右腎は左腎よりもやや下方に位置する
・両側腎の長軸は上方で交差し，下方で開いている
・下方で交差している場合には，馬蹄腎が疑われる
・位置異常には，異所性腎（骨盤腎）や腎下垂などがある
2．腎臓の大きさ
・腎長径は12～13.5 cm，横径は6～7 cmである
・右腎は左腎に対して1.0～1.5 cmほど短い
（長径の左右差が1.5 cm以上は異常が疑われる）
・両側腎の腫大：多発性嚢胞腎，急性腎不全，両側性水腎症
・片側腎の腫大：腎腫瘍，水腎症，一側腎萎縮による代償性肥大
・両側腎の萎縮：腎硬化症，高度の慢性腎不全
3．腎臓の輪郭
・多量の腹水貯留や高度肥満により腎臓の輪郭が見えにくくなる
・腎臓の高度な腫大や腎周囲炎，腎外傷による出血でも不明瞭となる
・輪郭の凹凸不整は，慢性腎盂腎炎，腎梗塞で観察される
4．結石・石灰化像
・尿路結石症（シュウ酸Ca結石など）は，腎杯・腎盂に石灰化をきたす
・尿酸結石はX線に写らないのが通常である
・腎石灰化症は腎実質に石灰沈着するが，髄質型が多い（95％）
・原発性副甲状腺機能亢進症に伴う高Ca血症では，両側腎に散在する

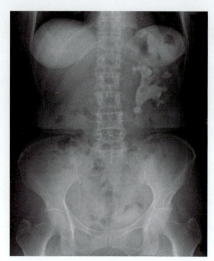

図 3-3　腹部単純 X 線撮影（KUB）
左腎臓にサンゴ状結石がみられる．

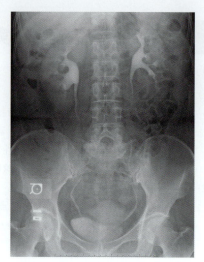

図 3-4　静脈性腎盂造影（IVP）
左右の腎盂・尿管・膀胱が正常に描出されている．

　　③腎機能低下では造影剤により悪化するため，原則的には施行してはならない．
（2）逆行性腎盂造影（RP）
　　①腎盂・腎杯・尿管・膀胱の形状や尿管狭窄部位の確認ができる．
　　②腎機能低下例でも実施できるが，逆行性尿路感染症の危険を考慮する．
3）コンピュータ断層撮影（computed tomography：CT）
（1）腹部単純 CT
　　①X 線吸収値（CT 値）の異なる臓器を，横断面で病変の進展度を描出できる（図 3-5）．
　　②腫瘍性病変の検出能は低いが，石灰化の鑑別や囊胞の検出に有用である（図 3-6）．
　　③X 線陰性尿路系結石も検出可能であるため，IVP より診断に多く選択される．
（2）腹部造影 CT
　　①血管性病変や腎動静脈シャント，悪性腫瘍性病変の診断に優れている．
　　②腎・副腎領域は，呼吸の影響の少ない高速撮像可能な CT の有用性が高い．
　　③ダイナミック CT により皮髄相・実質相・排泄相と経時的な観察ができる．
　　④CT angiography（CTA）では，動脈瘤などの血管病変の評価が可能である．
　　⑤尿路評価を目的とし，排泄相を撮像したものが CT urography（CTU）である．
4）腎血管造影
　　①血管性病変の観察に有用であり，腎血管性高血圧の診断に適応される．

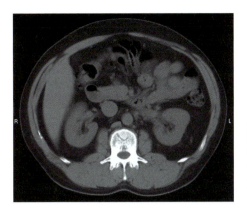

図3-5　腹部単純CT（正常像）

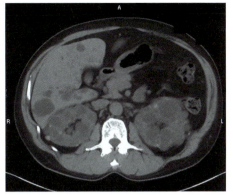

図3-6　腹部単純CT（多発性嚢胞腎）
左右の腎臓は腫大しており，多くの嚢胞がみられる．

表3-7　腎臓を中心とした領域の血管IVR

腎動脈血管形成術	腎血管性高血圧，慢性腎不全，腹部大動脈解離など
動脈塞栓術	腎出血（動静脈瘤，外傷，腫瘍破裂，医原性など） 腎動脈瘤，腎腫瘍 多発性嚢胞腎 副腎出血，副腎腫瘍
診　断	副腎静脈サンプリング

②腎腫瘍性病変や腎臓内の小動脈瘤などの描出にも用いられる．
③IVR（interventional radiology）は，診断を含め多くの手技がある（表3-7）．
④腎血管性高血圧の治療に腎動脈の血管形成術〔経皮経管腎血管形成術（PTRA）〕が行われている．
⑤腎出血などに腎動脈塞栓術〔経カテーテル動脈塞栓術（TAE）〕が保存治療として選択されることがある．

2．超音波診断

1）超音波断層法（ultrasonography）

①非侵襲的な検査のため第一選択となるが，検者の技量により精度が落ちる．
②腎臓の大きさ（萎縮・腫大），形態，実質の性状などを評価できる（図3-7）．
③腎腫瘍，嚢胞性腎疾患，腎結石，水腎症などの診断に有用である．

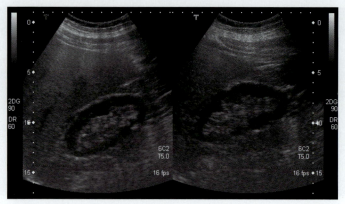

図 3-7　腎臓超音波像(正常)

表 3-8　MRI の特性

利　点	欠　点
・電離放射線被曝がなく，低侵襲性 ・任意の断面層が描出可能 ・コントラスト分解能が高い ・骨や空気によるアーチファクトがない	・撮影時間が CT より長い ・空間分解能が低い ・石灰化の分解能が低い

　　④腎生検も超音波機器を用いた経皮針生検が一般的に行われている．
 2) 超音波ドプラ法(ultrasonic Doppler method)
　　①平面的なドプラ速度情報を表示する方法であり，腎血流量が測定できる．
　　②カラードプラ法により腎動静脈瘻などの腎血管性病変の診断に有用である．

3. 核磁気共鳴画像：MRI，MRA

1) MRI(magnetic resonance imaging)(表 3-8)
　　①磁力を用いるため，被曝することなく形態情報や組織コントラストが得られる．
　　②任意の断層像が撮影でき，腫瘍性病変の良性・悪性の鑑別にも有用である(図 3-8)．
　　③撮影時間が長いため，体動や呼吸によるアーチファクトが出やすい．
　　④被検者の体内にある金属の種類や磁場下の安全性の確認が必要である．
　　⑤ガドリニウム造影剤の使用により，腎性全身性線維症が発症することがある．
2) MRA(MR angiography)
　　①MR 画像から血流信号のみ描出し，明瞭な血管画像が得ることができる．

6. 画像検査の意義と実際(正常所見と異常所見) **63**

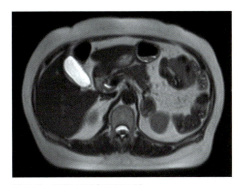

図 3-8　腹部 MRI(副腎腫瘍)
　左腎頭側に副腎腫瘤性病変(3 cm 大)が認められる.

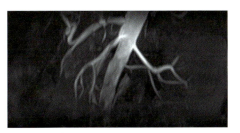

図 3-9　腎動脈 MRA(腎血管性高血圧)
　右腎動脈起始部に軽度の狭窄像がみられる.

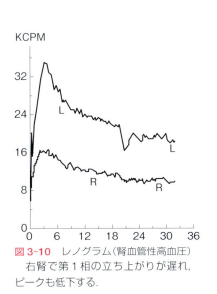

図 3-10　レノグラム(腎血管性高血圧)
　右腎で第1相の立ち上がりが遅れ,ピークも低下する.

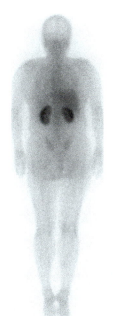

図 3-11　レノシンチグラム(間質性腎炎)
　ガリウムの腎臓へのびまん性集積が認められる.

②造影剤の投与は必要ないため非侵襲的であり,腎機能障害患者にも適応となる.
③腎動脈などの狭窄,拡張,屈曲病変を末梢まで描出することができる(図 3-9).

4. ラジオアイソトープ診断
1) レノグラム(renogram)
①放射性同位元素(RI)を生体に投与することにより分腎機能を評価できる．
②第1相(血流相)，第2相(機能相)，第3相(排泄相)からなる(図3-10)．
③腎血管性高血圧では，取り込みが少なく遅れ，排出にも時間がかかる(図3-11)．

2) シンチグラム(scintigram)
①腎の実質の全体像を経時的に描出し，腎奇形，腎梗塞などの診断ができる．
②ガリウムシンチグラフィは炎症の検出ができ，間質性腎炎や腎膿瘍の診断に有用である．
③ぶどう膜炎を伴うTINU(tubulointerstitial nephritis and uveitis)症候群では，腎および眼への集積が認められる．

7 腎生検

1. 腎生検の意義

　腎生検は，腎疾患の病理学的診断により治療法を決定する検査である．また障害の程度により，予後の推定や治療効果の判定の際に多くの情報を得ることができる．一方，免疫染色や分子生物学的な手法などにより，得られた組織片をさまざまな角度から検討することで，腎疾患の発症や進展の機序を解明することができ，医学の発展に寄与することもできる．

2. 腎生検の適応と禁忌
1) 適　応
(1) 検尿異常
　血尿のみ，蛋白尿のみ，血尿と蛋白尿の両者が陽性の場合がある．
　糸球体性血尿の場合は，IgA腎症の頻度が高いと考えられるが，non-IgA腎症(メサンギウム増殖性腎炎)，Alport症候群，菲薄基底膜病(thin basement disease)などの組織病変が得られることもある．腎生検前に泌尿器系の悪性腫瘍の除外は必須である．
　蛋白尿のみの場合は，尿蛋白の程度がおおむね1+以上が持続する(あるいは随時尿で0.5 g/gCr以上が持続)場合が適応となる．膜性腎症が多くみられるが，腎硬化症・痛風腎などの尿蛋白もこのレベルであることが多く，腎生検の適応はメリットとデメリットを十分に検討する必要がある．
　血尿と蛋白尿が陽性の場合は，IgA腎症，膜性増殖性糸球体腎炎，巣状糸球体硬化症，半月体形成性糸球体腎炎などさまざまな病変が考えられる．

(2) ネフローゼ症候群

多くの疾患が適応となるが(表3-9)[1],著しい低蛋白(アルブミン)血症,血液濃縮,凝固系の亢進がみられる症例では,腎生検後の安静による静脈系血栓の形成に対して注意が必要である.

(3) 急性腎炎症候群,急速進行性腎炎症候群

管内増殖性糸球体腎炎や半月体形成性糸球体腎炎を呈することが多く,患者の病状により腎生検の適応を柔軟に考えるべきである.治療前に腎生検ができれば診断のみならず,適切な治療の選択につながる.一方,治療後の腎生検では,治療効果の判定および予後の推定に重要な根拠となる.

(4) 全身性疾患に伴う腎病変

自己免疫疾患,血管炎症候群,アミロイドーシス,多発性骨髄腫などの単クローン性高γグロブリン血症(monoclonal gammopathy),感染症に伴う腎疾患,Castleman病,Fabry病などが適応となり,組織診断の結果は,しばしば原疾患の診断において確定的な根拠となりうる.

(5) 尿細管間質性腎炎

自己免疫疾患に伴う尿細管間質性腎炎や,薬剤性の間質性腎炎の頻度が高い.最近では,IgG4関連疾患としての尿細管間質性腎炎が注目されている.

(6) 再生検

最後の腎生検から時間的経過があり,治療効果の判定や治療方針の再検討の際に行う.

表3-9 ネフローゼ症候群で腎生検の適応となるおもな疾患

一次性ネフローゼ症候群
膜性腎症
微小変化型ネフローゼ症候群
巣状糸球体硬化症
膜性増殖性糸球体腎炎
メサンギウム増殖性腎炎
(IgA腎症,non-IgA腎症)
二次性ネフローゼ症候群
全身性エリテマトーデス
血管炎症候群
アミロイドーシス　など

(日本腎臓学会・腎生検検討委員会.腎生検ガイドブック.東京:東京医学社,2004[1]より作成)

表3-10 経皮的腎生検が禁忌となる状態

出血傾向
腎の数・形態の異常(機能的片腎,馬蹄腎)
嚢胞腎(大きな単嚢胞,多発性嚢胞腎)
水腎症
管理困難な全身性合併症(重症高血圧,肺血症)
腎実質性感染症(急性腎盂腎炎,腎周囲膿瘍)
呼吸停止が不可能
非協力的
腎梗塞
腎動脈瘤
末期腎不全

(日本腎臓学会・腎生検検討委員会.腎生検ガイドブック.東京:東京医学社,2004[1]より作成)

(7) 移植腎

腎移植後は，移植直後から移植片に対する腎生検を経時的に行い，拒絶反応，急性尿細管壊死，薬剤性腎障害などを早期に判断する必要がある．また慢性期には長期にわたるカルシニューリン阻害薬投与による腎細動脈変化や間質の線維化も評価できる．

2) 禁　忌

最近では，腎生検の器具の発達や手技の工夫により適応が拡大してきており，過去に用いられた「絶対的禁忌」や「相対的禁忌」の区別はせず，適応や禁忌に対して普遍的な基準はなくなっている（表3-10）[1]．

生検を受ける患者の年齢が高くなると，動脈硬化性病変を伴う症例が増加し，抗血小板薬や抗凝固薬を日常的に投与されていることも多くなる．薬剤の必要性を十分考慮し，より腎生検に適した凝固系のコントロールが重要である（表3-11）．

自己免疫疾患や血液疾患などでは，血小板数が低下している症例にも生検を行う場合もあり，血小板輸血を行いながら施行することがある．片腎や馬蹄腎では，生検後に重篤な合併症が起これば，腎機能が廃絶（腎摘出術施行もありうる）する可能性がある．経皮的腎生検では，腎下極に存在する囊胞により検査が不可能な場合がある．呼吸停止が困難な症例では，経皮的腎生検は危険なので，開放腎生検の施行を考慮する．

高齢者には急速進行性腎炎症候群やアミロイドーシスが好発するため，禁忌には入れず，全身状態の十分な評価のうえで適応を考慮する．女性の腎生検は，検査後の清潔管理の観点から月経の時期を外して施行することが望ましい．また，腰背部に感染性皮膚疾患がある場合には，先行する治療も考慮して穿刺部の清潔を確保する．

表3-11　腎生検前の薬剤中止期間の目安

一般名	商品名	T1/2	中止時期
ジピリダモール	ペルサンチン	25分～15時間	2～3日前
塩酸ジラゼプ	コメリアン	3時間	1日前
塩酸チクロピジン	パナルジン	1.6時間	1週間前
塩酸クロピドグレル	プラビックス	6.9時間	2週間前
シロスタゾール	プレタール	18時間	2～3日前
アスピリン	バイアスピリン	2～30時間	1週間前
イコサペント酸エチル	エパデール	(T_{max} 6時間)	5日前
塩酸サルポグレラート	アンプラーグ	0.69時間	2～3日前
リマプロストアルファデクス	オパルモン，プロレナール	7時間	2～3日前
ワルファリンカリウム	ワーファリン	45時間	1週間前
ヘパリン	ヘパリン	0.3～2時間	1日前
低分子ヘパリン	カプロシン，ローヘパ，ローモリン	2.2～6時間	1日前
ベラプロストナトリウム	ドルナー，プロサイリン	1.1時間	2～3日前

3. 手技の実際

全国で統一された方法はなく，ここでは順天堂大学医学部附属順天堂医院腎・高血圧内科で行われている超音波ガイド下経皮的腎生検の方法を紹介する．

1）術前の確認事項（表3-12）

現病歴は，出生時の異常（出生時体重，母体の妊娠期間）から聴取を始める．家族歴や既往歴から得られる情報は，さまざまな腎疾患の鑑別に有用である．特に女性では，妊娠歴や妊娠高血圧症候群の合併とその経過についても聴取する．

問診の際には，患者の精神状態や緊張の程度も観察し，腎生検の忍容性ついても評価を怠らないようにする．未成年者などでは，生検時および生検後に血縁者の助力が必要な場合もあり，説明のうえで協力を依頼しておく．

2）術前に中止すべき薬剤

術中・術後の穿刺部，腎内，腎周囲への出血を最小限にとどめるため，抗血小板薬，抗凝固薬，プロスタグランジン製剤などは可能な限り中止する．これらの薬剤の中止時期は表3-10に示す．

表3-12 腎生検前に注意する病歴聴取項目

現病歴	周産期	出生時体重，母体の妊娠期間
家族歴		検尿異常者，腎疾患患者，腎不全患者，透析患者の有無
既往歴	検尿検診	学校検尿，職場検尿
	高血圧	検診歴，降圧薬服用歴
	周産期	妊娠高血圧腎症，妊娠高血圧
	糖尿病	発症時期，網膜症，神経症
	感染症	先行感染，上気道感染，肝炎ウイルス
問診項目	血尿	肉眼的血尿，顕微鏡的血尿
	蛋白尿	随時尿，早朝尿
	自覚症状	発熱，血痰，末梢神経障害，関節痛，浮腫，発疹など
	精神状態	生検が可能かどうか
	理解度・協力性	安静の必要性の理解
	呼吸機能	呼吸停止可能かどうか
	薬剤歴	ステロイド薬，免疫抑制薬，降圧薬，抗凝固薬，抗血小板薬，抗菌薬，非ステロイド性抗炎症薬

3）腎生検組織採取法

　超音波エコーガイド下に半自動の穿刺器具（バードマグナム®，モノプティ®など）を用いて行う．穿刺針の太さは18～16ゲージが使用されることが多いが，太さにより採取できる組織量と術後の出血のリスクは比例すると考えられる．

① さまざまなトラブルへの迅速な対応に備え，静脈留置針を用いて血管確保を行う．生検時の持続点滴は，循環動態の変化に備えて細胞外液型輸液剤を選択しておくとよい．生検後は仰臥位安静となるため，尿道カテーテルの留置もしておく．

② 患者に腹臥位をとらせ，臍付近に枕を敷くことで腎の呼吸性移動を狭くする．術野を広く消毒し，穿刺用滅菌プローブを当て腎下極に穿刺部位を決める．この際，呼吸時の腎の移動方向と移動距離を確認しておく．

③ プローブを矢状断で固定し（**図3-12**），皮下と筋膜に重点をおいて局所麻酔を行う．穿刺器具を空撃ちし，機器の作動を確かめるとともに，穿刺時の音を患者に聞かせ，本穿刺時に驚いて体を動かさないようにする．穿刺方向は，患者の尾側から頭側に傾けた角度で行う．患者に声をかけ呼吸停止の練習を数回行い，本穿刺を開始するとよい．穿刺針の飛び出す長さ（バードマグナム®では15 mmと22 mmを選択できる）を参考に，腎の中心部まで到達しないように針先端の位置を加減する．穿刺針の太さにもよるが，複数回穿刺し，2ないし3本の組織片を確保する．

④ 腎組織片は生理食塩水に浸し，その後の処理は組織が変性しないように迅速に進める．実体顕微鏡で皮質・髄質・糸球体の分布を確認し，診断に十分な検体であることを確認する．光学顕微鏡用検体には，なるべく多くの皮質を確保する．尿酸結晶は有機溶媒で溶解してしまうので，痛風腎などを疑う場合はホルマリン固定液では

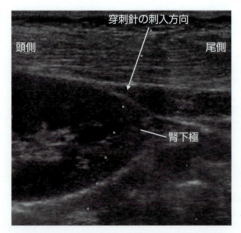

図3-12　腎生検時の超音波モニター画像（矢状断）
　超音波プローブを患者の背面から矢状断で当て，腎下極に穿刺部位を定める．腎の呼吸性移動に注意して穿刺を行う．

なく，アルコール固定液を用意する．蛍光抗体法用検体には，後日行う可能性のある追加染色も考慮して，5 mm 程度は確保する．電子顕微鏡用検体には 1〜2 個の糸球体を確保する．

⑤穿刺後は 10 分間圧迫止血を行い，超音波で腎や腎周囲の血腫の程度を確認後に仰臥位とし，穿刺部の下に 1〜3 kg の砂嚢を当て，圧迫を続ける．穿刺後 18〜24 時間で尿道カテーテルを抜去し，超音波により血腫の程度を確認しながら，ベットアップから座位，車いす移動を許可していく．検査の 2 日後から立位，歩行を許可する．腎生検後の点滴にはカルバゾクロムスルホン酸ナトリウム（アドナ®など）やトラネキサム酸（トランサミン®）などを使用するが，出血の抑制に対する明確なエビデンスはない．

⑥退院後の 1〜3 カ月は運動を禁止し，穏やかな生活を指導する．

4) 合併症と対応

(1) 腎生検施行中のトラブル

嘔気・嘔吐，徐脈，血圧低下，発汗などが多い．多くの場合，検査に対する恐怖や緊張感，痛み刺激などによる迷走神経反射の亢進や腹部の圧迫による下半身からの静脈還流が減少していることが考えられ，検査中は血圧測定，脈拍測定，酸素飽和度測定などでモニターする．

症状出現時には，まず点滴速度を速める．改善しない場合には，硫酸アトロピン 0.5〜1.0 アンプル（0.25〜0.5 mg）を静脈内投与したり，腹部を圧迫している枕を除去すると症状は改善してくる．また局所麻酔薬（キシロカイン®）によるアナフィラキシーが起こる可能性があり，ショックの対応に準じた薬品や救急用品をベッドサイドに用意しておく．

(2) 腎生検後のトラブル

肉眼的血尿に対しては，補液を増量し利尿を促す．改善がなければ泌尿器科へコンサルトする．

腎周囲血腫は程度の差はあるがほぼ必発であり，経時的に超音波で確認する．また腎周囲に血腫があると，数日間発熱することがある．

穿刺による動静脈瘻の形成は，連続性雑音やドプラエコーで確認できることがあり，一部に塞栓術が必要となる症例がある．

男性では前立腺炎の合併にも注意が必要である．尿道カテーテル留置による尿路感染症が起こる場合もあり，可能な限り抜去し抗菌薬の投与を行う．

4. 光学顕微鏡所見の特徴

光学顕微鏡ではさまざまな染色法を組み合わせて組織片を観察するが，それぞれの染色法の特徴を理解することで，病変の効率的な観察が可能となる[2,3]．

1）染色法の特徴
(1) PAS (periodic acid Schiff) 染色
　過ヨウ素 (periodic acid) により糖質を酸化しアルデヒド基を生じさせたものを，Schiff 試薬により赤紫に発色させる (PAS 陽性反応)．Schiff 反応後にヘマトキシリンにより核染色を行う．糸球体のメサンギウム基質や基底膜は糖蛋白を多く含むため，上皮細胞，内皮細胞との見分けができる．

　正常腎で PAS 陽性となるものは，メサンギウム基質，基底膜，近位尿細管刷子縁，細胞内グリコーゲン顆粒などである．このほか，高度蛋白尿に伴う尿細管細胞内の硝子滴顆粒，真菌，細菌なども陽性となることがある．

(2) PAM (periodic acid silver-methenamin) 染色
　過ヨウ素により糖質を酸化しアルデヒド基を生じさせ，これにメセナミン銀錯体を結合させたものである．HE 染色を加え PAM-HE 染色として観察することが多い．

　腎固有細胞と細胞外基質の関係が明瞭に把握できるため，情報量が多い染色法で，膠原線維は PAM に強陽性である．切片が薄い（$2\,\mu m$ 以下）ことが望ましく，後述する小葉間動脈ないし細小動脈の中膜平滑筋細胞の染色性を目安とする．

(3) Masson (Masson trichrome) 染色
　膠原線維を青（アニリン青），核を黒（鉄ヘマトキシリン），細胞質や糸球体に沈着する免疫複合物を赤（酸フクシン）で染め分ける．膠原線維の重合が進むほど青色が濃くなる．

(4) HE (hematoxilin-eosin) 染色
　核を青紫（ヘマトキシリン），細胞質・細胞外成分を濃淡さまざまな紅色（エオジン）に染色する．全体像のおおよその観察と，浸潤炎症細胞の見分けに有用である．

(5) アミロイド染色
　コンゴーレッド (Congo red) 染色，ダイロン (Dylon) 染色，direct fast scarlet 染色，チオフラビン T (thioflavine T) 染色がある．

　コンゴーレッド染色では，アミロイドが橙赤色に染まり，偏光顕微鏡で見ると緑色複屈折を示す．弾性線維や膠原線維も緑色複屈折を示す．蛍光顕微鏡で観察すると，陽性部分のみが橙赤色蛍光を発するので，検出感度が上がる．通常のコンゴーレッド染色では，AL・AA アミロイドともに陽性に染色されるが，コンゴーレッド染色の前に過マンガン酸カリで酸化処理をすると，AA アミロイドは蛋白融解をきたし，コンゴーレッド染色の染色性が消失する．切片は，通常の染色法よりも厚くする（$6\sim8\,\mu m$）とよい．

2）光学顕微鏡所見の見方
(1) 弱拡大（4×10，10×10 倍）
　皮質と髄質の割合を観察し，腎組織中に含まれる糸球体数を数える．観察可能な糸球体が 10 個以上あることが望ましい．

　次に global あるいは focal な硬化像を呈した糸球体数，半月体形成のある糸球体数，

糸球体係蹄とボーマン嚢の癒着，糸球体の大きさを観察する．尿細管の萎縮，間質の線維化，肉芽腫性変化，細胞浸潤および円柱の有無，間質の血管，輸出・輸入細動脈の肥厚，動脈硬化性変化について観察する．

(2) 強拡大（10×20，10×40倍）

　まず糸球体固有細胞の変化を観察する．腎組織切片が薄いことを確認のうえ（ピントをずらしながら立体的に複数の核が見えてくる場合は切片が厚いと考えられる），メサンギウム領域にメサンギウム細胞の核が3個以上あれば増殖性変化ととらえる（IgA腎症では4個以上，ループス腎炎では3個以上）．さらにメサンギウム基質の増生，PAS陽性の半球状沈着物を観察する．メサンギウム基質の増生とは，正常のメサンギウム領域に比して2倍以上の場合をいう．

　糸球体毛細血管腔の浸潤細胞（好中球，単球，リンパ球など），血栓の有無を観察する．内皮細胞は増殖だけでなく，腫大の有無や基底膜からの剥離についても観察する．ボーマン嚢の上皮細胞については，数や腫大を観察する．基底膜については壁の肥厚，spike形成，bubbling，二重化などを確認し，さらに壊死性病変の有無を確認する．半月体では，その性状を細胞性，線維細胞性，線維性に分類する．尿細管・間質では，尿細管内の円柱の性状，上皮細胞内の硝子滴，空胞変性，再生所見，尿細管炎などを観察する．間質炎では炎症細胞の種類を同定し，併せて線維化の範囲を観察する．肉芽腫性病変がみられた場合は，乾酪壊死や巨細胞の有無を確認する．血管病変については，動脈硬化性病変のみならず，血管炎（vasculitis）の有無や程度を観察する．

5. 蛍光抗体法所見の特徴

　糸球体の組織障害に免疫学的機序が働いていることを証明する方法で，正常な腎組織では染色されない程度に検出用抗体を希釈して（バックグラウンドが染まらないように）使用する．

1）使用する抗体

　免疫グロブリンはIgG，IgA，IgMのそれぞれに対応する抗ヒト重鎖モノクローナル抗体，補体はC3の分解産物であるC3cやC3d，C4の分解産物であるC4d，C1qに対するモノクローナル抗体を用いた染色と，フィブリノゲンの染色を同時に行うことが多い．その他，病態に応じて免疫グロブリンの軽鎖（κ，λ），IgGのサブクラス，IV型コラーゲンなどを染色する．

2）判定様式

①沈着様式：糸球体への沈着部位はmesangial pattern（メサンギウム領域に沈着），peripheral pattern（糸球体係蹄毛細血管に沈着）で表し，沈着の性状はgranular pattern（顆粒状沈着）およびlinear pattern（線状沈着）で表現する．
②沈着の程度は（−），（±），（1+），（2+）の4段階を用いる．

6. 電子顕微鏡所見の特徴

1）糸球体構造物

①上皮細胞（足細胞）：正常では分離されている足突起の喪失所見（effacement）や微絨毛変化（microvilli formation）を観察する．そのほか，上皮細胞の腫大の有無，細胞内小器官の変化．沈着物としてはゼブラ小体（zebra body）の観察を怠らないようにする（Fabry 病）．

②糸球体係蹄内腔と内皮細胞：内皮細胞腫大の有無，網状変化，基底膜からの剝離，胞体内のウイルス様粒子，微小管状構造物の有無を観察する．毛細血管の炎症が強い症例では，係蹄内腔に炎症細胞浸潤がみられる．

③糸球体基底膜：厚み，融解状変化，断裂，層板状，網目状変化などを観察する．アルポート症候群の lamination や基底膜菲薄化の診断も重要である．

④メサンギウム細胞：細胞増加，基質の増生・拡大，融解像などを観察する．

2）電子密度の高い沈着物

①免疫複合体：沈着物の有無とその存在部位，spike 形成などの基底膜の変化を観察する．

②沈着物の特徴：沈着物の太さや形態により診断名を使い分けることがある．8〜10 nm はアミロイド細線維沈着，12 nm はフィブロネクチン腎症，18〜22 nm は fibrillary 腎症，30〜55 nm は immunotactoid 腎症，curved cylinder はクリオグロブリン血症，continuous intramembranous deposit は軽鎖沈着症などである．

3）その他

①尿細管・間質：腎移植後の慢性期拒絶反応の指標として，尿細管周囲毛細管壁の層板状変化を観察する．

②傍糸球体装置（juxtaglomerular apparatus：JGA）：高血圧，高レニン血症などでは JGA に超微形態変化がみられる．

文　献

腎疾患の病態に関する臨床検査
1) 富野康日己編．CKD 診療テキスト―かかりつけ医と専門医の連携のために．東京：中外医学社，2013．
2) 診療における HIV-1/2 感染症の診断ガイドライン 2008（日本エイズ学会・日本臨床検査医学会標準推奨法）．日本エイズ学会誌 2009；**11**(1)：70-72．
3) 菅谷　健．AKI 治療の進歩．サイトカイン・成長因子．腎と透析 2014；**76**(4)：489-492．
3) 湯澤由紀夫ほか．AKI 治療の進歩．バイオマーカー．腎と透析 2014；**76**(4)：497-502．

腎機能検査
1) 富野康日己編．CKD 診療テキスト―かかりつけ医と専門医の連携のために．東京：中外医学社，2013．
2) 日本高血圧学会高血圧治療ガイドライン作成委員会編．高血圧治療ガイドライン．東京：ライフ・サイエンス，2014．
3) 成瀬光栄，平田結喜緒編．原発性アルドステロン症診療マニュアル．改訂第 2 版．東京：診断と治療社，2010．
4) 日本腎臓学会編．CKD 診療ガイド 2012．東京：東京医学社，2012．

腎生検
1) 日本腎臓学会・腎生検検討委員会．腎生検ガイドブック．東京：東京医学社，2004．
2) 日本腎臓学会・腎病理標準化委員会編．腎生検病理診断標準化への指針．東京：東京医学社，2005．
3) 富野康日己．腎生検アトラス．東京：医歯薬出版，2004．

総論
第4章 腎疾患総論

1 急性腎障害（AKI）

1. 定義・診断基準

　急性腎障害（acute kidney injury：AKI）は，なんらかの原因で短期間に腎機能が急速に低下した状態の総称である．かつて急性腎不全（acute renal failure：ARF）が，「腎機能が急激に低下し不全状態となった結果，体液の恒常性が維持できなくなった状態」をおもに示していたのに対し，AKI はこれに加え「なんらかの原因により急激に腎臓の細胞に障害が加わり，機能不全に先行して比較的軽度の腎機能低下を確認できる状態」を包含した概念である．生命予後をはじめとする臨床の問題点を明確にするうえで，さらに診療科を超えた急性腎障害の早期診断の重要性と診断に基づく適切な介入の確立のため，統一した腎障害の基準が求められ，「早期発見」「世界共通」をキーワードに新たな診断基準が設けられた．

　現在 AKI の診断基準は，RIFLE 分類[1]，AKIN 分類[2]，KDIGO 分類[3]の大きく分けて3つがあり，これらは**表4-1**のような分類となっている．

　RIFLE 分類は，7日以内の「糸球体濾過量（GFR）基準」と「尿量基準」からなり，どちらを満たしても診断され，さらに5段階の重症度分類となっている．本分類は，AKI の重症度と死亡率増加との段階的な関係を示すよい指標であることが示されている．

　2005年に提唱された AKIN 分類は，AKI の早期診断のため RIFLE 分類と異なり基準値からの変化ではなく，48時間以内の血清クレアチニン（Cr）値の0.3 mg/dL 以上の増加という絶対的増加も診断に採用している．診断に用いる項目は，「血清 Cr 値」と「尿量」であるが，AKIN 分類では腎前性ならびに腎後性は除外となっている．AKI の重症度分類は RIFLE 分類同様7日以内の状態で評価し1，2，3に分けられるが，これは RIFLE 分類の Risk，Injury，Failure にそれぞれ相当する．AKIN 分類も，重症度の進行が独立した死亡リスクと関連することが確認されている．

　RIFLE 分類と AKIN 分類の隙間を埋める形で2010年に KDIGO 分類が提示された．これは，①48時間以内に血清 Cr 値が0.3 mg/dL 以上増加した場合，②血清 Cr 値がそ

1. 急性腎障害(AKI)

表 4-1 AKI の分類

Class	RIFLE 分類 GFR 基準 血清 Cr 値の上昇	RIFLE 分類 GFR 基準 GFR の低下	RIFLE 分類 AKIN 分類 尿量基準	AKIN 分類 血清 Cr 値基準	AKIN 分類 KDIGO 分類 ステージ	KDIGO 分類 血清 Cr 値基準	KDIGO 分類 尿量基準
Risk	基礎値の≧1.5倍	>25%	<0.5 mL/kg/時(6時間以上持続)	≧0.3 mg/dL の増加または 1.5〜2 倍に増加	1	基準値の 1.5〜1.9 倍または≧0.3 mg/dL の増加	<0.5 mL/kg/時(6〜12 時間持続)
Injury	基礎値の≧2倍	>50%	<0.5 mL/kg/時(12 時間以上持続)	2〜3倍に増加	2	基準値の 2.0〜2.9 倍	<0.5 mL/kg/時(12 時間以上持続)
Failure	基礎値の≧3倍または基礎値の≧4.0 mg/dL の増加で急激な Cr 0.5 mg/dL の上昇を伴う	>75%	<0.3 mL/kg/時(24 時間持続)または無尿(12 時間持続)	血清 Cr 値≧3 倍または≧4.0 mg/dL の増加で急激な Cr 0.5 mg/dL の上昇を伴う	3	基準値の 3 倍または≧4.0 mg/dL の増加または腎代替療法の開始または 18 歳未満の患者で eGFR<35 mL/分/1.73 m^2	<0.3 mL/kg/時(24 時間以上持続)または無尿(2 時間以上持続)
Loss	持続性の ARF：4 週間以上腎機能喪失(腎代替療法を要する)			AKIN 分類では 48 時間以内に AKI の判断を行う．ステージは 7 日以内に分類する		AKI は，血清 Cr 値の 0.3 mg/dL 以上の上昇は 48 時間以内に，基礎血清 Cr 値より 1.5 倍以上の増加は 7 日以内に判断する	
ESKD	末期腎臓病：3 カ月以上腎機能喪失(腎代替療法を要する)						
RIFLE 分類では 7 日以内に AKI の診断とステージ分類を行う							

れ以前7日以内にわかっていたか，予想される基礎値よりも1.5倍以上の増加があった場合，③尿量が6時間にわたって0.5 mL/kg/時未満に減少した場合のいずれかを満たすとAKIと診断し，判断基準がより単純化されている．重症度の分類は，AKIN分類と類似し3ステージである．ステージが進行するごとに死亡のオッズ比が3～7倍へと上昇し，KDIGO分類が重症度の分類法として有用であることが検証されている．

AKIの新たな概念と定義の導入によって早期診断マーカーの開発ならびに生命予後をはじめとするAKIの実態が鮮明となってきている．

新規AKIバイオマーカー：AKIの診断基準の浸透と合わせ，軽微な血清Cr値の上昇であってもAKI後の死亡率やICU滞在期間の延長に対する強い危険因子であることや，AKIの重症度により段階的に死亡率が増加することから，早期にAKIを検出し適切な介入の必要性が明確となり，早期AKI診断マーカーが切望されている．現行の血清Cr値は，血中濃度が上昇するにはある程度のGFRの低下が一定期間持続することで生じるため，AKIが発症しGFRが低下し24～48時間経過したところで変化が生じる．この時差とともに，血清Cr値は腎臓からの排泄以外の規定因子〔Cr分泌：筋肉量の多寡，栄養状態，感染の有無，体液過剰による希釈状態，薬剤，慢性腎臓病(CKD)の有無〕の影響を受ける．そこで，腎組織の障害を血清Cr値上昇に先行して検出することを目的とした場合，虚血および腎毒性物質により障害を受けた尿細管上皮細胞に由来する物質がAKIの早期診断マーカー候補として考えられている．

現在いくつかの尿・血清バイオマーカーが提示されている（**表4-2**）．すでに基礎検討

表4-2　新規AKIバイオマーカー

	発現	検体	特徴	メカニズム
NGAL	遠位尿細管 好中球	尿 血液	シデロフォア（鉄キレート物質）と結合	障害時に腎（近位尿細管）での発現亢進
KIM-1	近位尿細管 T細胞	尿	膜結合糖蛋白質，ホスファチジルセリン受容体	細胞外ドメインが切断され尿中に排泄
L-FABP	近位尿細管 肝臓	尿	遊離脂肪酸細胞内輸送 過酸化脂質の処理	低酸素・酸化ストレスにより近位尿細管に誘導
シスタチンC	全有核細胞	尿 血液	システインプロテアーゼインヒビター	尿では尿細管障害，血液ではGFR低下を反映
NAG	近位尿細管 刷子縁	尿	刷子縁に存在する加水分解酵素	尿細管障害により尿中に逸脱

NGAL：neutrophil gelatinase-associated lipocalin, KIM-1：kidney injury molecule-1, L-FABP：L-type fatty acid binding protein, NAG：N-acetyl-β-D-glucosaminidase

は終え，典型的な AKI コホートでの臨床評価が始まり，AKI の発症，血液浄化療法開始の有無，死亡率を含めた重症度や生命予後に関する評価を行っている段階である．

患者の発症背景として複数の要因が関連した病態では，バイオマーカーの精度が低下するため，①複数のバイオマーカーを組み合わせて精度を上げる，あるいは②目的に合わせて「早期検出」のマーカーと「AKIの進展検出」のマーカーを区別して閾値を設定して使用することなどが検討されている．

2. 分類・原因

AKI は，腎臓そのものの急性疾患によって発症する場合（一次的）と，多臓器不全（multiple organ failure：MOF）に伴い腎障害（二次的）を呈する場合がある．さらに臨床の場では，原因病態によって①腎前性，②腎性，③腎後性に分類される（図 4-1）．

全入院患者の 1％，ICU 患者の 10〜30％で AKI が発症するが，AKI の発症場所が院外であるか，あるいは集中治療室であるかによって，原因病態の頻度は表 4-3 に示すように異なる．

1）腎前性（表 4-4）

さまざまな原因により心拍出量が低下あるいは体液量が減少することで，二次的に腎動脈への血流量が減少したため腎機能が低下した病態である．脱水や心不全が原因であることが多く，平均血圧が 60 mmHg 以下で発症しやすい．直前にそのようなことをきたす病歴の有無，また体液量や循環動態の変化を示す身体所見の異常の有無（血圧低下，起立性低血圧，頻脈，皮膚乾燥，体重減少）が診断の参考になる．

心不全（図 4-2）：AKI は急性心不全の予後規定因子である．急性心不全における AKI の発症は RIFLE 基準にすると 70％以上であり，近位尿細管のストレスマーカーである

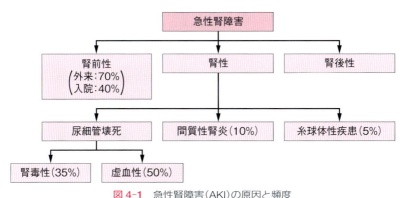

図 4-1 急性腎障害（AKI）の原因と頻度
(Thadhani R, et al. Acute renal failure. N Engl J Med 1996；334：1448-1460)

表 4-3 AKI の発症場所による頻度比較

原因	頻度		
	院外	院内	
		集中治療室以外	集中治療室
腎前性	70%	30%	20%
腎性	10%	55%(ATN 40%)	80%(ATN 75%)
腎後性	20%	15%	1%

ATN：急性尿細管壊死
(Singri N, et al. Acute renal failure. JAMA 2003；289(6)：747-751 より作成)

表 4-4 腎前性 AKI の原因

	原因
体液量の減少	脱水(高熱，多尿，下痢，熱傷，食事量低下) 出血(消化管出血，外傷，手術) 臓器不全(急性膵炎，急性肝不全，イレウス)
心拍出量の低下	心疾患(心不全，心筋梗塞，心筋症，心筋炎，心外膜炎，弁膜疾患，不整脈)
混合型	敗血症(感染症，エンドトキシンショック)
腎動脈病変	梗塞，塞栓，大動脈炎，大動脈瘤解離

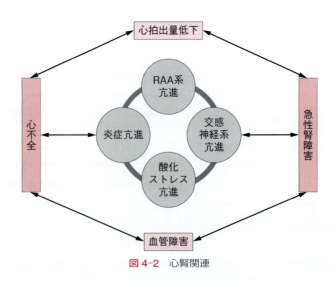

図 4-2 心腎関連

L型脂肪酸結合蛋白(L-FABP)が90％の患者で上昇している．急性腎不全は，これまで低心拍出による血圧低下が，腎血流を低下させGFRの減少，尿細管機能の低下を招く腎前性に分類されていたが，近年，腎性，神経体液性，免疫性の関与が指摘されている．腎前性ならびに腎外性要因としては，低心拍出のほかに，貧血，低酸素血症，酸化ストレス，腎うっ血，腹圧上昇などがあげられている．また腎性としては，心不全で亢進しているレニン-アンジオテンシン-アルドステロン(RAA)系や，分泌が亢進したサイトカインやインターロイキン6や腫瘍壊死因子α(TNF-α)が血管障害や二次的な炎症機転を介してAKIを引き起こすと考えられている．

2）腎性(表4-5)

　腎性ではさらに，障害部位によって糸球体障害型，腎内血管障害型，尿細管間質障害型の3つに分類される．AKIの進展とともに複合的に障害が進行し，ネフロン全体の機能が低下する．

(1) 糸球体障害型

　急性糸球体腎炎症候群(溶連菌感染後急性糸球体腎炎)，急速進行性腎炎症候群〔ANCA(抗好中球細胞質抗体)関連腎炎による半月体形成性糸球体腎炎〕は，急速な腎機能障害の経過をとる．ときに，ネフローゼ症候群が血管内膠質浸透圧の低下による腎血流の低下と，糸球体から漏出した大量の蛋白が尿細管負荷となることでAKIを発症する．ループス腎炎やアレルギー性紫斑病(IgA血管炎)などの二次性糸球体腎炎でもAKIを発症することがある．

(2) 腎内血管障害型

　腎内の血管障害によって生じるAKIで，①動脈系(糸球体毛細血管，傍尿細管血管)の内皮障害や血栓形成で腎血流が途絶することが原因である．抗リン脂質抗体症候群，溶血性尿毒症症候群，血栓性血小板減少性紫斑病，汎血管内凝固症候群，多発性動脈炎，腎移植後の液性拒絶反応，血管運動性などがある．②静脈系障害によるAKIとしては，両側性腎静脈血栓症や下大静脈閉塞などがある．

(3) 尿細管間質障害型

　腎毒性物質(薬剤)，炎症，腫瘍，結晶形成などによって尿細管あるいは間質が障害を起こしてAKIを発症する．抗菌薬や非ステロイド性抗炎症薬(NSAIDs)による薬剤性腎障害では，アレルギー機序で尿細管間質性腎炎を起こしてAKIにいたる．この他，造影剤，抗腫瘍薬，重金属，化学薬品なども原因となる．膠原病(全身性エリテマトーデス，シェーグレン症候群)に伴う尿細管間質性腎炎や腎移植後の細胞性拒絶反応，急性腎盂腎炎，アデノウイルス，サイトメガロウイルスなどによる炎症でAKIを生じることもある．白血病や悪性リンパ腫の腎間質への浸潤が，AKIの原因となることもある．シュウ酸，尿酸，ミオグロビン，ヘモグロビン，カルシウムが尿細管管腔や上皮細胞内に結晶をつくることで細胞毒性を示し，尿細管機能不全を招くことでAKIとなる．

表 4-5　腎性 AKI の原因

	原因
糸球体障害	急性腎炎症候群 急速進行性腎炎(ANCA 関連血管炎，抗 BGM 抗体型腎炎など) ネフローゼ症候群 二次性糸球体腎炎(アレルギー性紫斑病，ループス腎炎など)
尿細管間質障害	腎毒性物質 　抗菌薬(ペニシリン系，セフェム系，アミノグリコシド系) 　非ステロイド性抗炎症薬 　造影剤(ヨード造影剤) 　抗腫瘍薬(シスプラチン，メトトレキサートなど) 　重金属(水銀，カドミウム，銅，リチウムなど) 　化学薬品(エチレングリコール，農薬など) 　尿素，シュウ酸，ミオグロビン，ヘモグロビン，カルシウム 炎症 　膠原病(SLE，シェーグレン症候群，関節リウマチなど) 　感染(細菌感染，ウイルス感染，寄生虫感染など) 　急性拒絶反応 腫瘍 　白血病，悪性リンパ腫
血管障害	抗リン脂質抗体症候群 溶血性尿毒症候群 血栓性血小板減少性紫斑病 汎血管内凝固症候群 多発性動脈炎 腎移植後の液性拒絶反応 血管運動性急性腎不全

造影剤腎症：造影剤の投与 1〜2 日後に血清 Cr 値の上昇を認め，非乏尿性のことが多い．CKD を有する患者や糖尿病を合併する患者は AKI のハイリスク患者であり，造影剤の量を極力少量にとどめる．使用する造影剤は，等浸透圧性もしくは低浸透圧性のヨード造影剤とする．また，細胞外液量を増量するため等張性生理食塩水か重炭酸ナトリウムをあらかじめ投与すること，あるいは等張性晶質液を輸液すること，N-アセチルシステインを服用することは有効である．造影剤の除去を目的に，血液透析あるいは血液濾過を行うことは望ましくない．

色素性腎障害：溶血や横紋筋融解によるヘモグロビンやミオグロビンが尿細管上皮細胞を障害することで尿細管機能低下を生じる．横紋筋融解症の半分で AKI にいたる．

表 4-6　腎後性 AKI の病因

	病因
先天性	腎尿管移行部狭窄，後部尿道弁，前部尿道憩室
後天性	結石，腫瘍，後腹膜線維症，悪性リンパ腫，女性器腫瘍，直腸癌
神経因性膀胱	脳血管障害，神経変性疾患，脊髄疾患，末梢神経疾患

0.9％の生理食塩水の補液と尿のアルカリ化によって腎障害の進行を抑制することが必要である．

正常血圧性虚血性（normotensive ischemic AKI：NT-AKI）：平均血圧が 65 mmHg までは，腎灌流が保たれる．しかし，輸入細動脈の器質的（動脈硬化）・機能的（重症感染症）狭窄があり autoregulation 機構が破綻した症例では，NSAIDs やレニン-アンジオテンシン（RA）系降圧薬の使用によって NT-AKI をきたしやすい．

3） **腎後性**（表 4-6）

腎後性の多くは，両側の尿路を閉塞する先天性疾患あるいは後天性疾患により発症する．また，脳血管疾患や神経疾患によって排尿が適切に行われず比較的急速に神経因性膀胱が発症した場合にも AKI にいたる．経過として，無症状で偶然発見されることも少なくない．

腎後性 AKI は，超音波によって容易に診断可能であり，かつ尿管カテーテル挿入や腎瘻造設によって腎機能の早期回復が期待できる．

3．病態生理・病理

種々の原因があり，その病態も一様ではないが，腎臓の機能単位であるネフロンの視点から考えると，以下のことなどが発症機序として考えられている．

① 糸球体血流の低下（low glomerular blood flow）：レニン-アンジオテンシン（RA）系，プロスタグランジン系，エンドセリン（ET）による輸入細動脈への流入量の低下あるいは輸出細動脈の拡張．
② 糸球体係蹄壁の透過性の低下（diminished glomerular permeability）．
③ 尿細管障害部位からの糸球体濾過液の漏出（back diffusion）．
④ 尿細管の閉塞：壊死組織などにより生じた尿細管，内圧の上昇（obstruction of tubular lumen）．
⑤ 傍尿細管毛細血管の循環不全：虚血や腎毒性物質により生じる活性酸素による腎臓の微小循環．

腎毒性物質（尿細管傷害性物質）による傷害あるいは虚血・再灌流による傷害（虚血性）

表 4-7 虚血性と腎毒性病変の比較

	虚血性	腎毒性
傷害部位	直部尿細管 S3	近位尿細管全体
分布	敷石状	連続
傷害程度	軽微〜高度と不均一	高度均一
所見の特徴	発症時期の異なる病変が混在し多彩	発症時期を一にする上皮細胞の変性・壊死 ＊虚血性病変をともなわないことも多い

(日本腎臓病学会・腎病理診断標準化委員会・日本腎病理協会編. 腎生検病理アトラス(Kidney Biopsy-Atlas and Text). 「腎生検病理診断標準化への指針」病理改訂版. 東京:東京医学社, 2005 より作成)

で発症する急性尿細管壊死(acute tubular necrosis:ATN)の場合, 肉眼的には腎臓は腫大し重量が20〜35％増加する. 割面は, 蒼白な皮質に対して髄質が血液の停滞のため暗赤色を呈し, 皮髄境界部が際立ってみえる. 病理学的には, いずれも「尿細管上皮の破壊」や「尿細管の高度の傷害」を特徴とするが, 腎毒性と虚血性の主たる病因によって病理学的には相違がある(表 4-7).

4. 症　状

AKI は臨床的には, 一般的に発症期, 維持期, 回復期に分けられ, 回復期はさらに多尿期と安定回復期に分けられる.

発症期には, 血清尿素窒素や血清 Cr 値の上昇と腎血流の減少に伴う尿量の減少を認める. 維持期では, 尿素窒素上昇が悪化・継続し, 塩分と水の負荷, 酸塩基平衡のバランスが崩れ, 高カリウム血症を伴う乏尿状態が継続する. 回復期では, 尿細管上皮の傷害の回復が遅れるため尿の濃縮や電解質補正が十分に行われないため多尿期となり, その後, 傷害の回復とともに腎機能が回復する. しかし, 多臓器不全での AKI や経過中の種々の合併症によって傷害の改善が得られず, 死亡あるいは継続的な腎代替療法が必要となる場合もある.

1) 尿量の減少あるいは無尿

腎前性では, 早期から減少することが多く, 典型的には無尿ではなく乏尿を呈する. 腎性では, 当初 1〜2 L/日という尿量を維持している.

急性尿細管障害では, 尿量は 3 期に分けられる. 前駆期には, 通常尿量は正常で, その後乏尿期となり, 尿量は典型的には 50〜400 mL/日となる. 平均 10〜14 日続くが, 1 日から 8 週間までと幅がある. しかし, 薬物による腎不全では乏尿が認められない患者もあり, 乏尿期のない患者では, 死亡率, 罹病率, 透析の必要性が低い. 乏尿後期には, 尿量は徐々に正常に戻るが, 血清クレアチニンおよび尿素値の改善にはさらに数日が必

要である．回復期には大量(2〜4 L/日)の尿と電解質が排泄される「利尿期」が生じる．尿細管機能不全は持続し，Na 喪失，バソプレシン不応性多尿，あるいは高 Cl 性代謝性アシドーシスがしばらく継続する．

無尿，特に突然の無尿は尿路閉塞を疑う所見で，まれではあるが両側性腎動脈閉塞，急性皮質壊死または急速進行性糸球体腎炎において起こる．

2) 電解質異常

水の相対的過剰のため中等度(血清 Na 125〜135 mmol/L)の希釈性低 Na 血症となる．K 排泄障害に加え，アシドーシスや蛋白異化亢進などのため高 K 血症なる．血清 K 濃度は緩徐に上昇するが，異化が著明に加速する場合は 1〜2 mmol/L/日まで上昇することがある．心電図でテント状 T 波の出現，P 波の消失，QRS 幅の拡大から心室細動となり死にいたる場合もある．

3) 酸塩基平衡異常

尿細管機能不全のためアニオンギャップの増加を伴う代謝性アシドーシスをきたす．アシドーシスは通常は中等度で，血漿 HCO_3^- 濃度は 15〜20 mmol/L 程度である．

4) 高窒素血症

血清 Cr 値や血清尿素窒素の上昇は必発である．

5) 血液・凝固系症状

体液過剰による希釈性貧血や，血液凝固系と血小板機能の低下による易出血性から脳出血や消化管出血などの出血性病変を合併しやすい．

6) 呼吸器症状

水分貯留により起坐呼吸となり，肺水腫をきたすことが多く，腎不全によるものを尿毒症肺(uremic lung)とよぶ．X 線像では肺門を中心に蝶が羽を広げたような陰影を呈し，蝶形陰影(butterfly shadow)とよばれる．

7) 消化器症状

高窒素血症により食欲不振，悪心・嘔吐などが出現する．ストレスによる消化性潰瘍に出血傾向が加わり，重篤な消化管出血をきたす．

8) 神経・筋症状

電解質の異常による脳の代謝異常として全身倦怠感，昏迷，痙攣などを起こすこともある．

5. 診断(表 4-8)

1) 尿検査

尿沈渣は，AKI の病因部位を判断するうえで有用である．顆粒状円柱は，腎前性高窒素血症，ときに閉塞性尿路疾患で認められる．尿細管障害では，沈渣には尿細管細胞，尿細管細胞円柱および多数の褐色に色素沈着した顆粒状円柱が特徴的に含まれる．尿中

表 4-8　AKI の鑑別

	腎前性	腎性			腎後性
		急性尿細管壊死（ATN）	急性間質性腎炎（AIN）	糸球体腎炎（GN）	
尿沈渣	異常なし	幅広円柱 顆粒円柱 "muddy brown"	白血球 好酸球 細胞性円柱	糸球体性血尿 細胞性円柱	異常なし or 非糸球体性血尿
尿蛋白	（−）〜少量		少量 NSAIDs では多い	少量〜多量	（−）〜少量
FENa	<0.1〜1%	>1%	—	—	—
FEUN	<35%	>35%	—	—	—
尿 Na 濃度（mEq/L）	<20	>40	—	—	—
腎超音波所見	皮質の浮腫（皮質エコー輝度の低下・皮質厚の増大）		—	皮質エコー輝度の上昇	水腎症

FENa＝{(UNa/PNa)/(Ucr/Pcr)}×100, FEUN(%)＝{(UUN/PUN)/(Ucr/Pcr)}×100

の好酸球はアレルギー性尿細管間質性腎炎を示唆し，赤血球円柱は糸球体腎炎または血管炎を示す．

　腎前性では，循環血漿量減少により尿の濃縮と尿中 Na 排泄は低下し，体液量を維持しようとするため尿浸透圧（Uosm），および尿と血清の Cr 比や尿素窒素（UN）比は高値となる．また，尿中 Na 濃度や Na 排泄率（fractional sodium excretion：FENa）は低値となる．急性尿細管壊死の場合，尿細管障害により尿濃縮や Na 再吸収が障害され，Uosm 低値，尿中 Na 濃度高値を示す．

2）画像診断

　腎超音波をはじめ画像診断検査は AKI の原因診断に有用である．腎後性腎不全の有無を超音波によって簡単に診断できるので，すべての AKI 患者で検索すべきである．また画像から知りうる腎の大きさが正常または腫大した腎臓の場合には，障害は回復しうるが，小さい場合は慢性の腎機能障害の潜在的存在が示唆されるため，治療後の腎機能の回復の予測にも有用である．

　さらに尿管閉塞を評価する場合，非造影 CT スキャンを実施する．CT は軟部組織の構造や Ca 含有結石の詳細な撮像能力に加え，CT は放射線不透過性ではない結石の検出が可能である．水分貯留により肺水腫をきたすことが多く，X 線像では肺門を中心に蝶が羽を広げたような陰影を呈し，蝶形陰影とよばれる腎不全による尿毒症肺（uremic lung)を認めることがある．

3）利尿薬投与後の反応
　利尿薬に反応して尿量の増加を得ることが少なくない．水・Naの尿中排泄量が増加すれば摂取量を増やすことが可能になり，それだけ水・Na管理が容易になるので，利尿薬によって尿量の増加を図ることは1つの治療法となりうる．しかし，尿量の減少の原因が体液量の減少である場合（たとえば，脱水による腎前性腎不全）に利尿薬を投与すると脱水を強めることになりかねないため，利尿薬を投与する前には体液量の評価を十分に行う．

　非乏尿性腎不全は乏尿性腎不全に比し予後がよいことが知られているが，利尿薬によって乏尿性急性腎不全を非乏尿性腎不全に変えることで腎不全の程度を軽減したり，血液浄化療法への移行を減らすことはできない．

6. 治　療

1）食事療法
　食塩，水，K，窒素代謝産物などが体内に蓄積することによる腎障害の進展を防ぐ目的で，これらの摂取を制限する食事療法を行う．高カロリー（2,000 kcal/日）を目標とし，低蛋白食（40 g/日以下）・減塩食（5 g/日以下），K制限を基本とする．AKIでは，可能な限り消化管経由で栄養を与える．血液浄化療法を必要とせず異化亢進のない状態の患者に対しては0.8～1.0 g/kg/日の蛋白質摂取を，血液浄化療法を行い異化亢進状態にある患者には最高1.7 g/kg/日の蛋白質摂取とする．

2）薬物療法
　食事療法によっても状態が改善しない場合は，薬物療法を開始する．体液過剰が継続する場合には，利尿薬で治療を行う．ただし，AKIの予防を目的に利尿薬投与は行わない．また，低用量のドパミンおよび心房性Na利尿ペプチドはAKIの予防あるいは治療を目的に使用しない．心不全に適応のある抗利尿ホルモン（トルバプタン）は，電解質排泄にかかわらないで水分だけを排出する水利尿薬であるが，AKIでの効果は不明である．高K血症に対する緊急治療（グルコース・インスリン，グルコサンCaなどの静注）を行い，軽症から中等症の高K血症には，Kイオン交換樹脂を使用する．

3）血液浄化療法（renal replacement therapy：RRT）
　RRTの開始基準を表4-9に示す．開始にあたっては，臨床症状やRRTによって改善される病態，臨床検査値の変化の傾向を考慮して実施する．

　いまだ間欠的血液透析（hemodialysis：HD）と持続血液濾過透析（continuous hemodialysis filtration：CHDF）間での有効性に差異があるかどうかは明らかでないが，血行動態が不安定な患者や急性脳損傷や脳圧亢進または広範脳浮腫の患者ではCHDFが望ましい．

表 4-9 血液浄化療法の適応

急性腎不全単独の場合
1. 脳症，出血傾向，肺水腫の出現
2. 乏尿，無尿期間 3 日
3. 1 日 2 kg 以上の体重増加
4. 血清 K 値　6 mEq/L 以上
5. HCO_3^-　15 mEq/L 以下
6. 血清クレアチニン値 7 mg/dL 以上
7. 尿素窒素 80 mg/dL 以上

多臓器不全（MOF）における急性腎不全の場合

十分な利尿が得られない場合

抗凝固薬に関しては，患者状態に合わせて選択する．実施に際しては，透析カテーテルを右内頸静脈→大腿静脈→左内頸静脈の順で選択して挿入する．透析膜は生体適合性の高い膜を使用し，透析液は重曹透析液が望ましい．透析効率は，症例により適宜評価すべきであるが，目標 Kt/V が 3.9/週を超えることが望ましい．CHDF では濾過液流量が 20〜25 mL/kg/時間を達成するよう施行する．

7. 予　後

多臓器に障害がある場合には予後が悪い（ショックなど）．早期に診断と治療を行えば多くの原因が可逆的であるが，AKI 患者の多くは著明な基礎疾患（例：敗血症，呼吸不全）を有するため，全体的な生存率は約 50％にとどまる．通常，腎不全そのものよりはこれらの基礎疾患が死亡原因である．

生命予後に関わる因子としては，①既存の CKD の有無，②発症時の年齢（成人では高齢），③敗血症の有無，④成人呼吸促迫症候群（adult respiratory distress syndrome：ARDS）の有無，⑤肝不全，⑥血小板減少症などである．

近年 AKI 退院後の短期ならびに長期予後をみた場合，AKI を合併した症例の予後が，AKI を合併しなかった症例に比べ悪いとの報告がなされている[5]．生存者の約 10％で透析または移植が必要となる．また，AKI が改善しても正常腎機能であった患者の多くが元の腎機能には回復せず，CKD として経過する．

2 慢性腎臓病(CKD)

1．定義・診断基準

慢性腎臓病(chronic kidney disease：CKD)は，下記に示す基準を満たした場合に診断される疾患概念であり，1つの腎疾患を示しているわけではない．

定義：
① 尿異常，画像診断，血液，病理で腎障害の存在が明らか．特に0.15 g/gCr(クレアチニン)以上の蛋白尿(30 mg/gCr以上のアルブミン尿)の存在が重要である．
② 糸球体濾過量(glomerular filtration rate：GFR) 60 mL/分/1.73 m^{2}未満．
①，②のいずれか，または両方が3カ月以上持続する．

尿異常：微量アルブミン尿を含む蛋白尿の持続がみられる．糖尿病の場合には，アルブミン尿が用いられる．また，尿沈渣中の変形赤血球や細胞性円柱(赤血球，白血球，顆粒)の存在は，高度な糸球体病変を示唆している．

画像診断異常：片腎や多発性嚢胞腎，腎結石などがみられる．

血液検査異常：腎機能を示す血清クレアチニン・尿素窒素・シスタチンC値などに異常がみられる．

腎病理組織異常：糸球体腎炎や糖尿病腎症，高血圧性腎硬化症などを示す組織像がみられる．

2．分類・原因

CKDの重症度は，原因(cause：C)，腎機能(GFR：G)，蛋白尿(アルブミン尿：A)によるCGA分類でなされる(表4-10)．たとえば，原疾患は腎炎で推算糸球体濾過量(estimated GFR：eGFR) 50 mL/分/1.73 m^2，尿蛋白/Cr比1.2 g/gCrであれば，ステージG3aA3と診断される．透析患者(血液透析，腹膜透析)の場合にはdialysis(透析)の頭文字Dを，移植患者の場合にはtransplantation(移植)の頭文字Tをつける．たとえば，ステージ5GDとか3Tと表現する．

CKD分類のハイリスク群は，CKDの危険因子を有する状態(高齢者，家族歴，尿・腎機能・腎形態異常の既往，脂質異常症，高尿酸血症，非ステロイド性抗炎症薬などの常用，急性腎不全の既往，高血圧，耐糖能異常・糖尿病，メタボリックシンドロームなど)で，eGFRは正常または高値で90 mL/分/1.73 m^{2}以上とされている[1]．

CKDの原因疾患は多岐にわたるが，糖尿病，高血圧性腎硬化症，糸球体腎炎(特にIgA腎症)，多発性嚢胞腎，移植腎などと確定診断されるものがある．糖尿病腎症は臨床経過・症状で診断されることが多いが，組織学的には腎硬化を呈しやすく，腎生検なしで高血圧性腎硬化症と鑑別することが難しい場合もある．糖尿病や高血圧による腎機能低

表4-10 新しいCKDステージ(CGA)分類(K/DOQI-KDIGOガイドライン改訂，原疾患の記載 Kidney Int 2011；80：17-28)

原疾患		蛋白尿区分		A1	A2	A3
糖尿病		尿アルブミン定量 (mg/日)		正常	微量アルブミン尿	顕性アルブミン尿
		尿アルブミン/Cr比 (mg/gCr)		30未満	30～299	300以上
高血圧 腎炎 多発性嚢胞腎 移植腎 不明 その他		尿蛋白定量 (g/日)		正常	軽度蛋白尿	高度蛋白尿
		尿蛋白/Cr比 (g/gCr)		0.15未満	0.15～0.49	0.50以上
GFR区分 (mL/分/1.73m²)	G1	正常または高値	≧90			
	G2	正常または軽度低下	60～89			
	G3a	軽度～中等度低下	45～59			
	G3b	中等度～高度低下	30～44			
	G4	高度低下	15～29			
	G5	末期腎不全 (ESKD)	<15			

重症度は原疾患・GFR区分・蛋白尿区分を合わせたステージにより評価する．CKDの重症度は死亡，末期腎不全，心血管死亡発症のリスクを緑■のステージを基準に，黄■，オレンジ■，赤■の順にステージが上昇するほどリスクは上昇する．(KDIGO CKD guideline 2012 を日本人用に改変)
(日本腎臓学会編．エビデンスに基づくCKD診療ガイドライン2013．東京：東京医学社，2013．p. xiii)

下には，糖尿病合併CKD，高血圧合併CKDと記載してよい[2]．最近，糖尿病性腎臓病 (diabetic kidney disease：DKD) という概念が注目されている．また，原因疾患が不明の場合には不明と記載する．

3. 病態生理・病理

CKDの発症機序は疾患により異なるが，進行すると共通の進展機序により末期腎不

全(end stage kidney disease：ESKD)へと進行する．
　糖尿病腎症や痛風腎(高尿酸血症)の発症は，糖代謝ないし尿酸代謝異常によるものである．しかし近年，糖尿病腎症の発症・進展には，微小炎症(microinflammation)も関与していると考えられている．
　高血圧性腎硬化症は，心拍出量増加とレニン-アンジオテンシン(RA)系活性亢進，インスリン抵抗性，脂質代謝異常などによって起こる末梢血管抵抗の上昇による動脈硬化性疾患である．
　糸球体腎炎の発症は，大きく免疫複合体型，抗糸球体基底膜抗体型ないし，それらのいずれでもない pauci-immune 型(免疫グロブリンや補体の沈着はみられない)に分けられる．病理組織学的には，糸球体への炎症細胞浸潤，糸球体固有細胞増殖，糸球体上皮細胞(ポドサイト)の喪失，細胞外基質産生亢進・分解低下などが認められる．
　多発性嚢胞腎は，遺伝性(常染色体優性型・劣性型)疾患であり，多数の嚢胞が腎実質を圧排する．
　移植腎は，移植された腎臓にみられる腎病変である．
　個々の病態生理・病理学的変化の詳細については，各章に譲る．
　また，CKD は心血管疾患(cardiovascular disease：CVD)発症の重要な危険因子であることが知られている．

4. 症　状

　CKD の初期ではほとんど無症状であるが，原因疾患によって現われる症状は異なる．その主体は，血尿(顕微鏡的，肉眼的)，蛋白(アルブミン)尿，高血圧，浮腫であり，CKD の進展(腎機能の低下)とともに腎性貧血，多尿，乏尿，代謝性アシドーシス，電解質異常(高リン・高カリウム・低カルシウム血症)，尿毒症(uremia)を呈する(図 4-3)．

5. 診　断

　CKD の診断は CGA 分類でなされ，まず原因疾患を記載し，血清クレアチニン(あるいは血清シスタチン C)による eGFR と尿蛋白量(アルブミン尿量)によって診断する(表 4-10)．

6. 治　療

　CKD の治療には，一般療法(食事療法，運動指導)，薬物療法，外科的治療，腎代替療法(血液透析，腹膜透析，腎移植)がある．
　ESKD と CVD の発症を抑制するには集約的治療が重要で，①生活習慣の修正，②食事療法，③血圧管理，④尿蛋白・尿中アルブミンの減少(改善)，⑤脂質異常症の改善，⑥糖尿病・耐糖能異常治療，⑦貧血に対する治療，⑧尿毒症毒素に対する治療，⑨CKD

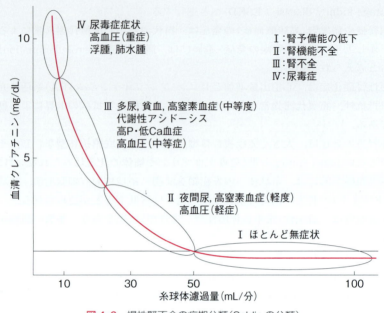

図 4-3　慢性腎不全の病期分類（Seldin の分類）
（富野康日己編．エッセンシャル腎臓内科学．東京：医歯薬出版，1997．p.196）

の原因に対する治療があげられている[3]．

　腎代替療法（renal replacement therapy）には，体内の老廃物が多く含まれている血液を腎臓の代わりに浄化し，体内の余分な水分をのぞく透析療法〔血液透析（hemodialysis：HD），腹膜透析（peritoneal dialysis：PD）〕と腎移植（renal transplantation）がある．

1）一般療法

(1) 食事療法

　食事療法は，CKD の原因疾患とその程度・重症度によって決められ，画一的なものではない．特に，糖尿病と非糖尿病では大きく異なっている．糖尿病腎症では糖尿病食から腎症食への切り替えが重要である．

①エネルギー：非肥満 CKD 患者では，健常人と同量でよいとされている．年齢，性別，身体活動度によりおおむね 25〜35 kg/kg 標準体重/日が推奨される[4]．肥満症例では，20〜25 kg/kg 標準体重/日としてもよい．

②蛋白質：日本人の食事摂取基準（2015 年）によると，健常人の蛋白質摂取量は 1.0 g/kg 標準体重/日である．ステージ CKD G3a，3b では，蛋白質摂取量は 0.8〜1.0 g/kg 標準体重/日とし，より進行した CKD G4-5 では 0.6〜0.8 g/kg 標準体重/日以下に制限することが推奨されている（蛋白質制限食）．蛋白質を制限した場合には，エ

ネルギーの十分な補充が必要である．
　③糖質：糖尿病では，糖質の制限が行われる．
　④脂質：動脈硬化症を予防するため脂質のエネルギー摂取比率は，健常人と同程度の20〜25％とする．
　⑤水分・塩分(食塩)：水分の過剰摂取や極端な制限は避け，摂取量は腎機能や尿量によって決定する．また，食塩摂取量は高血圧では特に厳しく制限され，摂取量の基本は 6 g/日未満である．

(2) 運動指導

　CKD 患者における運動は，蛋白尿や腎機能障害を悪化させるということからこれまで推奨されてこなかった．しかし，運動制限についての臨床的なエビデンス(根拠)はない．運動による蛋白尿の増加は一過性(約1〜2時間)で，長期的に増加することはないとされている．また，腎機能に関しても GFR は運動時に一時的には低下するが，長期的な運動では腎機能障害の悪化はないとされている．しかし，患者個々への十分な注意が必要である．

　運動には，「有酸素運動」(ジョギング・早歩きなどの呼吸をしながら続ける運動)と息を止めて力を入れるような「無酸素運動」がある．定期的な有酸素運動は，腎機能の低下に障害を及ぼすことはなく蛋白尿や高血圧に有効であるとの報告もみられることから，患者の腎機能と社会的活動などを考慮し個々の患者に合わせた検討が望ましい．特に，小児や高齢者では，極端な運動制限により体力の低下がみられ quality of life(QOL)を損なったり，精神的ストレスが現れる可能性もあり配慮が必要である．

　CKD における運動指導の長所と短所は拙著[5]を参照されたい．

2) 薬物療法

　CKD に用いられる薬剤には多くのものがあるが，糖尿病か非糖尿病かによって大きく分けられる．

　本稿では，薬物療法の原則を述べるが，厳格な降圧は CKD の進行や CVD の発症予防にとって大変重要である．

(1) 糖尿病/高血圧

　治療の原則は，血糖・血圧とアルブミン(蛋白)尿の改善を図ることである．

　血糖管理は，血糖の正常化を目指し，HbA1c 6.0％未満〔国際標準値(NGSP 値)〕を目標としている．合併症予防のための目標は，HbA1c 7.0％未満(NGSP 値)である．最近，2 型糖尿病では高血糖に対し，病態に合わせたさまざまな経口血糖降下薬が市販されており，薬剤の選択の幅が広がっている(図 4-4)．

　しかし，腎不全を呈した場合や効果が不十分な場合にはインスリン投与に切り替える．糖尿病腎症の進展を抑制するには，微量アルブミン尿・顕性蛋白尿の消失，顕性蛋白尿から微量アルブミン尿への改善が最も重要である．

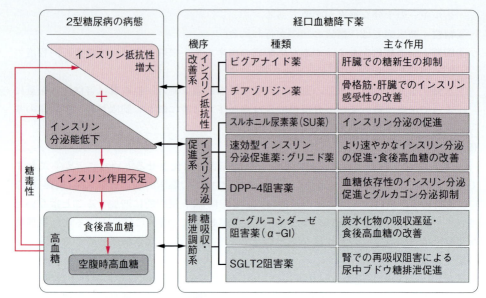

図4-4 2型糖尿病の病態に合わせた経口血糖降下薬
(日本糖尿病学会編.糖尿病治療ガイド2014-2015.東京：文光堂，2014)

　未治療の高血圧を伴う糖尿病腎症患者では，GFRは1 mL/分/月ずつ低下するが，治療によりGFRの低下率を治療前の1/4に低下させることができるとされている[6]．レニン-アンジオテンシン(RA)系阻害薬〔アンジオテンシン変換酵素(angiotensin converting enzyme：ACE)阻害薬，アンジオテンシンⅡ受容体拮抗薬(angiotensin Ⅱ receptor blocker：ARB)，直接的レニン阻害薬(direct renin inhibitor：DRI)〕には，糸球体内圧の低下(糸球体過剰濾過の是正)や腎線維化抑制などの腎保護作用があるとされている．したがって，RA系阻害薬が第1選択薬として推奨されているが，降圧が不十分な場合には長時間作用型カルシウム(Ca)拮抗薬や少量の利尿薬の併用を行う．
　非糖尿病高血圧性腎硬化症では，降圧作用および蛋白尿改善効果を期待して糖尿病腎症と同様の薬剤を用いる．日本高血圧学会の高血圧治療ガイドライン2014[7]，ならびに日本腎臓学会のCKD診療ガイド2012[8]によると，CKD(蛋白尿陽性)あるいは糖尿病を合併する高血圧コントロールの目標値は，診察室血圧130/80 mmHg未満，家庭血圧125/75 mmHg未満(目安)である．

(2) 慢性糸球体腎炎(特にIgA腎症・ループス腎炎)

　軽度の蛋白尿・血尿を示すが腎機能正常域では，抗血小板薬や止血薬の投与がなされている．血尿を改善させる薬剤は少ないが，凝固線溶系を介さない止血薬を用いること

がある．ただし，これら薬剤の効果に対するエビデンスは少なく，エビデンス(EBM)レベルは低い．

わが国では，IgA 腎症患者に対し扁桃摘出術および副腎皮質ステロイドパルス療法の併用療法(扁摘＋ステロイドパルス療法)の効果が認められている．ただし，国際的には推奨されてはいない．

高度な蛋白尿，あるいは難治性ネフローゼ症候群を呈する慢性糸球体腎炎では，副腎皮質ステロイド(パルス療法)，免疫抑制薬，RA 系阻害薬，抗血小板薬，抗凝固・線溶薬を併せて行う「カクテル療法」が行われている．ただし，免疫抑制薬の単独療法は勧められていない．時に LDL アフェレーシスが行われる．

ループス腎炎では，副腎皮質ステロイド(パルス療法)を中心に免疫抑制薬の併用投与が行われる．また，免疫抑制薬であるシクロホスファミド(エンドキサン®)のパルス療法(短期大量療法)も行われる．

(3) CKD 共通治療

進行性腎機能低下では，比較的早い時期から球形吸着炭(クレメジン®)により腸管内のインドールの吸着を行ったり，腎性貧血では赤血球造血刺激因子製剤(erythropoietin stimulating agent：ESA)によるエリスロポエチンの補充投与がなされる．ESA により血中ヘモグロビン値を 10.0 g/dL から 12.0 g/dL 前後まで上昇させ，維持すべきである．

3) 血液透析療法(hemodialysis：HD)

(1) 目的と原理

①腎機能低下により血液中の老廃物や水分などを十分に除去できない，②これ以上悪くなると通常の日常生活ができない，③腎臓以外の多くの臓器に悪影響を及ぼす，④生命予後にもかかわるといった場合に行われる．

その原理は，2つの液体をセロファン膜などのごく小さな穴のあいた半透膜(透析膜)で仕切り，それを介して両液中の物質を移動(拡散)させることである．また，透析液に陽圧か陰圧をかけて分離する方法(限外濾過)もある(図 4-5)．

これらの働きを利用したものが透析療法であり，血液透析(HD)の場合には透析器(ダイアライザー)を，腹膜透析(peritoneal dialysis：PD)の場合には患者自身の腹膜を介して血液と透析液が接するようにし，体内(血液)からインドール化合物やグアニジン誘導体などの尿毒症物質(図 4-5)を取り除く．つまり，血液透析によって血液中から取り除きたい物質は，透析液のほうの物質の濃度を薄く，あるいはゼロにしておけばよく，逆に体内に入れたい物質があれば，透析液のなかのその物質を高濃度にしておけば物質の移動が起こる．体内から一部のビタミンやアミノ酸も透析液側へ出るが，少量なので悪影響は起こらない．血液中の赤血球，白血球，血小板や蛋白質などの分子の大きなものは，透析膜を通過せず，逆に細菌やウイルスが体内(血液側)に入ることはない(図 4-5)．

HD は，広く血液浄化法の1つであり，血液浄化法には表 4-11 に示すように多くの

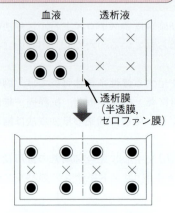

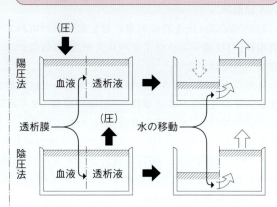

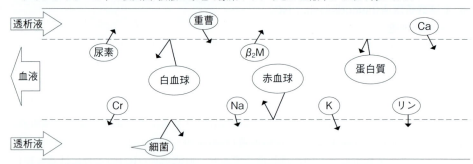

図 4-5 血液透析の原理
(富野康日己. 血液透析. 東京：保健同人社, 2000. p.9)

ものがある．HD は，前述のように半透膜を用いて濃度が異なる水溶液間で生ずる拡散を利用して老廃物などを除去する方法で，低分子物質の除去に優れている．

　一方，血液濾過（hemofiltration：HF）は，限外濾過圧を用いて濾過器から血液中の水分である濾液を除去する方法である．除去した濾液の代わりに，透析液と類似した成分

表4-11 血液浄化療法の種類

```
血液透析 hemodialysis (HD)
血液濾過 hemofiltration (HF)
血液透析濾過 hemodiafiltration (HDF)
持続血液濾過 continuous arterio-venous hemofiltration (CAVH)
              continuous venous-venous hemofiltration (CVVH)
限外濾過 extracorporeal ultrafiltration method (ECUM)
腹膜透析 peritoneal dialysis (PD)
    間欠的腹膜透析 intermittent peritoneal dialysis (IPD)
    連続式腹膜透析 continuous ambulatory peritoneal dialysis (CAPD)
    連続循環式腹膜透析 continuous cyclic peritoneal dialysis (CCPD)
血漿交換
    血漿交換 plasma exchange (PE)
    分画血漿交換〔二重膜濾過血漿交換 double filtration plasma
                exchange (DFPE)〕
吸着療法
    直接血液灌流 direct hemoperfusion (DHP)
    血漿吸着 plasma adsorption (PA)
```

(富野康日己編. エッセンシャル腎臓内科学. 東京:医歯薬出版, 1997. p.206 を一部改変)

の補充液を血液内に注入する．中～大分子物質の除去に優れている．

血液透析濾過(hemodiafiltration：HDF)は，透析と濾過を同時に行いながら溶質を除去する方法である．小～中分子物質の除去に優れている．

持続的血液濾過(continuous hemodiafiltration：CHDF)は，血液濾過を連続的に緩徐に行うことにより，循環動態が悪い患者に対しても行うことができる．

血漿交換〔plasma exchange(PE)または plasma pheresis(PP)〕は，全血漿交換と分画血漿交換に分けられる．全血漿交換ではアルブミンや新鮮凍結血漿を含む成分を必要とするが，分画血漿交換〔二重膜濾過血漿交換(double filtration plasma exchange：DFPE)〕では，目的とする分子量の物質を含む成分を分画し破棄する．したがって，血漿の置換がいらないか，少なくてすむ．

血漿吸着(plasma adsorption：PA)では，目的とする物質を選択的あるいは特異的に吸着カラムにより吸着する．目的とする病因物質により吸着材が異なる．

(2) 血液透析に関する機器

血液透析システムは，図4-6に示すとおりである．患者用のブラッドアクセスとしては，内シャント(動・静脈シャント)とカテーテルがある．

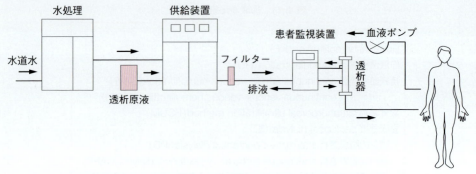

図 4-6 血液透析システム
(富野康日己編．エッセンシャル腎臓内科学．東京：医歯薬出版，1997．p.205)

表 4-12 慢性腎不全透析導入基準

Ⅰ．臨床症状 1．体液貯留(全身性浮腫，高度の低蛋白血症，肺水腫) 2．体液異常(管理不能の電解質，酸・塩基平衡異常) 3．消化器症状(悪心，嘔吐，食欲不振，下痢など) 4．循環器症状(重篤な高血圧，心不全，心包炎) 5．神経症状(中枢・末梢神経障害，精神障害) 6．血液異常(高度の貧血症状，出血傾向) 7．視力障害(尿毒症性網膜症，糖尿病性網膜症) 　これら1〜7小項目のうち3個以上のものを高度(30点)，2個を中等度(20点)，1個を軽度(10点)とする．
Ⅱ．腎機能 　持続的に血清クレアチニン8.0 mg/dL以上(あるいはクレアチニンクリアランス10 mL/分以下)の場合を30点，5〜8 mg/dL未満(または10〜20 mL/分未満)を20点，3〜5 mg/dL(または20〜30 mL/分未満)を10点とする．
Ⅲ．日常生活障害度 　尿毒症状のため起床できないものを高度(30点)，日常生活が著しく制限されるものを中等度(20点)，通勤，通学あるいは家庭内労働が困難となった場合を軽度(10点)とする．

　以上のⅠ〜Ⅲ項目の合計点数が60点以上を透析導入とする．
　ただし，年少者(10歳未満)，高齢者(65歳以上)，全身性血管合併症のあるものについては10点を加算する．
(川口良人．慢性透析療法の透析導入ガイドラインの作成に関する研究．平成3年度厚生科学研究「腎不全医療研究事業」報告書．1992．p.125-132)

(3) 透析導入基準

透析導入基準は，(旧)厚生省科学研究班・腎不全医療研究が作成した基準[9]に従っている(表4-12)．Ⅰ～Ⅲ項目の合計点数60点以上を透析導入とする．しかし，年少者(10歳未満)，高齢者(65歳以上)の場合やESKDとなった原因疾患が，糖尿病腎症やループス腎炎などの全身性血管合併症のあるものには，この基準よりも透析開始時期が早くなる(10点を加算する)．

患者・家族への説明として以下の項目があげられる．
① 尿毒症物質である血清尿素窒素(SUN)が100 mg/dL以上(基準：5～20 mg/dL)，血清クレアチニン(s-Cr)が10 mg/dL以上(基準値：0.6～1.0 mg/dL)
② 食事療法や薬剤などを使った保存的な治療でもコントロールできない高カリウム(K)血症(血清Kが6.0 mEq/L以上)
③ 尿の排泄低下による体内水分量の過剰状態(肺うっ血，うっ血性心不全など)
④ 乏尿〔尿量が1日400 mL以下(通常：1日約1,500 mL)〕の悪化
⑤ 自殺目的などの薬物(農薬)中毒や薬剤性腎障害

この透析導入基準に患者や医師がとらわれすぎることはよくないが，SUNが150 mg/dL，s-Cr 15 mg/dL，血清Kが6.5 mEq/Lくらいになったら，すぐに透析を導入すべきである．透析療法の現状を見据えた維持血液透析ガイドライン：血液透析導入が報告されている(透析会誌 46：1107～1155, 2013)．

一方，透析を始める時期が早すぎても身体に問題が起こることはないが，残存腎機能がまだ十分にある場合には，透析療法を始める必要はない．残存腎機能がある場合には，患者・家族とともに透析導入を引き延ばすよう努力すべきである．早すぎる透析導入は，有害であるとの報告もみられ[10]，透析を続けていくと残存腎機能はどんどん低下し尿量も急激に減少するため，維持透析が必要となる．また，治療費を考えると不経済でもある．

4) CAPD療法

CAPD(continuous ambulatory peritoneal dialysis)とは，「連続携行式腹膜透析」にあたる英文を頭文字で略したものである．患者が血液透析(HD)に用いているセロファン膜(透析膜)の代わりに，患者の腹膜を透析膜として用い，患者自身が透析液の出し入れをしながら血液を浄化する自己参加型治療(在宅ケア)である．わが国では1980年からCAPD療法が始まり，1984年に「在宅自己腹膜灌流(透析)法」により健康保険に採用された．

(1) CAPDの実際

腹部の中央部からやや外側の，臍部の下約2 cmのところに小さな穴をあけ，カテーテルを挿入する．カテーテルの先は，腹腔のなかで最も低いところ(膀胱と直腸の間)にあることが大切で，正しい位置にカテーテルが入ると患者は肛門の奥に便が出たいよう

な違和感を訴える．この違和感は，慣れると次第に感じなくなる．次に，カテーテルが皮膚の下と筋肉の上の間を走る皮下トンネルの部位に，カフが位置するようにする．

カテーテルを入れ終わったら，プラスチックのバッグに入った透析液（基本的には，乳酸と電解質，ブドウ糖からなっている．ブドウ糖は，1.5％，2.5％，4.25％の含有あり）を，初めは1,000 mL，次に1,500 mL，手術後7〜10日目には2,000 mL注入する．透析液のブドウ糖濃度は，排液状態や透析効率をみて決定する．この透析液は約10分ほどで入るが，5〜8時間後にバッグに液を出して，また新しい透析液に取り換える．これを1日3〜4回繰り返す．透析液の入ったプラスチックのバッグは取り外し，専用チップで栓をするので，ズボンの中やスカートの中などに隠れ，目立たない（図4-7）[11]．

透析液のブドウ糖やpHの腹膜への影響が問題になっており，浸透圧物質としてブドウ糖の代わりにイコデキストリン（トウモロコシデンプン由来物質）を用いた腹膜透析液が用いられている．

高マグネシウム（Mg）血症の改善が不十分な慢性腎不全患者におけるカルシウム（Ca）腹膜透析液（HCa腹膜透析液：Ca濃度3.5 mEq/L，LCa腹膜透析液：2.5 mEq/L）も市販

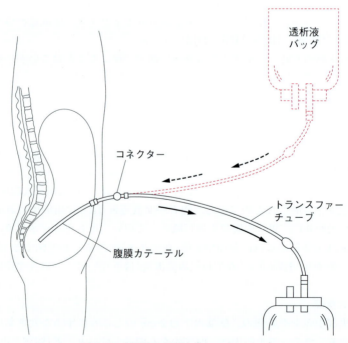

図4-7　CAPDシステム（closed system）
（富野康日己編．エッセンシャル腎臓内科学．東京：医歯薬出版，1997．p.207）

された．HCa・LCa 腹膜透析液ともに高 Mg 血症の改善が不十分な慢性腎不全患者における腹膜透析に使用される．また，LCa 透析液は Ca 製剤や活性型ビタミン D_3 製剤の投与により高 Ca 血症をきたすおそれのある場合に用いられる．

(2) CAPD 実施条件

CAPD は，誰にでもできるというわけではなく，腹膜が透析膜として十分に働くことができることが条件となる．たとえば，大きな開腹手術をした後や，なんらかの原因で腹膜炎を起こしたことがある場合などでは，行うことができない．CAPD の実施には，患者自身のやる気・理解・衛生観念のみならず，家族の理解と協力，病院側の教育と緊急時の対応，勤務先の理解など多くの条件がかかわってくる．したがって，患者が関係者や医療スタッフと十分に話し合い，納得して開始することが重要である．

CAPD では，原則として1日4回のバッグ交換と1日1回のカテーテルの管理が必要である．このための時間帯を含めた1日のスケジュールを決め，ゆとりのある日常生活を送るよう指導する．

毎日の管理で大切な点は，①バッグ交換（無菌操作の励行），②入浴やシャワー浴の際の注意，③体重・血圧・脈拍・体温の測定，④透析液の注入量と排液量の測定および排液の性状（色調，混濁など）の観察，⑤栄養の管理，⑥運動（体操）などである．

夜間に機器（サイクラー）を用いて短時間貯留を繰り返す automated peritoneal dialysis（APD）も行われている．

(3) CAPD の長所と短所

長所として，①水分や K を取り除く力が大きい，②分子の大きめの尿毒症毒素（uremic toxin）を体外へ早く取り除くことができる，③透析速度が緩やかなので血圧の著明な低下は少ない，④ブラッドアクセス（シャント）などの手術を必要としない，⑤自宅でできるので透析施設に頻回に行く必要がないなどがある．

一方，短所としては，①腹膜炎やトンネル出口部感染になりやすい（起炎菌としては，*Staphylococcus aureus* が多い），②蛋白質（特に血清アルブミン）が排液中に失われてしまい低栄養になりやすいことなどがある．

2009 年，日本透析医学会の腹膜透析療法ガイドライン作成ワーキンググループが中心となり報告した「腹膜透析ガイドライン」[12]では，腹膜機能（平衡試験，peritoneal equilibration test：PET）と被囊性腹膜硬化症（encapsulated peritoneal sclerosis：EPS）回避のための中止条件についてもふれている．

PET の標準法または簡便法（fast PET）は腹膜機能の評価法であり，尿素，クレアチニン，Na，K，蛋白などの血中から透析液中への移行の状態（D/P），ブドウ糖の透析液中から腹膜を通じての吸収，あるいは希釈の状態（D/D_0）から溶質の腹膜輸送能の評価がなされる．結果は，4つのカテゴリーに分け，解釈される（表 4-13）．PET は6カ月～1年に1回を目途とし定期的に行う．その他に，CAPD 導入初期ならびに腹膜炎からの回

表4-13 腹膜平衡試験の各カテゴリーの解釈

H (High)	腹膜透過性の非常によい患者．貯留4時間目のD/P＞0.8． 溶質の除去が良好で，ブドウ糖の体内吸収も平均より高い． このような患者は通常透析効率はよい．しかし除水不良になりやすい． 短時間でブドウ糖が体内に吸収され浸透圧勾配が小さくなるため，長時間貯留により除水量低下が引き起こされる．そこで腹膜透過性のよい患者は短時間貯留の透析が勧められる．除水効率が最高になるとき，つまり，水の再吸収が始まる前に排液をすることによりその人にとって最もよい除水量が得られる．したがって腹膜透過性の非常に高い人には短時間貯留の透析，つまりサイクラーを用いた日中だけ，または夜間だけの間欠的な透析が望ましい．
HA (High Average)	腹膜透過性はある程度よい． 溶質除去は良好である．ブドウ糖吸収は平均であり，除水能はいくらか低くなる． このような患者は一般的な腹膜透析療法（2L，1日4回交換）にてほとんど継続できる．
LA (Low Average)	腹膜透過性はやや悪い． 溶質除去は平均より低い．しかし，体内へのブドウ糖吸収率が平均より低いため（浸透圧物質であるブドウ糖が腹腔内に残るため）期待する除水量は保持できる． このような患者は，通常除水はよく，水分バランスは良好にコントロールされる．しかし，一般的な腹膜透析療法では（2L，1日4回交換）残存腎機能が廃絶した（尿量0mL）場合，透析不足による尿毒症症状が出現する可能性がある．このような場合には溶質のクリアランスを上げるために透析液量を増やす，あるいはバッグ交換回数を増やすとよい． このカテゴリーの患者は1日4回交換の一般的な療法か，必要に応じて液量を増やした療法が適している．
L (Low)	腹膜透過性の悪い患者． 溶質除去はとてもゆっくりであるが，除水効率は非常に良好である． このカテゴリーの患者は透析不足による尿毒症症状を起こしやすく，過度の除水による脱水を起こしかねない．脱水に気をつけながら，溶質除去が確実に行われるように透析液量を増やした透析療法が必須となる． たとえばこのカテゴリーの患者にはHigh Dose CAPD（液量を多くしたCAPD…1日9L以上の透析液を使用）と，持続性周期的腹膜透析（continuous cycler assisted peritoneal dialysis：CCPD）（夜間8L以上，昼2L以上の透析液を使用）が最も適した治療方法になる．しかしながら，このカテゴリーの患者は上記のような方法でも良好な透析を行えないことがある．そのような場合は血液透析（HD）が透析を続けるためのたった1つの手段である（頻度が高い）．

（富野康日己．よくわかるCAPD療法．改訂3版―腹膜透析のノウハウ．東京：医薬ジャーナル社，2009．p.100）

生体腎では，1990〜1994年で1年生着率92.9％，3年生着率87.1％であったが，2005〜2009年ではそれぞれ97.3％，95.2％に上昇しており，献腎では1990〜1994年の83.2％，74.4％から2005〜2009年では91.3％，86.6％と上昇している．

患者の生存率は，生体腎で1990〜1994年では1年96.6％，3年95.5％であったが，2005〜2009年では98.4％，97.6％に向上した．献腎においても，1990〜1994年93.8％，91.3％から2005〜2009年では98.4％，97.6％であった．

生体腎移植・献腎移植ともに成績が向上した理由として，免疫抑制薬のシクロスポリン(サンディミュン®，ネオーラル®)などのカルシニューリン阻害薬が使われるようになったことや，ミコフェノール酸モフェチル(MMF)やバシリキマブといった新しい免疫抑制薬も導入されたことが考えられる．

7. 予　後

CKDの予後は，原因疾患によって異なる．

文献

急性腎障害(AKI)
1) Bellomo R, et al. Acute renal failure—definition, outcome measures, animal models, fluid therapy and information technology needs : the Second International Consensus Conference of the Acute Dialysis Quality Initiative(ADQI) Group. Crit Care 2004；**8**(4)：R204-212.
2) Mehta RL, et al. Acute Kidney Injury Network : report of an initiative to improve outcomes in acute kidney injury. Crit Care 2007；**11**(2)：R31.
3) Paul M. et al. KDOQI US commentary on the 2012 KDIGO clinical practice guideline for acute kidney injury. Am J Kidney Dis 2013；**61**(5)：649-672.
4) Thadhani R, et al. Acute renal failure. N Engl J Med 1996；**334**：1448-1460.
5) Singri N, et al. Acute renal failure. JAMA 2003；**289**(6)：747-751.
6) Xue JL, et al. Incidence and mortality of acute renal failure in Medicare beneficiaries, 1992 to 2001. J Am Soc Nephrol 2006；**17**(4)：1135-1142.
7) Loef BG, et al. Immediate postoperative renal function deterioration in cardiac surgical patients predicts in-hospital mortality and long-term survival. J Am Soc Nephrol 2005；**16**(1)：195-200.

慢性腎臓病(CKD)
1) 日本腎臓学会編．CKD診療ガイド2012．東京：東京医学社，2012．p.8.
2) 前掲書．p.2.
3) 前掲書．p.50.
4) 前掲書．p.54.
5) 富野康日己編著．CKD患者のための運動サポート．東京：中外医学社，2014.
6) Bakris GL, et al. Preserving renal function in adults with hypertension and diabetes：a consensus approach. National Kidney Foundation Hypertension and Diabetes Executive Committees Working Group. Am J Kidney Dis 2000；**36**：646-661.
7) 日本高血圧学会高血圧治療ガイドライン作成委員会編．高血圧治療ガイドライン2014．東京：日本高血圧学会，2014．p.35.
8) 日本腎臓学会編．CKD診療ガイド2012．東京：東京医学社，2012．p.61.
9) 川口良人．慢性透析療法の透析導入ガイドラインの作成に関する研究．平成3年度厚生科学研究「腎不全医療研究事業」報告書．1992．p.125-132.
10) Rosansky SJ, et al. Early start of hemodialysis may be harmful. Arch Intern Med on line Nov 8, 2010.
11) 富野康日己．よくわかるCAPD療法．改訂3版—腹膜透析のノウハウ．東京：医薬ジャーナル社，2009．p.27-91.
12) 2009年版 日本透析医学会「腹膜透析ガイドライン」．日本透析医学会雑誌 2009；**42**(4)：285-315.

各論 第1章 原発性糸球体腎炎

1 急性腎炎症候群

概念：WHO 分類

糸球体疾患に関しての WHO の臨床症候分類では，
① 急性腎炎症候群
② 急速進行性腎炎症候群
③ 反復性または持続性血尿
④ 慢性腎炎症候群
⑤ ネフローゼ症候群

の5つに分類される．

　急性腎炎症候群は急激に発症する(顕微鏡的，肉眼的)血尿，蛋白尿，高血圧，糸球体濾過量の低下に伴う水・Naの貯留による浮腫を認める．急性腎炎症候群の代表的疾患が溶連菌感染後急性糸球体腎炎(acute poststreptococcal glomerulonephritis：APAGN)であり，血尿，高血圧，浮腫を3徴とする．

　さらに糸球体疾患の WHO の組織分類では，原発性糸球体疾患と二次性糸球体病変に大別されている．その概念は糸球体だけに病変が限局するものを原発性といい，全身性あるいは系統的な疾患に随伴してみられる糸球体病変を二次性糸球体病変としている(表1-1，1-2)．APAGN は，基本的に先行する病巣感染が消退した後に糸球体にのみ病変がみられるため，原発性糸球体疾患に分類されている．それに対して，系統的に全身性あるいは系統的に感染巣がある，細菌性心内膜炎，メチシリン耐性黄色ブドウ球菌(MRSA)による感染，敗血症やシャント感染による糸球体腎炎は，感染巣を随伴しつつ同時進行的に発症する糸球体腎炎であるため，二次性糸球体病変に分類される．

1．溶連菌感染後急性糸球体腎炎(APAGN)

1) 疫　学

　APAGN は発展途上国にとっても，また世界的にみても小児の急性腎炎の原因として

表1-1 原発性糸球体疾患の分類(WHO分類)

A. 微小変化 Minor glomerular abnormalities
B. 巣状分節性病変(巣状糸球体腎炎を含む)Focal/segmental lesion
C. びまん性糸球体腎炎 Diffuse glomerulonephritis
　1．膜性糸球体腎炎(膜性腎症)Membranous glomerulonephritis
　2．増殖性糸球体腎炎 Proliferative glomerulonephritis
　　a．メサンギウム増殖性腎炎 Mesagial proliferative glomerulonephritis
　　b．管内増殖性糸球体腎炎 Endocapillary proliferative glomerulonephritis
　　c．膜性増殖性糸球体腎炎 Mesangiocapillary glomerulonephritis
　　d．管外増殖性糸球体腎炎(半月体形成性または壊死性糸球体腎炎)Crescetic(extracapillary) and necrotizing GN
　3．硬化性糸球体腎炎 Sclerosing glomerulonephritis
D. 分類不能の糸球体腎炎 Unclassified glomerulonephritis

最も多い．発展途上地域での発生が97％を占め，その発生率は，人口10万人あたり9.5〜28.5人という報告もある[1]．一方，先進国では，公衆衛生の改善・抗菌薬使用の普及に伴い，この30年にわたり減少し続けている．小児の好発年齢は5〜12歳，成人ではアルコール依存症，糖尿病，麻薬中毒などを背景にもつ60歳以上の高齢者に多い．小児では皮膚や咽頭のA群β溶連菌感染(group A beta-hemolytic streptococcus：GAS)の流行に伴って認められ，成人では散発例としてみられている．

小児において臨床的に検知できるAPSGNは，咽頭炎感染ではGASの約5〜10％，皮膚感染では約25％といわれている．

2) 原因：発症・進展機序

本症はA群溶連菌由来のなんらかの物質により，この物質に対する抗体が産生され流血中もしくは糸球体局所で免疫複合体(immune complex：IC)が形成され，糸球体に沈着し，補体を活性化して糸球体腎炎が惹起されると考えられてきた．このように，A群溶連菌由来の腎炎惹起性因子を同定するため，長年にわたりさまざまな研究がなされてきたが，近年 streptococcal pyrogenic exotoxin B(SPEB)および nephritis-associated plasmin receptor(NAPlr)という2つの候補の存在が明らかになっている．

SPEBはA群溶連菌の菌体外抗原で，APSGN患者血清中の抗SPEB抗体が著しく高値であることや，蛍光抗体法でAPSGN患者の糸球体内にSPEBが高率に陽性であることが報告されている[2]．また，SPEBは上皮下のdeposit中に局在するとされ，流血中あるいはin situでICを形成し，補体の活性化などを介して糸球体障害を惹起すると考えられている．

一方NAPlrは，A群溶連菌の菌体内成分から抽出され，すでに報告されていたA群

表 1-2　二次性糸球体病変の分類（WHO 分類）

Ⅱ．系統的疾患の糸球体腎炎
　A．ループス腎炎 Lupus nephritis
　B．IgA 腎症（Berger 病）IgA nephropathy（Berger disease）
　C．紫斑病性腎炎（Henoch-Schönlein 紫斑病）Nephritis of Henoch-Schönlein purpura
　　　Chapel Hill Consensus Conference 2012（CHCC 2012）にて IgA vasculitis に名称変更された
　D．抗 GBM 糸球体腎炎（Goodpasture 症候群）Anti-basement glomerulonephritis（Goodpasture syndrome）⇒CHCC 2012 にて Anti-glomerular basement membrane disease に名称変更された
　E．全身性感染症における糸球体病変 Glomerular lesion in systemic infection
　　1．敗血症 Septicemia
　　2．感染性心内膜炎 Infective endocarditis
　　3．シャント腎炎 Shunt nephritis
　　4．梅毒 Syphilis
　　5．HIV 腎症 Human immunodeficiency syndrome
　　6．肝炎ウイルス（B 型肝炎，C 型肝炎）Hepatitis B and C
　　7．クラミジア Chlamydia
　　8．リケッチア Rickettsiae
　F．寄生虫感染に伴う腎症 Parasitic nephropathies
　　1．マラリア腎症 Malaria nephropathy
　　2．住血吸虫症に伴う腎症 Schistosomiasis
　　3．内臓リーシュマニア症に伴う腎症 Visceral leishmaniasis
　　4．フィラリア症に伴う腎症 Filariasis
　　5．旋毛虫に伴う腎症 Trichinosis
　　6．糞線虫症に伴う腎症 Strongyloidiasis
　　7．オピストリス（ジストマ）感染症に伴う腎症 Opisthorchiasis
Ⅲ．血管系疾患における糸球体病変 Glomerular lesions in vascular diseases
　A．全身性血管炎（高安病，結節性多発動脈炎，Wegener 肉芽腫症（CHCC 2012 にて Granulomatosis with polyangitis に名称変更された），顕微鏡的結節性多発動脈炎など）Systemic vasculitis
　B．血栓性微小血管症（溶血性尿毒症症候群，血栓性血小板減少性紫斑病）Thrombotic microangiopathy
　C．糸球体血栓症（血管内凝固症候群）Glomerular thrombosis
　D．良性腎硬化症 Benign nephrosclerosis
　E．悪性腎硬化症 Malignant nephrosclerosis
　F．全身性硬化症 Scleroderma（Systemic sclerosis）
Ⅳ．代謝疾患における糸球体病変 Glomerular lesion in metabolic diseases
　A．糖尿病性糸球体症 Diabetic glomerulopathy
　B．Dense Deposit Disease（膜性増殖性糸球体腎炎 Type 2）
　C．アミロイドーシス Amyloidosis

表1-2 二次性糸球体病変の分類（WHO分類）（つづき）

- D. 単クローン性免疫グロブリン沈着症 Monoclonal immunoglobulin deposition disease
- E. 原線維性糸球体腎炎 Fibrillary glomerulopathy
- F. イムノタクトイド糸球体症 Immunotactoid glomerulopathy
- G. Waldenström マクログロブリン血症 Waldenström macroglobulinemia
- H. クリオグロブリン血症 Cryoglobulinemia（CHCC 2012にて Cryogloburinemic vasculitisに名称変更された）
- I. 肝疾患に伴う腎症 Nephropathy of liver disease
- J. 鎌状赤血球貧血症に伴う腎症 Nephropathy of sickle cell disease
- K. チアノーゼを呈する先天性心疾患や肺高血圧症に伴う腎症 Nephropathy of cyanotic congenital heart disease and in pulmonary hypertension
- L. 著明な肥満に伴う腎疾患 Renal disease in massive obesity
- M. Alagille症候群（arteriohepatic dysplasia）

Ⅴ. 遺伝性腎疾患 Hereditary nephropathies
- A. Alport症候群 Alport syndrome
- B. 良性反復性血尿，菲薄基底膜症候群 Thin basement membrane syndrome
- C. Nail-patella症候群（Osteo-onychodysplasia）Nail-patella syndrome
- D. 先天性ネフローゼ症候群（Finnish type）Congenital nephrotic syndrome
- E. 新生児ネフローゼ症候群（French type）Infantile nephrotic syndrome
- F. Fabry病および他の脂肪代謝異常症（家族性LCAT欠損症，Gaucher病など）Fabry disease and other lipidoses
- G. リポ蛋白糸球体症 Lipoprotein glomerulonephropathy

Ⅵ. その他の糸球体疾患
- A. 妊娠中毒症の腎症（pre-eclamptic nephropathy）
- B. 放射線腎症

Ⅶ. 末期腎

Ⅷ. 腎移植後の糸球体病変

溶連菌の plasmin receptor と同一物質であることが判明したため，nephritis-associated plasmin receptor（NAPlr）と名づけられた．Plrは溶連菌のGAPDH（glyceraldehyde 3-phosphate dehydrogenase）と同一物質であることが知られているが，溶連菌のGAPDHはプラスミンに結合し，$α_2$アンチプラスミンのような生理的なインヒビターからプラスミンを保護し，プラスミン活性を維持させる分子である．

NAPlrに対する抗体を用いてAPSGN患者の腎生検組織を染色すると，早期のAPSGN症例で全例に糸球体への局在が証明されたと報告されている[3]．またAPSGN患者の腎生検組織を用いて，NAPlrとSPEBに対する抗体を用い同一標本を染めると，NAPlrとSPEBの局在は完全には一致しないが，非常に類似しているとの報告もある[4]．

したがって，糸球体病変の形成には NAPlr と SPEB の両方が関与していることが示唆されている．

3）症　状

APSGN の病態は，溶連菌感染（咽頭，皮膚など）後，10～14 日の潜伏期間をへて突然に浮腫，高血圧，血尿，蛋白尿，全身倦怠感など，急性腎炎症候群を呈して発症する．

尿所見の異常として血尿は必発で，顕微鏡的血尿（変形赤血球や赤血球円柱を伴う糸球体性血尿）が多いが，肉眼的血尿も約 1/3 の症例でみられる．糸球体濾過量（GFR）の低下による Na・水の貯留により浮腫が出現し顔面，特に眼瞼，手に初発するが，全身性浮腫を呈する症例は少ない．高血圧も 80～90％ の症例で認めるが，重篤な症例は多くはない．

APSGN では血尿，浮腫，高血圧を 3 徴とするが，蛋白尿もほぼ全例で認める．しかし，ネフローゼ症候群を呈するものは 10％ 以下である．

4）診断（病理）

（1）検　査

① 尿検査：血尿は 100％ 認め，蛋白尿もほぼ全例に認めるが，軽度のことが多い．尿沈渣では糸球体性血尿を示す変形赤血球の比率が高く，赤血球円柱を認め，白血球円柱，顆粒円柱もみられる．

② 腎機能検査：血清クレアチニンが異常高値となることは少ないが，血清尿素窒素は上昇し，GFR は低下している．

③ 血清学的検査：APSGN では，抗ストレプトリジン O（ASO）の陽性率は高く，感染後数日で上昇し，1～2 年かけ正常化する．一方，抗ストレプトキナーゼ（ASK）の陽性率は 50％ 未満である．

　　血清補体価（CH_{50}）の一過性低下は重要で，APSGN のほぼ全例に認められる．補体成分としては C3 の減少が著しく，C4 は通常は正常か軽度の低下にとどまる．補体の低下が持続する場合は膜性増殖性糸球体腎炎やループス腎炎，本態性クリオグロブリン血症などとの鑑別が必要となる．通常 APSGN では，CH_{50} の低下は 6～8 週以内に正常化する．

（2）病　理

① 光顕所見：白血球の浸潤とともに，内皮細胞やメサンギウム細胞の増殖・腫脹により糸球体は富核・腫大し，毛細血管腔は狭窄し乏血となる（図 1-1）．

② 蛍光抗体法：糸球体毛細血管壁に沿って C3 の顆粒状沈着を認めるのが基本的な特徴であり，ときに IgG の沈着もみられる（図 1-2）．

③ 電顕所見：急性期に上皮細胞下に電子密度の高い瘤状の沈着物〔hump（らくだの瘤）〕がみられるのが特徴である．hump は通常 APSGN 発症後 4～10 週で消退し，最終的には完全に消失する（図 1-3）．

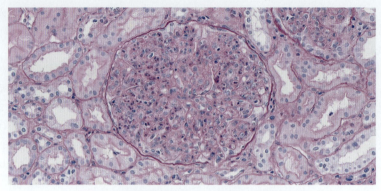

図 1-1　溶連菌感染後急性糸球体腎炎（PAS 染色）

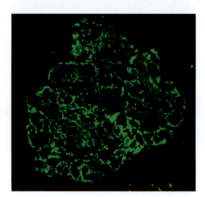

図 1-2　溶連菌感染後急性糸球体腎炎
〔蛍光抗体法 C3（Garland 型）〕

5）治　療

　治療の基本は，原因（溶連菌の病巣感染）の除去，急性腎炎の対症療法，腎炎により生じた水と Na 貯留を抑制し，高血圧や高血圧性脳症，心不全などの合併を回避すること，腎炎の遷延化による腎機能低下を回避することである．

（1）原因（溶連菌の病巣感染）の除去

　培養検査や溶連菌迅速診断キットなどで確認し，陽性であれば抗菌薬を投与する．第 1 選択はペニシリン系抗菌薬で，有効でない場合は β ラクタマーゼ阻害薬を含有するものを投与する．ペニシリンにアレルギーがある場合はマクロライド系抗菌薬を使用し，感染の持続・再燃予防の回避に努める．通常は 10〜14 日程度投与する．

　陰性の場合は対症療法となる．

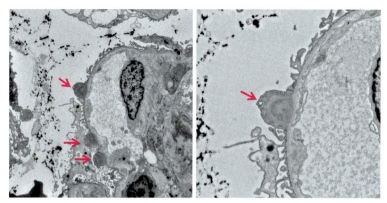

図 1-3 溶連菌感染後急性糸球体腎炎(電顕所見)
矢印：hump．右図は拡大像

(2) 腎炎の一般的対症療法

腎血流の確保のため，1〜2 カ月間は安静にし，食事療法を行う．食事療法は全病期にわたり高エネルギー食とし，具体的には 35 kcal/kg 標準体重/日とする．また蛋白質は乏尿期・利尿期は 0.5 g/kg 標準体重/日とし，回復期・治癒期は 1.0 g/kg 標準体重/日とする．さらに塩分制限に関しては，乏尿期・利尿期は 3 g/日以下とし，回復期・治癒期は 3〜6 g/日とする．

(3) 乏尿や著明な浮腫，心不全徴候が認められる場合

少量のループ利尿薬を開始する．その後は尿量や浮腫，心不全，体重の減少の程度を勘案し，用量を調節する．また塩分制限やループ利尿薬でもコントロール不能な高血圧を認めた場合は，降圧薬を投与する．通常は Ca 拮抗薬(CCB)が選択されることが多い．高血圧脳症の場合は CCB の持続点滴が行われる．また急性期には，腎機能障害の発症を回避するためレニン-アンジオテンシン系抑制薬は推奨されない．

6) 予　後

予後は一般に良好で，小児，流行例はほぼ全例完治し，後遺症を残すことはない．しかし，半月体形成を伴うような劇症型の APSGN は組織障害を残すことがある．また成人の散発例，特に高齢者や糖尿病患者，アルコール依存者では腎機能持続低下症例もみられる．

> **COLUMN**
>
> ### 非溶連菌感染後急性糸球体腎炎とは？
>
> 溶連菌感染後急性糸球体腎炎の発生頻度は減少傾向にあるが，ブドウ球菌やグラム陰性桿菌などによる非溶連菌感染後急性糸球体腎炎の相対的頻度は増加している．ブドウ球菌，グラム陰性桿菌のほかにも，肺炎球菌，サイトメガロウイルス，ヘルペスウイルス，Epstein-Barr ウイルス，ヒトパルボウイルス B19 などのウイルス性のものや，リケッチア，真菌，原虫によるものもあり，近年は acute postinfectious glomerulonephritis（APIGN）ともいわれる．
> APIGN の組織像は多彩で，増殖性糸球体腎炎，半月体形成性糸球体腎炎，膜性増殖性糸球体腎炎などを呈する．これらのなかには，感染性心内膜炎，VP シャント感染，深部膿瘍などの感染症が含まれ，WHO 分類でいうところの厳密な原発性糸球体疾患には分類できないことも多い．

2　急速進行性腎炎症候群

概念：WHO 分類

　急速進行性腎炎症候群（rapidly progressive nephritic syndrome）〔急速進行性糸球体腎炎（rapidly progressive glomerulonephritis：RPGN）ともよばれる〕は，突然発症し，数週から数カ月の経過で改善することなく，慢性腎不全に進行する予後不良な腎炎を指す臨床診断名である．WHO では急速進行性腎炎症候群を「血尿，蛋白尿，貧血が急性あるいは潜在性に発症し，急速に進行する腎不全」と定義している．

　RPGN の腎病理組織は，半月体形成性（管外増殖性）糸球体（crescentic glomerulonephritis：図 1-4）が典型像であるが，半月体形成性糸球体腎炎以外にも膜性増殖性糸球体

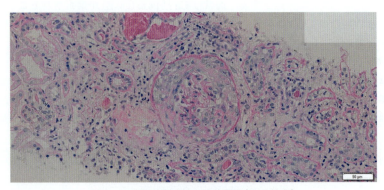

図 1-4　半月体形成性糸球体腎炎（PAS 染色）

表 1-3 蛍光抗体法による RPGN の分類

Pauci-immune 型
　microscopic polyangiitis
　granulomatosis with polyangiitis（旧 Wegener 肉芽腫症）
　eosinophilic granulomatosis with polyangiitis（旧 Churg-Strauss 症候群）
免疫複合型
　クリオグロブリン血症性血管炎
　IgA vasculitis（旧 Henoch-Schönlein 紫斑病）
　ループス腎炎，リウマチ性血管炎などその他の免疫複合型小血管血管炎
抗基底膜抗体沈着
　抗 GBM 病（旧 Goodpasture 症候群，腎限局型抗 GBM 抗体型腎炎）

腎炎などでは RPGN の臨床経過をたどることもある．
　RPGN は，腎生検蛍光抗体法の所見から以下の 3 つに分類されていた（表 1-3）．
　①糸球体に免疫グロブリンなどの沈着物を認めない pauci-immune 型〔ANCA（anti-neutrophil cytoplasmic antibody）関連血管炎〕
　②糸球体毛細血管壁やメサンギウム領域に免疫グロブリンや免疫複合体の顆粒状沈着を認める免疫複合体型（クリオグロブリン血症性血管炎，IgA 血管炎，ループス腎炎など）
　③糸球体毛細血管壁に免疫グロブリン（特に IgG）の線状沈着を認める抗糸球体基底膜（glomerular basement membrane：GBM）病
　しかし，Chapel Hill Consensus Conference 2012（CHCC 2012）の血管炎の分類（表 1-4）では肺腎症候群の記載はなく，壊死性血管炎の分類については病因をもとに整理がなされている．腎糸球体の免疫グロブリン沈着パターンとして，ANCA による pauci-immune 型，クリオグロブリン血症，全身性エリテマトーデス，リウマチ性血管炎などの血管壁へ免疫グロブリンの顆粒状沈着を認める免疫複合型に分類された．そして，今までは免疫複合型と一線を画してきた線状（linear）型，つまり抗 GBM 病も免疫複合型に含まれることとなった（図 1-5）．その理由は，抗 GBM 抗体による抗 GBM 病を，GBM，肺胞基底膜上の IV 型コラーゲン NC1 ドメインにおける in situ の免疫複合体形成と考え，免疫複合体性血管炎に分類されたためである．なお，CHCC 2012 により，腎限局型の抗 GBM 抗体型腎炎とグッドパスチャー（Goodpasture）症候群を合わせ，抗 GBM 病と総称することになった．

抗 GBM 病

　抗 GBM 病はわが国ではまれな疾患である．厚生労働省進行性腎障害研究班の全国アンケートでは，腎限局型が 4.6%，肺胞出血合併例で 1.5% と報告されている．しかし，

表1-4 CHCC 2012の血管炎の分類〔(1)～(5)：原発性血管炎，(6)(7)：続発性血管炎〕

(1) 大型血管炎
　　高安動脈炎
　　巨細胞性動脈炎
(2) 中型血管炎
　　結節性多発動脈炎
　　川崎病
(3) 小型血管炎
　　a）ANCA関連血管炎
　　　　microscopic polyangiitis：MPA（顕微鏡的多発血管炎）
　　　　granulomatosis with polyangiitis（旧Wegener肉芽腫症）
　　　　eosinophilic granulomatosis with polyangiitis（旧Churg-Strauss症候群）
　　b）免疫複合体性血管炎
　　　　抗GBM病
　　　　クリオグロブリン血症性血管炎
　　　　IgA vasculitis（旧Henoch-Schönlein紫斑病）
　　　　低補体血症性じんま疹様血管炎
(4) 種々の血管を侵す血管炎
　　Beçhet病
　　Cogan症候群
(5) 単一臓器の血管炎
　　皮膚白血球破壊性血管炎
　　皮膚動脈炎
　　原発性中枢神経性血管炎
　　孤発性大動脈炎/その他
(6) 全身性疾患に続発する血管炎
　　全身性エリテマトーデス
　　関節リウマチにおける血管炎
　　サルコイドーシスにおける血管炎/その他
(7) 誘因が推定される続発性血管炎
　　HCV関連クリオグロブリン血症性血管炎
　　HBV関連血管炎
　　梅毒関連大血管炎
　　薬剤関連免疫複合体血管炎
　　薬剤関連ANCA関連血管炎
　　腫瘍関連血管炎/その他

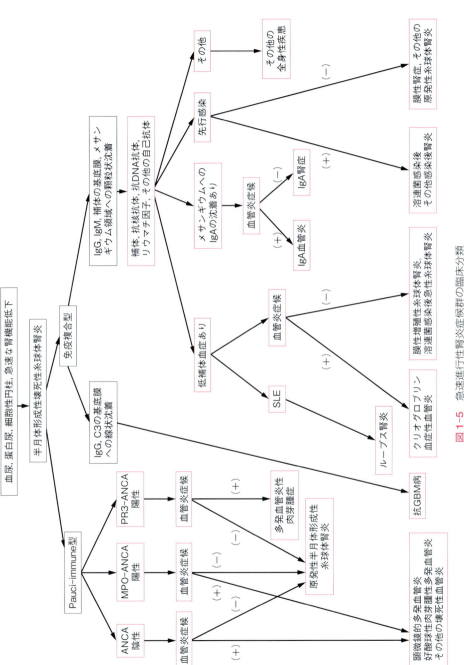

図1-5 急速進行性腎炎症候群の臨床分類
(矢﨑義雄総編集. 内科学. 第10版. 東京：朝倉書店, 2013. p.1436)

欧米では日本よりも発症頻度は高いと考えられている．

GBMを構成する成分にはⅣ型コラーゲン，ヘパラン硫酸プロテオグリカン，ラミニンなどがある．抗GBM抗体の起因抗原はⅣ型コラーゲン$a3$鎖のnon-collagenous 1（NC1ドメイン）にある．Ⅳ型コラーゲンには$a1$～$a6$鎖の6種類があり，$a3$鎖はGBMと肺胞基底膜，尿細管基底膜の一部に特異的に存在する．$a3$鎖のN末端側17-31位のアミノ酸残基とC末端側127-141位のアミノ酸残基が抗GBM抗体に対する抗原のエピトープであることが証明されている．

正常なNC1ドメインである六量体には抗GBM抗体は直接結合することはできない．しかし，感染症（インフルエンザなど），吸入性毒性物質（有機溶媒，四塩化炭素など），喫煙などにより肺の基底膜の障害が生じると，単量体で表出されるエピトープが露出し抗原提示細胞に曝露され，抗体産生が起こると推察されている．

抗好中球細胞質（ANCA）型腎炎

ANCAとは，好中球細胞質のアズノール顆粒中の抗原を認識する自己抗体である．ANCAはエタノール固定好中球を基質とした間接蛍光抗体法で検出され，その染色パターンから核周囲（perinuclear）型（P-ANCA）と細胞質（cytoplasmic）型（C-ANCA）とに大別される．P-ANCAの主要抗原はMPO（myeloperoxidase）であり，C-ANCAの主要抗原はPR-3（proteinase-3）である．

ANCA関連小型血管炎には，顕微鏡的多発血管炎（microscopic polyangitis），多発性肉芽腫性血管炎（旧Wegener肉芽腫症），好酸球性多発血管炎肉芽腫症（旧Churg-Strauss症候群）がある．

わが国ではMPO-ANCA陽性RPGNがPR3-ANCA陽性RPGNよりも10倍以上多いが，欧米では逆にPR3-ANCA陽性RPGNがANCA陽性RPGNの30～60％を占めると報告されている．

MPO-ANCAの代表的疾患である顕微鏡的多発血管炎は全身の壊死性血管炎であり，全身症状とともに小血管の障害による症状（腎：壊死性半月体形成性糸球体腎炎，皮膚：網状皮疹，紫斑など，末梢神経：多発単神経炎，関節痛，消化管出血，肺胞出血，心膜炎，胸膜炎など）を呈する．

C-ANCAの代表的疾患である多発性肉芽腫性血管炎では，上気道と肺の壊死性肉芽腫と腎の壊死性半月体形成性糸球体腎炎を認める．

1. 急速進行性糸球体腎炎（RPGN）

1) 疫　学

急速進行性腎炎症候群はまれな疾患ではあるが，1998年度の年間受療患者数は1,500人であったのに対し，2003年度には年間受療患者数は3,700人と推計された．また2007年度のRPGNによる新規受療者数は1,300～1,500人と推定されていたが，2014年度の新

規受療患者数は 2,200〜2,400 人とされ，近年患者数の増加が指摘されている．また，わが国で RPGN により透析導入となった患者数は，1994 年は 145 人であったが，2014 年には 519 人と約 3.6 倍に増加している．

顕微鏡的多発血管炎では，間質性肺炎や肺胞出血を伴うこともある．

2）原因：発症・進展機序

RPGN の病型分類は，腎生検病理組織および ANCA，抗 GBM 抗体，抗 DNA 抗体，免疫複合体などの血清学的指標を鑑みて，蛍光抗体陰性である pauci-immune 型と陽性を示す免疫複合型に分けられる．この免疫複合体型には，CHCC 2012 より抗 GBM 型が含まれるようになった（図1-5）．pauci-immune 型には，MPO-ANCA 陽性 RPGN，PR3-ANCA 陽性 RPGN，ANCA 陰性型がある．

3）症　状

通常，自覚症状としては全身倦怠感，発熱，食欲不振，上気道炎症状，関節・筋肉痛，悪心，嘔吐，体重減少などの非特異的症状で潜行性に発症することが多い．一方，自覚症状を欠き，検尿異常あるいは血清クレアチニン値の上昇がみられ，精査の結果診断にいたる場合もある．

他覚症状としては浮腫，肉眼的血尿，乏尿・無尿，ネフローゼ症候群，急性腎炎症候群，高血圧症などがある．

4）診断（病理）

RPGN の予後の改善には，腎機能障害が軽度の時点で RPGN を疑い，治療方針の決定のために，すみやかに病型診断をすることが重要である．

具体的には，
①腎炎性尿所見の確認：血尿，蛋白尿，円柱尿など
②GFR＜60 mL/min/1.73 m^2
③CRP 高値や赤沈亢進

以上 3 つの所見をすべて認めた場合は，すみやかに腎生検を検討する[1]．

慢性腎炎に伴う緩徐な腎機能の悪化や感染症を伴う場合は，1〜2 週後に血清クレアチニン値の上昇がないかを確認するべきである．また，新たに出現した尿所見異常の患者では RPGN を念頭において，1〜3 カ月以内に再検査を行い，腎機能の 30％以上の悪化がみられる場合は RPGN を疑う．

血尿（糸球体性），蛋白尿，赤血球円柱，顆粒円柱などの腎炎様尿所見を認め，過去の検査結果などと比較し数週から数カ月の経過で腎機能が悪化している場合は，RPGN と診断する．また過去のデータがない場合は超音波や CT で腎臓のサイズ，皮質の厚さ，皮髄境界の程度により判断する．

病理：本項では抗 GBM 病および ANCA 型腎炎について述べる．

抗GBM病
① 光学顕微鏡所見：半月体形成性糸球体腎炎を呈し，壊死性病変としてGBMの断裂，核崩壊像，フィブリン析出・塞栓，メサンギウム融解などを認める．また尿細管・間質病変として，間質の浮腫，間質炎，尿細管炎を認め，進行例では尿細管の萎縮や間質の線維化を認める．
② 蛍光抗体法：糸球体毛細血管壁に沿ってIgGが線状に沈着する．
③ 電子顕微鏡所見：GBMの断裂，肥厚，菲薄化，ポドサイトの剥離を認める．また糸球体毛細血管腔の狭小化・閉塞，内腔へのフィブリンの析出もみられるが，高電子密度沈着物（electron dense deposit）はみられない．

ANCA型腎炎
① 光学顕微鏡所見：半月体形成性糸球体腎炎を呈し，抗GBM病と同様に壊死性病変としてGBMの断裂，核崩壊像，フィブリン析出・塞栓，メサンギウム融解などを認める．尿細管・間質病変として，間質の浮腫，間質炎，尿細管炎を認め，進行例では尿細管の萎縮や間質の線維化を認める．

血管病変としてMPO-ANCA陽性の顕微的多発血管炎もPR3-ANCA陽性の多発血管炎性肉芽腫も，小葉間動脈，細動脈，傍尿細管毛細血管，小葉間静脈のフィブリノイド壊死や血管壁への炎症細胞浸潤が認められる．それに加え，多発血管炎性肉芽腫症では小・細動脈の巨細胞を伴う壊死性肉芽腫性血管炎の所見がみられる．
② 蛍光抗体法：通常，免疫グロブリンや補体の沈着は認められない（pauci-immune型）．
③ 電子顕微鏡所見：GBMの断裂，肥厚，菲薄化，ポドサイトの剥離を認める．また糸球体毛細血管腔の狭小化・閉塞，内腔へのフィブリンの析出もみられるが，高電子密度沈着物はみられない．

5）治 療[1]

(1) 抗GBM病の治療指針（図1-6)[2]

抗GBM型RPGNの原疾患に対する治療の原則は，血漿交換療法と免疫抑制療法（ステロイドパルス療法＋免疫抑制薬）である．血清クレアチニンが6 mg/dL以上の症例では，6 mg/dL未満の症例と比較して，血漿交換療法と免疫抑制療法との併用療法によって腎機能が改善する症例はきわめて少ないと報告されていた．したがって，高度の腎機能障害を有する症例や乏尿・無尿の症例の腎機能の改善は認められないことが多く，危険を伴う積極的な治療は推奨されてこなかった．しかし，これらの症例でも，発症からの期間が短く，病理組織学的に線維性半月体や間質の線維化が軽度であれば腎機能の改善も期待できることから，すみやかに腎生検を施行し，血漿交換療法と免疫抑制療法との併用療法の治療適応の可否を確認することが推奨されるようになった．

血漿交換療法：5%アルブミンを置換液として50 mL/kg/回（最大4 L）の血漿交換を連

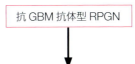

図 1-6 抗 GBM 型急速進行性糸球体腎炎の治療指針
(厚生労働省特定疾患進行性腎障害に関する調査研究班報告.
急速進行性腎炎症候群の治療指針　第2版)

日または隔日で2週間ないし抗 GBM 抗体が正常化するまで施行する．肺胞出血合併例では，5％アルブミンで置換した後に新鮮凍結血漿300〜400 mL を毎回最後に投与する．

副腎皮質ステロイド：経口副腎皮質ステロイド(PSL 換算 40〜60 mg)を投与し経過をみながら投与量を漸減する．重症例に対しては，ステロイドパルス療法(500〜1,000 mg/日，3日間)を数クール施行する．免疫抑制薬に関しては，経口副腎皮質ステロイドのみでは効果が不十分または副腎皮質ステロイド投与量の漸減が困難な症例に対し，免疫抑制薬(シクロホスファミド：CY 1〜2 mg/kg/日)の併用を行う．ただし，腎機能低下例に対しては，投与量の減量あるいは投与を避ける．

(2) **ANCA 陽性急速進行性糸球体腎炎治療指針**(図 1-7)[3)]
臨床所見をスコア化した重症度分類を**表 1-5**に示す．
ANCA 陽性 RPGN の初期治療のステートメント
①70 歳以上または透析中の臨床重症度ⅠまたはⅡの患者では，経口副腎皮質ステロイド単独で開始する．
②70 歳未満で臨床重症度ⅠまたはⅡの患者ではステロイドパルス＋経口副腎皮質ステロイド，若年者ではステロイドパルス療法＋経口副腎皮質ステロイド＋シクロホスファミド(CY)で治療開始する．
③70 歳以上または透析施行中の臨床重症度ⅢまたはⅣの患者ではステロイドパルス療法＋経口副腎皮質ステロイド，70 歳以上では経口副腎皮質ステロイド単独の治療を考慮する．
④70 歳未満で臨床重症度ⅢまたはⅣの患者では，ステロイドパルス療法＋経口副腎皮

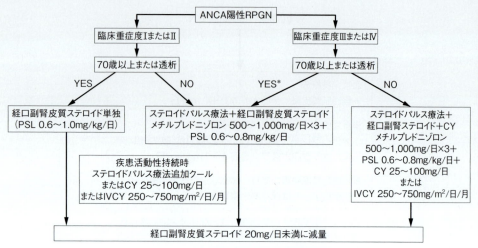

図1-7 ANCA陽性RPGNの治療指針
(厚生労働省特定疾患進行性腎障害に関する調査研究班報告．急速進行性腎炎症候群の治療指針 第2版)

表1-5 臨床所見のスコア化による重症度分類

スコア	血清クレアチニン (mg/dL)*	年齢 (歳)	肺病変の有無	血清CRP (mg/dL)*
0	Cr<3	<60	無	<2.6
1	3≦Cr<6	60～69		2.6～10
2	6≦Cr	≧70	有	>10
3	透析療法			

*初期治療時の測定値

臨床重症度	総スコア
Grade I	0～2
Grade II	3～5
Grade III	6～7
Grade IV	8～9

(厚生労働省特定疾患進行性腎障害に関する調査研究班報告．急速進行性腎炎症候群の治療指針 第2版)

質ステロイド＋CY を基本とするが，腎機能や合併症を勘案し，治療法の選択をする．
⑤ANCA と抗 GBM 抗体が同時陽性の場合，RPGN の治療指針における抗 GBM 抗体型 RPGN に対する治療を行うことを基本とする．
⑥MPO-ANCA および PR3-ANCA 陰性 pauci-immune 型血管炎による RPGN の初期治療では，ANCA 陽性 RPGN に準じた治療を原則とする．
⑦海外の報告では，高度腎機能障害例において，血漿交換療法の追加が腎機能予後改善に有効とのエビデンスがあるが，わが国の症例については明らかではない．

6）予　後

抗 GBM 型 RPGN は最も重篤な RPGN の病型であり，早期の治療介入が重要である．近年，抗 GBM 抗体型 RPGN の治療開始時の血清クレアチニン値は低下傾向にあり，早期の治療介入は実践されてはいるが，生命・腎予後ともにいまだに不良である．
　一方，MPO-ANCA 陽性 RPGN の 3 大死因は感染症，肺出血，腎不全であり，感染症による死亡は血管炎自体による死亡を上回っている．また全身型，肺腎型は予後不良であるが，腎限局型の生命予後は良好である．PR3-ANCA 陽性 RPGN では，免疫抑制薬（シクロホスファミド）と大量の副腎皮質ステロイド薬の併用で予後は改善している．主な死因としては，敗血症や肺感染症が多い．

3 慢性腎炎症候群

概念：WHO 分類

　糸球体腎炎の診断は腎生検による組織学的検索によるが，臨床経過からは WHO 分類によって，①急性腎炎症候群，②急速進行性腎炎症候群，③再発性・持続性血尿，④慢性腎炎症候群，⑤ネフローゼ症候群に分類される．このなかで，慢性腎炎症候群は蛋白尿・血尿が 1 年以上持続し，経過とともに腎機能が低下するものをいう．
　病理組織学的には，光学顕微鏡・電子顕微鏡・免疫組織学的所見によって，①微小変化型，②巣状糸球体腎炎，③巣状糸球体硬化症，④メサンギウム増殖性糸球体腎炎(IgA 腎症・非 IgA 腎症)，⑤膜性腎症，⑥膜性増殖性糸球体腎炎，⑦高密度沈着物性糸球体腎炎，⑧硬化性糸球体腎炎に分類される．

1．膜性腎症（MN）

1）概念・疫学

　膜性腎症（membranous nephropathy：MN）は，糸球体基底膜の上皮下への免疫複合体沈着による肥厚を特徴とし，増殖性変化に乏しい糸球体腎炎である．

表1-6　膜性腎症の原因疾患

① 原発性（特発性）膜性腎症
② 二次性膜性腎症
　・自己免疫疾患（膠原病）
　　　全身性エリテマトーデス（ループス腎炎V型）
　　　混合性結合織病
　　　関節リウマチなど
　・悪性腫瘍
　　　消化器癌，肺癌，乳癌などに多くみられる
③ 感染症
　・B型肝炎，C型肝炎，梅毒，マラリアなど
④ 薬剤性
　・金製剤，ブシラミン，D-ペニシラミン，水銀など

　多くは30歳以降に発症し，ネフローゼ症候群の状態で発見されることが多い．約75%が原発性（特発性）であり，残りは膠原病，悪性腫瘍，薬物による二次性のものである（表1-6）．

　検診などで発見される例もあるが，特発性の約70%はネフローゼ症候群を呈する．一方，ネフローゼ症候群の観点からみると，40歳以上の中高年のネフローゼ症候群のうち過半数は膜性腎症であり，最も頻度の高いものと考えられる．

　長期予後をみると，約30%に自然寛解があるといわれているが，発症20年での腎生存率は約60%と不良である．

　欧米では治療の反応性の違いや悪性腫瘍の合併が高いこと，また自然寛解に対する考え方の違いなどから，わが国とは治療方針が若干異なっている．

2）原因：発症・進展機序

　糸球体係蹄壁に免疫グロブリン（IgG）と補体（C3）が顆粒状に沈着することから（図1-8），免疫複合体の沈着によるものと考えられるが，病因の多くはこれまで不明であった．

　二次性の膜性腎症，たとえば全身性エリテマトーデス（SLE）の場合は血中で免疫複合体が形成されて基底膜に沈着するが，原発性の場合は糸球体係蹄壁の上皮細胞抗原に抗体結合によって免疫複合体が形成されると考えられ，この内因性抗原として最近，PLA2R（phospholipase A_2 receptor）が最も有力であるといわれている．実際，欧米では70～90%に陽性所見が認められ，その値は治療による尿蛋白の減少と並行し，活動性のマーカーとしても利用できる可能性がある．しかし，わが国の特発性膜性腎症におけるPLA2Rの陽性率は50%と低く，環境因子，遺伝要因，測定方法の統一化などの課題が残されている．陽性率が低いにもかかわらず疾患の寛解率は欧米に比べて高く，病態が

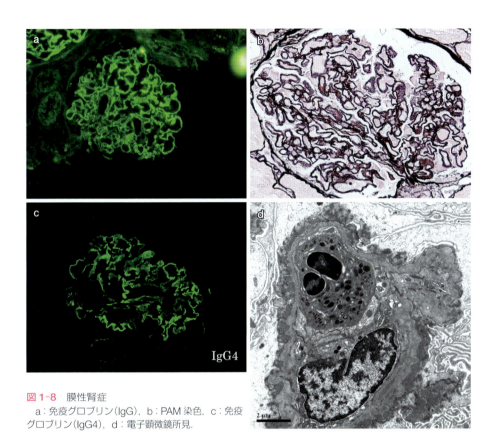

図1-8　膜性腎症
　a：免疫グロブリン(IgG)，b：PAM染色，c：免疫グロブリン(IgG4)，d：電子顕微鏡所見．

異なる可能性もあり，またPLA2Rが原因でない場合に寛解しやすい可能性もある．
　PLA2R陽性の場合，特発性膜性腎症の診断としては感度69％，特異度99％とされている．

3）症　状

　緩徐に発症するものと考えられるが，発見されたときはネフローゼ症候群を呈しており，浮腫・高血圧を合併していることが多い．尿蛋白の選択性は低く，血尿は半数程度にみられる．二次性の膜性腎症のなかでは悪性腫瘍の合併に注意が必要であり，50歳以上での発症では20％以上の確率ともいわれる．また，膠原病の診断，薬剤性を考えての内服薬のチェックは重要である．

4）診断(病理)（図1-8）

　①光学顕微鏡（LM）：PAS染色では糸球体係蹄壁のびまん性肥厚を認め，メサンギウ

ム細胞の増殖はない．

PAM 染色では特徴的なスパイクを認めるが，これは上皮側に沈着した染色されない免疫複合体に向かって新生基底膜が再生するためである．

②免疫蛍光法(IF)：IgG と C3 が係蹄壁に沿って顆粒状に沈着する．IgG のサブクラスでは，特発性膜性腎症では IgG4 が主体であり，二次性膜性腎症，特に悪性腫瘍によるものでは IgG1・2 が陽性になる．C1q が染色された場合はループス腎炎 V 型を疑う．

③電子顕微鏡(EM)：免疫沈着物は高電子密度沈着物(electron dense deposit)として，基底膜よりも濃く染色される．

5) 治療：アルゴリズム(図 1-9)

まず，二次性の膜性腎症を確実に診断することが重要である．特に悪性腫瘍，膠原病(SLE)，薬剤によるもの，B 型肝炎ウイルス(HBV)，C 型肝炎ウイルス(HCV)によるものは原疾患の治療で腎炎が改善する可能性も高い．

特発性膜性腎症はネフローゼ症候群を呈することがほとんどであり，図 1-9 のアルゴリズムに従い，まずステロイド治療を始めるが，寛解・不完全寛解 I 型にいたらないものはシクロスポリンやミゾリビンなどの免疫抑制薬の併用を考える．

現在，ステロイド単独群とステロイド＋ミゾリビン併用群の比較試験が進行中である．欧米では，自然寛解への考え方，PLA2R 陽性率が高いこと，悪性腫瘍の合併が高いことなどから，治療の最初の 6 カ月間はアンジオテンシン II 受容体拮抗薬(ARB)などを中心とした腎保護療法のみで観察し，ステロイドの単独療法も推奨されていないなどの相違がある．わが国でも，腎保護として ARB，アンジオテンシン変換酵素阻害薬(ACEI)，脂質異常治療薬，抗血小板薬などは併用が望ましいと考える．

6) 予　後

一般的に進行は緩徐なものが多いが，再燃・寛解を繰り返すものもある．約 30% に自然寛解があり，腎生存率は 20 年で 60% である．

尿蛋白の多い例や高血圧を合併する例，男性，高齢者などは予後不良因子である．

2．膜性増殖性糸球体腎炎(MPGN)

1) 概念・疫学

膜性増殖性糸球体腎炎(membranoproliferative glomerulonephritis：MPGN)は，糸球体係蹄壁の肥厚・二重化(糸球体基底膜と内皮細胞間へのメサンギウム細胞の間入による)と分葉状の細胞増殖性病変を病理学的特徴とする．

補体成分 C3 の低下を認めることが多く，低補体血症性腎炎の 1 つである．原発性(特発性)のほかに二次性として種々の疾患を原因として発症する．

小児期(8～16 歳)の発症が大部分であるが，衛生環境の発達により発症は年々減少傾

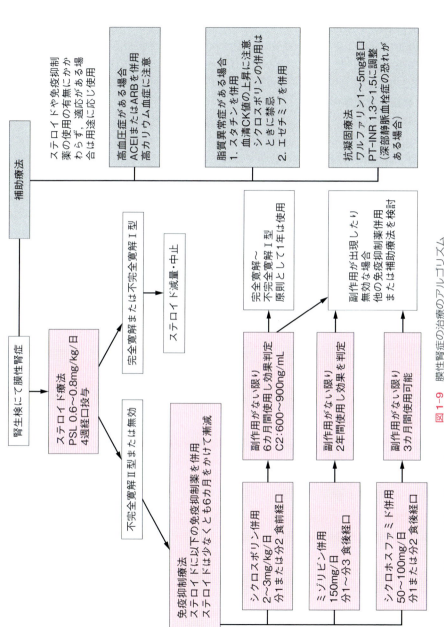

図1-9 膜性腎症の治療のアルゴリズム

(厚生労働省難治性疾患克服研究事業進行性腎障害に関する調査研究班難治性ネフローゼ症候群分科会. ネフローゼ症候群診療指針)

向にある．わが国では腎生検例の数％と少ないが，感染症の多い発展途上国ではこれより多い数字である．

電子顕微鏡所見からⅠ・Ⅱ・Ⅲ型に分類されるが，Ⅰ型が最も多く，Ⅱ型はdense deposit disease（DDD）といわれ，全身的な代謝疾患による腎糸球体障害であり，かなりまれである．半数以上でネフローゼ症候群を呈し，10年腎生存率は40％と不良である．

2）原因：発症・進展機序

原因は不明であるが，二次性のものが多数を占める．特に感染症，自己免疫疾患，悪性腫瘍を原因とするものに対しては慎重に検討する必要がある．低補体血症を高率に認め，どの型も糸球体への補体C3の沈着を認める．

MPGN病変の形成には補体C3が重要な役割を果たしており，補体のalternative pathway（AP）の活性化をきたすものとしてC3NeF（nephritic factor），C4NeF，Factor Hなどが考えられている．

近年多いHCV関連のMPGNでは全例にクリオグロブリンを認め，このための症状（皮膚の紫斑や関節痛など）を伴ったネフローゼ症候群を呈し，急速進行性腎炎症候群様の臨床経過をとることもある．また，移植後の再発が高率にみられるのも特徴である．

3）症　状

半数以上はネフローゼ症候群を呈し血尿を伴う．高血圧・腎機能低下を伴うものも多いが，血尿のみ，ネフローゼレベル以下の蛋白尿のこともあるなど，症状が多彩であることも特徴である．

小児では，急性腎炎症候群で発症したり先行する上気道炎症状がはっきりしているものもある．全体としては二次性のものが多いため，自己免疫疾患，感染症，悪性腫瘍などの症状に注意する．

4）診断（病理）（図1-10）

血尿を伴うネフローゼ症候群で持続性の低補体血症（CH_{50}の低下），補体C3の低下を主に認め，C4も低下することがある．C3NeFあるいはC4NeFの存在が持続性低補体血症を引き起こすと考えられる．二次性のものではHCV腎症としての発症が多いため，肝炎ウイルス，クリオグロブリンは必ずチェックする．

①光学顕微鏡（LM）：糸球体係蹄壁の肥厚（PAM染色による基底膜の二重化）と分葉状のメサンギウム細胞の増殖，単球マクロファージによる管内増殖性変化の両者が存在する．

②蛍光抗体法（IF）：C3が糸球体係蹄壁に沿って顆粒状に免疫グロブリンより強く染色されるのが特徴である．fringe（縁取り）パターンとよばれる．Ⅱ型はC3は陽性であるが，免疫グロブリンの沈着を認めず，C1qやC4も陰性である（急速に腎不全が進行する例が多く，血清C3は著しく低値を示す）．

③電子顕微鏡（EM）：Ⅱ型では特に基底膜内に電子密度の高い帯状の沈着物を認め，

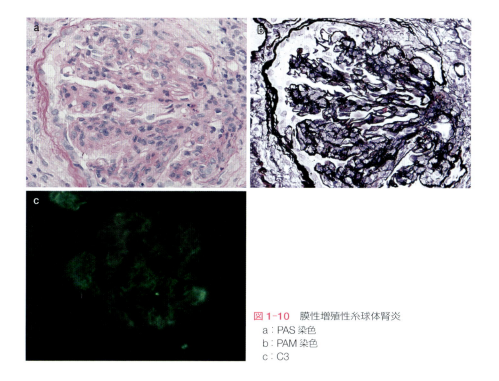

図 1-10　膜性増殖性糸球体腎炎
　a：PAS 染色
　b：PAM 染色
　c：C3

　　partial lipodystrophy(PLD)に合併する全身性の代謝性疾患である．
5) 治療：アルゴリズム(図 1-11)
　　ネフローゼ症候群を呈する場合はパルス療法を含めたステロイド治療が中心になる．
　　レニン-アンジオテンシン系(RAS)阻害薬や抗血小板薬などの腎保護療法，食事療法を加えるが，ステロイドに他の免疫抑制薬を併用することも考える．二次性として多いHCV 関連 MPGN では，抗 HCV 療法(IFN＋リバビリンなど)を考慮する．難治例や急激な悪化例では C3NeF の除去などを目的として血漿交換療法の報告もある．また C3NeF をもつ症例では，抗 CD20 抗体であるリツキシマブや抗 C5 抗体であるエクリズマブも有用性が認められている．
6) 予　後
　　10 年腎生存率は 40％前後といわれているが，早期診断によって以前よりもやや改善されている．ネフローゼ症候群を伴うものは予後悪化の重要な因子である．また腎移植後の再発が高率にみられるのも特徴である．

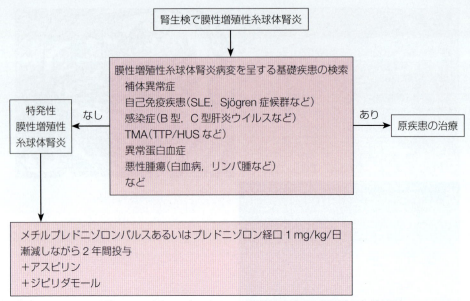

図1-11 膜性増殖性糸球体腎炎の診療指針
(厚生労働省難治性疾患克服研究事業進行性腎障害に関する調査研究班難治性ネフローゼ症候群分科会．ネフローゼ症候群診療指針)

COLUMN

C3腎症とは？

　MPGNは血清補体価・C3の低値を特徴とし，alternative pathway(AP)の活性化が関与するものと免疫グロブリンが関与するものに分けられ，後者は自己免疫疾患や感染症，悪性腫瘍などが関連する．C3沈着が強いものをC3腎症とよぶが，MPGN以外の活動性のある腎炎でC3が他の免疫グロブリンに比べて2段階以上強いものをC3腎症とする疾患概念である．

3．巣状分節性糸球体硬化症(FSGS)

1）概念・疫学

　巣状分節性糸球体硬化症(focal segmental glomerulosclerosis：FSGS，focal glomerular sclerosis：FGS)は，1957年にRichらにより小児ネフローゼ症候群の剖検例として初めて報告された[1]．その後1970年代にInternational Study of Kidney disease in Children(ISKDC)において，FSGS が進行性腎機能低下の原疾患であることが明らかにされた．

　1995 年の WHO 分類によれば，FSGS はネフローゼ症候群を呈しステロイド抵抗性(ときに感受性)を示す病態と，無症候性蛋白尿と血尿を伴う病態の 2 つに分類されている．つまり，FSGS は病態や疾患概念を包括する臨床病理学的概念であり，原因が特定できない原発性(一次性)と，二次性(既知の病態を背景に病理学的基準を満たす病変をもつが，腎炎などは除外される病態)に分けられると考えられるようになった．その後，かつては原発性 FSGS と考えられていた病態の原因が明確となり，二次性に分類されるようになり，最近はポドサイト病という新しい概念が提唱されるなど，FSGS の概念は時代とともに変化している．加えて，collapsing glomerulopathy のように，上皮増殖や cellular variant などの管内増殖を特徴とする硬化病変を形成する前の前駆病変に特徴的所見のある FSGS が，欧米を中心に増加している．このような背景から，FSGS の定義は必ずしも明確にされてはいない．しかし，FSGS の診断には腎生検が不可欠であることは，現在も変わっていない．

　日本での発症頻度は比較的低く，日本腎生検レジストリー(J-RBR)における一次性糸球体疾患 732 例の病型分類では，11.1％が FSGS であり，40 歳未満でのネフローゼ症候群に占める割合は約 17％程度であった[2]．また，FSGS のうち約 60％は 15 歳以下に発症し，小児ネフローゼ症候群のうち約 10％が FSGS である[3]．

2) 原因：発症・進展機序

　FSGS は臨床病理学的概念であるため，診断に際しては臨床情報を加味しながら病理組織学的に診断される．原因が特定できる場合とできない場合とで大別することができるが，近年，糸球体上皮細胞の構造膜蛋白の遺伝子変異により発症する家族性・遺伝性 FSGS が次々に報告されている(表 1-7)．

　原発性(一次性)FSGS は，現在もなお病因が特定できず不明な部分が多いが，主として T 細胞の機能異常に伴う糸球体上皮細胞障害が主要な機序の 1 つとして想定されている．その他，血行力学的要因や液性因子などが関与する可能性が指摘されている．発症様式としては，高度の蛋白尿を呈することが多く，微小変化型ネフローゼ症候群と比較して尿蛋白選択性は低い．また，血尿はあってもわずかであることが多く，肉眼的血尿はほとんど認められない．

　二次性 FSGS は，さらに家族性・遺伝性，ウイルス性，薬剤性，残存腎病態の 4 つに大別されている．家族性・遺伝性 FSGS は，その多様な病態を反映して蛋白尿のレベルもさまざまである．ウイルス性としては，HIV 関連腎症やパルボウイルスによるものが，薬剤性としては，ヘロイン，インターフェロンα，リチウム，パミドロネート，鎮痛薬などによるものが報告されている．残存腎病態(機能的適合現象に伴う構造変化)としては，逆流性腎症や片側性腎無形成，外科的腎切除，慢性移植腎症，高血圧，肥満，

表 1-7 ヒト巣状分節性糸球体硬化症および先天性ネフローゼ症候群における足細胞関連遺伝子変異

遺伝子産物	遺伝子	遺伝形質
Slit diaphragm proteins		
Nephrin	NPHS1	AR
Podocin	NPHS2	AR
CD2-associated protein	CD2AP	AR?
Transient receptor potential cation 6	TRPC6	AD
Cytosolic proteins		
α-actinin-4	ACTN4	AD
Phospholipase Cε1	PLCE1	AR
Nonmuscle myosin heavy chain ⅡA	MYH9	AD
Basal membrane proteins		
Laminin-β2	LAMB2	AR
β-4-integrin	ITGB4	AR
Tetrasparin CD151	CD151	AR
Nuclear proteins		
Wilms tumor 1	WT1	AD
Chromatin-bundling protein	SMARCAL1	AR?
Mitochondrial products		
Mitochondrial tRNAleu	mtDNA-A3243G	maternal

AD：常染色体優性遺伝，AR：常染色体劣性遺伝
(D'Agati VD. Podocyte injury in focal segmental glomerulosclerosis：Lessons from animal models. Kidney Int 2008；73：399-406 より作成)

鎌状赤血球症などのさまざまな病態が原因としてあげられる．残存腎病態では，ネフローゼ症候群をきたすほどの蛋白尿はみられないことが多いが，家族性・遺伝性や薬剤性 FSGS の場合にはネフローゼ症候群を呈することもしばしばで，それぞれの原因検索を行わなければ特発性 FSGS との鑑別は困難である．

3）症　状

　FSGS 患者のうち，ネフローゼ症候群を呈する割合は約 90％であるが，ときに無症候性蛋白尿が持続することもある．ネフローゼ症候群の症状として浮腫（四肢・体幹の浮腫，胸・腹水貯留），脂質異常，血栓傾向（凝固能亢進），易感染性がみられ，ときに急性腎障害を生じることがある．

　血液検査所見では，低蛋白・低アルブミン血症と脂質異常（総コレステロール値上昇，LDL コレステロール上昇，中性脂肪上昇など）を認めるほか，血栓傾向（アンチトロンビ

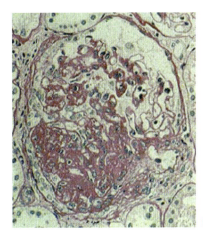

図1-12　分節性硬化を認める糸球体

ンⅢ低下，プラスミノゲン低下，FDP上昇など)，血液濃縮(赤血球増加)などがみられる．また，尿検査所見としては，高度の蛋白尿と血尿，多彩な円柱を認めることが多いが，肉眼的血尿を呈することは比較的まれであり，そのような場合には他の糸球体疾患の合併も念頭におくべきである．

なお，FSGSがさまざまな原因疾患を含んだ病態であることから，FSGSに特異的とされる臨床検査所見はない．

4) 診断(病理)

FSGSは病理組織学的診断であり，その組織診断は光学顕微鏡(光顕)が基本になるが，光顕所見のみでは他の疾患に伴った分節性硬化と見分けることはしばしば困難である．また，原発性(一次性)FSGSと二次性FSGSでは，典型的な場合を除き組織学的な明らかな差はないと考えられている．

FSGSにおける光顕上の定義は，採取された糸球体数の50%以下の糸球体に硬化病変(毛細血管虚脱または消失，基質の蓄積)を認めることと，各糸球体の50%以下の領域に硬化病変を認めることの2つを満たしていることが基本となる．病変は腎髄質に近い部分の糸球体に認められることが多く，糸球体内では硬化病変が毛細血管係蹄の外側に存在するのが一般的で，特に血管極と尿細管極では硬化病変が起こりやすい．ボーマン嚢との癒着も認めていることが多い(図1-12)．また，硬化病変に上皮細胞やメサンギウム細胞，毛細血管内の細胞増多を伴う場合が多く，巣状分節性に管内に泡沫細胞を認めることもある．尿細管間質病変は，尿細管萎縮と軽度の炎症細胞浸潤を含む間質線維化であり，形態学的にはFSGS特異的ではないものの，微小変化型ネフローゼ症候群との鑑別や腎予後の予測には有用である．尿細管間質病変を伴わないFSGSの腎予後は，5

年生存率98%, 10年生存率85%であるのに対し, 尿細管間質病変を伴うFSGSでは, 5年生存率84%, 10年生存率55%であったと報告されている[3]. なお, 細動脈, 細小動脈の内皮下に硝子様物質の沈着を認めることがある.

蛍光抗体法では, 基本的に免疫グロブリンの沈着を認めない場合が多いが, 巣状分節性にIgMやC3の沈着を認めることも少なくない. これは糸球体毛細血管の透過性亢進による高分子グロブリンの非特異的内皮下沈着であると考えられ, FSGSに特異的な変化ではないといわれている[4].

電子顕微鏡(電顕)では, 病変分布が巣状分節性であることや観察可能な糸球体数が少ないことなどから, 病変観察の機会は実際には少ないが, 糸球体上皮細胞の剝離像やさまざまな程度の足突起消失を認めることがある. いずれも, アーチファクトであったり高度蛋白尿の影響を受けてみられたりする所見であるため, 電顕所見のみからFSGSを診断することは困難である[4].

5) 治療:アルゴリズム(新しい治療法の実際と効果)

FSGSの治療法はいまだ十分に確立されていないが, 不完全寛解I型の要件である1日尿蛋白量1g未満を目標に積極的な治療を行っていくことが推奨されている[2].

初期治療としては, プレドニゾロン(PSL)1 mg/kg/日(最大60 mg/日)相当でステロイド治療を少なくとも4週間行う. 経口ステロイド治療で効果が不十分な場合や重症例では, ステロイドパルス療法も考慮され, その場合はメチルプレドニゾロン500〜1,000 mg/日, 点滴静注3日間連続投与を1クールとして, 2週間隔で3クールまで繰り返すのが一般的である.

上記ステロイド治療で不完全寛解I型にいたれない場合は, 治療抵抗性と考えて免疫抑制薬の併用が考慮される. わが国ではカルシニューリン阻害薬(シクロスポリン), プリン代謝拮抗薬(ミゾリビン), アルキル化薬(シクロホスファミド)が使用可能である.

また, ステロイド療法・免疫抑制療法のほかに, 補助的療法として降圧療法(減塩食, RAS系阻害薬), 脂質改善療法(脂質異常症治療薬, LDLアフェレーシス), 抗血小板・抗凝固療法(抗血小板薬, 抗凝固薬)を適宜追加していく必要がある.

FSGSにおける治療アルゴリズムを図1-13に示す.

6) 予 後

各種の治療に抵抗性を示し, 高度の蛋白尿を軽減できない症例での予後はきわめて不良であるが, 不完全寛解I型以上まで改善を認めた症例では, 予後は比較的良好であったと報告されている. FSGS全体での腎生存率(透析非導入率)は10年で85.3%, 15年で60.1%, 20年で33.5%であった[2]. また, 小児発症例のほうが成人発症例よりも寛解率が高いと一般的にはいわれている.

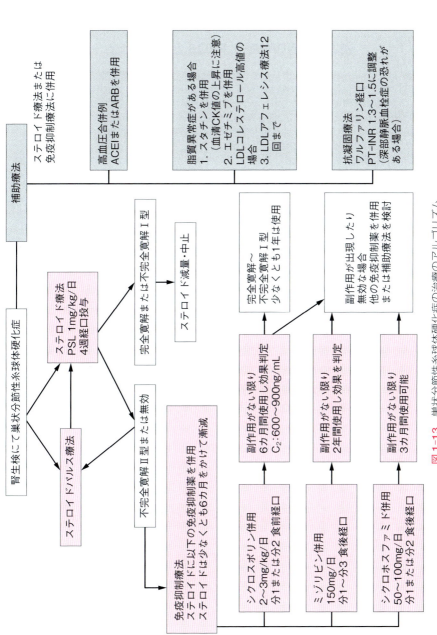

図1-13 巣状分節性糸球体硬化症の治療のアルゴリズム
(松尾清一ほか. ネフローゼ症候群診療指針. 日腎会誌 2011；53(2)：78-122)

COLUMN

逆流性腎症(VUR)とFSGSとの関係は？

逆流性腎症(reflux nephropathy)とは，尿管膀胱開口部に先天的異常があるため，膀胱内圧が上昇したときに生じる膀胱尿管逆流現象(vesicoureteral reflux：VUR)が繰り返されることにより生じた腎障害のことである．幼小児期に繰り返す膀胱炎，腎盂腎炎や尿所見異常などにより発見されることが多く，VURを繰り返すことにより腎盂内圧が上昇すると，腎杯の平坦化や棍棒状変化が生じる．さらに免疫異常が加わると，両側腎に巣状糸球体硬化性病変が出現すると考えられている．その時期には，尿蛋白は陽性となることが多いが，まれにネフローゼ症候群を呈することもあり，末期腎不全にいたる症例も少なくない．2～3歳までに自然に軽快する症例も存在するが，自然治癒せず進行し巣状糸球体硬化病変が出現して腎不全にいたる症例が多く，二次性FSGSの原因の1つとして重要である．

4．IgA腎症

1) 概念・疫学

IgA腎症は，世界で最も多い原発性糸球体腎炎である．この疾患は，1968年にフランスのNecker Hospitalの病理学者であるJ. Bergerらにより，「糸球体にIgAとIgGが沈着することを特徴とする腎炎」として初めて報告された．2007年から日本腎臓学会主導で行われている全国規模の腎生検レジストリー(J-RBR)の報告によると，日本では腎生検で確定診断される単一疾患で最も頻度の高いのはIgA腎症で，2007～2011年の5年間の推移をみても30～35％と毎年約1/3を占めている．診断されるIgA腎症患者の約55％は40歳以下で，CKD stage 1か2が約70％を占めることから，発症早期に診断されていることがうかがわれる．

日本同様本症が多発する地域としては，アジア，特に東アジア地域とフランスやイタリアなどの南欧諸国(いずれも腎生検診断の20～40％)が知られる一方で，北米では2～10％，南米では6％程度，アフリカ諸国などでは非常にまれであることが知られている．このように地域差，民族性，家族内集積を認めることから，発症の一因として遺伝的背景が指摘されている．

IgA腎症の発症年齢は，1995年の全国疫学調査では15～20歳と40～45歳の二峰性を示し，推定発症時期から医療期間を受診し腎生検にて診断が確定されるまでに，平均3年以上経過していることが明らかになっている．2009年から行われている腎臓病総合レジストリー(J-KDR)とJ-RBRを用いた「IgA腎症の腎病理所見とその予後の関連に関する前向き多施設共同研究(J-IGACS)」の最近の調査では，発症年齢の二峰性ピークは30歳前後と50歳前後であり約10年ずれているが，その原因は不明である．

2011年に行われた全国疫学アンケート調査をもとにした解析では，日本のIgA腎症の発症率は10万人あたり3.9～4.5人/年と推定される．無症状で緩徐に進行することも多い本疾患の全貌を表していない可能性があるが，2003年にレセプト情報などをもとに行われた全国疫学調査では，腎生検にて診断されIgA腎症で受療した全国の患者数（有病患者数）は33,000人（95%信頼区間28,000～37,000）と推計されている．

IgA腎症の発見動機は，日本では健診などで偶然に血尿・蛋白尿が発見されるもの（chance hematuria and/or proteinuria）が約70%と大多数を占め，肉眼的血尿での発見は約10%程度とされる．韓国や台湾など学校検診などで検尿スクリーニングが行われている国では，日本と同様にIgA腎症の頻度が高く，chance hematuria/proteinuriaでの発見が多い．欧米の諸外国では，肉眼的血尿や浮腫など症候性所見による発見の比率が高く，発見動機や診断は健診・検尿システムや腎生検施行対象症例の選択基準が大きく影響していると考えられる．患者の男女比は，諸外国では男性にやや多いとされるが，日本では明らかな性差を認めない．

2）原因：発症・進展機序

IgA腎症患者の血清中には多量体IgA1が増加し，糸球体に沈着するIgAはIgA1が主体であることが知られていた．この血清・糸球体IgA1の一部の糖鎖修飾異常が病因と深く関わることが近年明らかとなった．ヒトは2種類のIgAサブタイプ，IgA1とIgA2を有するが，両分子の違いの1つはヒンジ部位のアミノ酸組成で，特にIgA1のヒンジ部位にはO-結合型糖鎖が結合している．

O-結合型糖鎖は，糖鎖修飾酵素の働きによって個々のO-結合型糖鎖構造には多様性がみられるが，内側よりN-アセチルガラクトサミン（GalNAc），ガラクトース（Gal），シアル酸（NeuAc）により構成される．IgA腎症患者の糸球体IgA1は，そのO型糖鎖修飾が減少していることが指摘されていたため，以前から流血中の糖鎖修飾異常を起こしたIgA1が，IgA腎症の発症に関わるであろうことが推測されていた．

2007年になりIgA腎症患者の血清中にはGal修飾が減少したIgA1（GdIgA1）が増加していることが初めて定量的に示された．その後，IgA腎症患者の末梢血由来IgA1産生不死化細胞株により，糖鎖異常IgA産生機序，特に産生されるIgA1の分子量や糖鎖構造の解析が進み，これまでの報告同様，IgA腎症患者由来のIgA1は多量体が優位であり，Galが欠損したGal欠損型IgA1や，Galが欠損しかつNeuAcが結合した構造をもつIgA1が増加していることが確認された．さらに，患者由来のIgA1産生細胞株における特異的糖鎖修飾酵素の発現や酵素活性を検証したところ，糖鎖構造解析の結果を裏づけるように，GalをGalNAcに結合するβ1,3-galactosyltransferaseは発現・活性が低下し，逆にNeuAcをGalNAcに結合するα2,6-sialyltransferaseは発現・活性が亢進していることも確認された．

このような糖鎖修飾酵素の発現調節には，サイトカイン環境が深く関わっていると考

えられている．主にTh2サイトカインなどが，B細胞におけるβ1,3-galactosyltransferaseと，その分子シャペロンであるCosmcの発現低下を誘導し，その結果IgA1の糖鎖異常に関与していることもわかっている．一方で，IgA腎症患者の複数の家系を調査し，IgA腎症患者のみならず，発症していない血縁においても血清中のGdIgA1が増加していることより，糖鎖異常IgA1の産生は，サイトカイン産生を含む糖鎖修飾活性が遺伝的に規定されている可能性が考えられている．

　GdIgA1の産生場所として，口蓋扁桃を示唆する報告が蓄積している．口蓋扁桃由来のリンパ球が糖鎖修飾異常，特にO型糖鎖異常を有するIgAの産生に関わるとする日本からの複数の報告のほかに，中国からは扁桃においてβ1,3-galactosyltransferaseの発現低下やα2,6-sialyltransferaseの発現と活性亢進を誘導する一群のサイトカインの発現異常があることも報告されている．

　IgA腎症患者では，口蓋扁桃摘出術（扁摘）により血清IgA値が低下することがよく知られており，ある検討では扁摘後約4週に平均10%程度の低下が報告されている．扁摘後に血清IgA値の減少が平均低下率より大きい群と小さい群を比較すると，前者では扁桃における自然免疫系の活性化が亢進し，特にIgA腎症との関連が示唆されているToll-like receptor（TLR）9の発現が高く，さらにその患者群では扁摘パルスの治療効果が高いことが示されている．その後の検討で，血清GdIgA1の扁摘前後の変化を直接解析したところ，扁摘後にGdIgA1が低下する患者では，低下しない患者に比べ扁摘直後に有意に血尿が改善し，やはり扁桃におけるTLR9の発現量が有意に高値を示すことがわかり，扁桃は起炎性を有するGdIgA1の主要な産生部位の1つであることが示唆されている．

　IgA腎症患者では，GdIgA1が正常者に比し血中に上昇している一方で，患者の血縁者は腎症がないにもかかわらず血縁ではない正常者に比し上昇していることも知られている．つまり，GdIgA1だけでは病態は説明できず，IgA腎症が進展するには，別な病態の関与も想定される．

　IgA腎症患者の血中・尿中には，IgAを含む免疫複合体（IC）も増加している．ICを形成するIgAはGdIgA1であり，患者血中にはGdIgA1-IgG ICおよびGdIgA1-IgA ICが増加している．近年，IgA腎症患者血中にGdIgA1のO-結合型糖鎖のGalNAc残基を特異的に認識するIgG抗体が同定され，このGdIgA1特異的IgGは免疫グロブリン重鎖遺伝子の可変領域のアミノ酸配列が変化していることが判明し，現在ではIgA腎症の発症・進展にはGdIgA1（1st hit）だけではなく，内因性自己抗体（2nd hit）によるGdIgA1 IC形成（3rd hit）が必要と考えられている．ヒトIgA腎症と病態および遺伝子制御がきわめて類似する自然発症モデルマウス系においても，血中IgA濃度ではなく血中IgA ICレベルと腎炎重症度が相関し，IC形成が病態進展に重要であることが示されており，糖鎖異常によりIgAの自己凝集化あるいは内因性自己抗体とのIC形成により高分子化す

ることは，糸球体への親和性亢進や補体活性増強などを介して起炎性を獲得し，発症・進展につながっていると考えられる．

3）症　状

日本のIgA腎症の約70％は，学校検尿や職域健診などの機会に偶然血尿や蛋白尿を指摘されたことで発見されている．特に，尿潜血反応陽性・顕微鏡的血尿が最初の尿所見異常として発見されることが多いことから，血尿はIgA腎症の早期の症状として重要である．一方で，健診を受けることなく発症時期不明のまま血尿・蛋白尿とともに腎障害が進行したため，高血圧や血清クレアチニン値の上昇が出現し，これらを健診や外来で偶然に指摘されIgA腎症が発見される場合もある．

日本では，上気道感染が引き金となり発作的に生じる肉眼的血尿で発見されるのは約10％程度である一方，IgA腎症患者で上気道感染後の肉眼的血尿を経験する患者は全体の約30％程度と考えられている．

また，急性腎炎様症状やネフローゼ症候群による浮腫が発見の動機となることもあるが，日本では比較的まれである．

4）診断（病理）

厚生労働科学研究費補助金難治性疾患克服研究事業「進行性腎障害に関する調査研究班」IgA腎症分科会が主体となり，2011年に「IgA腎症診療指針」が改訂され（「IgA腎症診療指針—第3版」），**表1-8**に示す「IgA腎症の診断基準」が提唱された．同指針では，臨床的重症度分類（**表1-9**）に加え，組織学的重症度分類（**表1-10**）を加味した新たな予後分類（透析導入リスクの層別化）（**表1-11**）を提唱したことが特徴で，現在日本のIgA腎症臨床において汎用されている．

5）治療：治療法とガイドライン，扁桃摘出＋ステロイドパルス療法（扁摘パルス）の実際

（1）治療法とガイドライン

厚生労働科学研究費補助金難治性疾患克服研究事業「進行性腎障害に関する調査研究班」では，エビデンスを考慮しつつ専門医のコンセンサスに基づいた前述の診療指針を作成する一方で，腎臓専門医に標準的治療を伝え診療を支援するため，ガイドライン作成基準に則って，2014年に「エビデンスに基づくIgA腎症診療ガイドライン2014」をまとめた．2017年にはその改訂版も出版された．

この診療ガイドラインでは，主にランダム化並行群間比較試験の研究報告に基づいて，治療介入の腎機能障害の進行抑制効果と尿蛋白減少効果を検証し，ランダム化並行群間試験において対象患者の包含・除外基準にしばしば含まれている腎機能（血清クレアチニンあるいはGFR）と尿蛋白量から，腎機能障害の進行抑制を目的とした治療介入の適応が図示された（**図1-14**）．

表1-8 IgA腎症の診断基準

1．臨床症状
　大部分の症例は無症候であるが，ときに急性腎炎様の症状を呈することもある．ネフローゼ症候群の発現は比較的稀である．
　一般に経過は緩慢であるが，20年の経過で約40％の患者が末期腎不全に移行する．
2．尿検査成績
　尿異常の診断には3回以上の検尿を必要とし，そのうち2回以上は一般の尿定性試験に加えて尿沈渣の分析も行う．
　A．必発所見：持続的顕微鏡的血尿[注1]
　B．頻発所見：間欠的または持続的蛋白尿
　C．偶発所見：肉眼的血尿[注2]
3．血液検査成績
　A．必発所見：なし
　B．頻発所見：成人の場合，血清IgA値315 mg/dL以上（標準血清を用いた多施設共同研究による．）[注3]
4．確定診断
　腎生検による糸球体の観察が唯一の方法である．
　A．光顕所見：巣状分節性からびまん性全節性（球状）までのメサンギウム増殖性変化が主体であるが，半月体，分節性硬化，全節性硬化など多彩な病変がみられる．
　B．蛍光抗体法または酵素抗体法所見：びまん性にメサンギウム領域を主体とするIgAの顆粒状沈着[注4]
　C．電顕所見：メサンギウム基質内，特にパラメサンギウム領域を中心とする高電子密度物質の沈着

［付記事項］
1．上記の2-A，2-B，および3-Bの3つの所見が認められれば，本症の可能性が高い．ただし，泌尿器科的疾患の鑑別診断を行うことが必要である．
2．本症と類似の腎生検組織所見を示しうる紫斑病性腎炎，肝硬変症，ループス腎炎などとは，各疾患に特有の全身症状の有無や検査所見によって鑑別を行う．
　注1）尿沈渣で，赤血球5～6/HPF以上
　注2）急性上気道炎あるいは急性消化管感染症後に併発することが多い．
　注3）全症例の半数以上に認められる．従来の基準のなかには成人の場合，半数以上の患者で血清IgA値は350 mg/dL以上を呈するとされていたが，その時点ではIgAの標準化はなされていなかった．
　注4）他の免疫グロブリンと比較して，IgAが優位である．

（厚生労働科学研究費補助金難治性疾患克服研究事業　進行性腎障害に関する調査研究班報告．IgA腎症診療指針―第3版）

表1-9 臨床的重症度分類

臨床的重症度	尿蛋白(g/日)	eGFR(mL/min/1.73 m^2)
C-Grade I	<0.5	—
C-Grade II	0.5≦	60≦
C-Grade III		<60

(厚生労働科学研究費補助金難治性疾患克服研究事業 進行性腎障害に関する調査研究班報告．IgA腎症診療指針―第3版)

表1-10 組織学的重症度分類

組織学的重症度	腎予後と関連する病変*を有する糸球体/総糸球体数	急性病変のみ	急性病変＋慢性病変	慢性病変のみ
H-Grade I	0〜24.9%	A	A/C	C
H-Grade II	25〜49.9%	A	A/C	C
H-Grade III	50〜74.9%	A	A/C	C
H-Grade IV	75%以上	A	A/C	C

*急性病変(A)：細胞性半月体(係蹄壊死を含む)，線維細胞性半月体
慢性病変(C)：全節性硬化，分節性硬化，線維性半月体
(厚生労働科学研究費補助金難治性疾患克服研究事業 進行性腎障害に関する調査研究班報告．IgA腎症診療指針―第3版)

> **1 尿蛋白≧1.00 g/日かつCKDステージG1〜2の成人IgA腎症に対する治療介入の適応**
> 第1選択治療法：RA系阻害薬かつ/あるいは副腎皮質ステロイド薬
> 第2選択治療法：免疫抑制薬，抗血小板薬，口蓋扁桃摘出術(＋ステロイドパルス併用療法)，n-3系脂肪酸(魚油)など

　この群に対しては，RA系阻害薬(推奨グレードA)と副腎皮質ステロイド薬(推奨グレードB)が第1選択治療法として示されている．腎機能予後がよくないことが予想されるため，第1選択治療法による治療介入を積極的に考慮すべきとしている．特にRA抑制薬の使用は，海外でのランダム化並行群間比較試験によるエビデンス集積が多いことを受けているが，日本では高血圧症を合併していないIgA腎症に対するRA系阻害薬は，保険適応外である．
　第2選択治療法は，第1選択治療法の併用療法として，あるいはなんらかの理由で第1選択治療法を選択できない症例に対する治療法として検討してもよいとされ，口蓋扁

表1-11 IgA腎症患者の透析導入リスクの層別化

臨床的重症度 \ 組織学的重症度	H-Grade I	H-Grade II	H-Grade III＋IV
C-Grade I	低リスク	中等リスク	高リスク
C-Grade II	中等リスク	中等リスク	高リスク
C-Grade III	高リスク	高リスク	超高リスク

低リスク群：透析療法に至るリスクが少ないもの[注1]
中等リスク群：透析療法に至るリスクが中程度あるもの[注2]
高リスク群：透析療法に至るリスクが高いもの[注3]
超高リスク群：5年以内に透析療法に至るリスクが高いもの[注4]
（ただし，経過中に他のリスク群に移行することがある．）
後ろ向き多施設共同研究からみた参考データ
注1）72例中1例（1.4％）のみが生検後18.6年で透析に移行
注2）115例中13例（11.3％）が生検後3.7～19.3（平均11.5）年で透析に移行
注3）49例中12例（24.5％）が生検後2.8～19.6（平均8.9）年で透析に移行
注4）34例中22例（64.7％）が生検後0.7～13.1（平均5.1）年で，また14例（41.2％）が5年以内に透析に移行
（厚生労働科学研究費補助金難治性疾患克服研究事業 進行性腎障害に関する調査研究班報告．IgA腎症診療指針―第3版）

桃摘出術（＋ステロイドパルス併用療法）はここに示されている．

2　尿蛋白≧1.00 g/日かつCKDステージG3a～bの成人IgA腎症に対する治療介入の適応

第1選択治療法：RA系阻害薬
第2選択治療法：副腎皮質ステロイド薬，免疫抑制薬，抗血小板薬，口蓋扁桃摘出術（＋ステロイドパルス併用療法），n-3系脂肪酸（魚油）など

　2群は腎機能予後がきわめて不良と考えられる対象であり，第1選択治療法であるRA系阻害薬（推奨グレードA）による治療介入を積極的に考慮すべきとしている．副腎皮質ステロイド薬は，本対象領域における有効性がランダム化並行群間比較試験によってほとんど検討されていないため，第2選択治療法に分類されている．1群患者同様に，第2選択治療法は，第1選択薬の併用療法として，あるいはなんらかの理由で第1選択薬が投与できない症例に対する治療法として検討してもよいとされる．

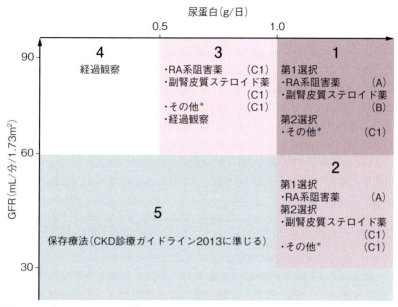

図1-14 成人IgA腎症の腎機能障害の進行抑制を目的とした治療介入の適応
 *その他：口蓋扁桃摘出術（＋ステロイドパルス併用療法），免疫抑制薬，抗血小板薬，n-3系脂肪酸（魚油）

本図は，主にランダム化並行群間比較試験の結果に基づいて，しばしば対象患者の包含・除外基準に含まれている腎機能と尿蛋白量に注目して作成された治療介入の適応である．実際の診療では，腎機能と尿蛋白に加えて，腎病理組織学的所見や年齢なども考慮して，上記治療介入の適応を慎重に判断すべきである．必要に応じCKD診療ガイドラインに基づき，高血圧，食塩摂取，脂質異常症，耐糖能異常，肥満，喫煙，貧血，CKD-MBD，代謝性アシドーシスなどの管理を行う．

【推奨グレード】
　推奨グレードA：強い科学的根拠があり，行うように強く勧められる．
　推奨グレードB：科学的根拠があり，行うよう勧められる．
　推奨グレードC1：科学的根拠はない（あるいは，弱い）が，行うように勧められる．
　推奨グレードC2：科学的根拠がなく（あるいは，弱く），行わないよう勧められる．
　推奨グレードD：無効性あるいは害を示す科学的根拠があり，行わないよう勧められる．
（日本腎臓学会編．エビデンスに基づくCKD診療ガイドライン2013．東京：東京医学社，2013）

3 尿蛋白 0.50〜0.99 g/日，CKD ステージ G1-3 の成人 IgA 腎症に対する治療介入の適応

腎機能予後の予測因子としての尿蛋白 0.50〜0.99 g/日の臨床的意義はいまだ確立されていない．また尿蛋白 0.50〜0.99 g/日の IgA 腎症に対するランダム化並行群間比較試験の報告は少数であるため，現時点では尿蛋白 0.50〜0.99 g/日の IgA 腎症に対する治療介入の必要性は明確ではない．しかしながら，尿蛋白 0.50〜0.99 g/日が腎機能予後の関連因子であることを報告する研究が存在することや，明らかな腎機能の予後不良因子である尿蛋白≧1.00 g/日への進行を予防する必要があるなどの理由から，ガイドラインでは利益と損失を考慮して，治療介入を検討すべきであるとしており，患者の状況に応じた対応が必要である．

4 尿蛋白＜0.50 g/日かつ CKD ステージ G1-2 の成人 IgA 腎症に対する治療介入の適応

尿蛋白＜0.50 g/日，CKD ステージ G1-3 の IgA 腎症の腎機能予後は良好であることが予測される．しかしながら，たとえば腎生検時に 4 群であってもその約 20〜30％は 1〜3 群に緩徐に進行することも知られており，慎重な経過観察が必要である．なお，腎生検所見などの尿蛋白・腎機能以外の所見において腎機能予後不良を示唆する所見が認められた場合，利益と損失を考慮して，治療介入を検討してもよいとしている．

5 尿蛋白＜1.00 g/日かつ CKD ステージ G3，あるいは G4-5 の成人 IgA 腎症に対する治療介入の適応

エビデンスに基づく慢性腎臓病ガイドラインに準じた治療介入が適切であるとしている．実際の診療では，腎機能と尿蛋白に加えて，腎病理組織学的所見や年齢などを考慮して，その適応を慎重に判断すべきである．また，上記の治療介入に加えて，CKD 診療ガイドラインに準じた，血圧管理，減塩，体重管理，禁煙なども必要に応じて適宜考慮すべきである．

(2) 扁桃摘出＋ステロイドパルス併用療法（扁摘パルス）の実際

2008 年に，日本腎臓学会研修施設を中心とした全国約 1,200 施設に対して，IgA 腎症の治療アンケートが行われた．その約 70％の施設で扁摘パルスが行われていることが確認され，扁摘パルスは日本における標準治療の 1 つとして定着しつつある．

IgA 腎症分科会によって「扁摘＋ステロイドパルス療法の有効性に関する多施設共同ランダム化試験」が行われ，1 年間の短い観察期間であったが，尿蛋白の改善に関して，ステロイドパルス単独療法に比して扁摘パルス療法の有用性が確認された．しかし，その報告は「IgA 腎症診療指針―第 3 版」や「エビデンスに基づく IgA 腎症診療ガイドライ

ン 2014」の作成時期に間に合わなかったため，指針，ガイドラインともに扁摘パルスの適応に関する明確な言及はなされていない．このランダム化試験は，症例数が少なく腎機能の低下抑制に関する検討は十分なされていないため，今後のフォローアップ研究ならびに同分科会が行っている大規模前向き研究の結果によるエビデンス構築が待たれている．

6）予 後

1993 年に本症の 20 年予後が日本とフランスから相次いで発表され，その結果は従来想定されていたよりも不良で，両国ともに腎生検後 20 年間の予後として約 40％が末期腎不全(ESKD)に陥ると報告された．その時点と現在では治療方法も異なるため状況は変化しているが，未治療で経過すると高率に慢性腎不全に移行する予後不良の疾患といえる．

予後判定については，腎生検光顕標本における組織障害度が最も信頼できる指針であるということは異論がなく，日本では厚生労働科学研究費補助金難治性疾患克服研究事業「進行性腎障害に関する調査研究班」IgA 腎症分科会が主体となり，腎組織重症度をもとに予後予測の試みがなされてきた．「IgA 腎症診療指針─第 3 版」が改訂され，組織重症度に加え，腎機能(eGFR)と尿蛋白の程度も予後判定に盛り込まれ，予後を透析導入リスクとして層別化した(**表 1-11**)．

海外では，男性のほうが女性より予後不良であるという報告や，肉眼的血尿を呈した症例は比較的に予後良好であるとされているが，これらの知見は日本では確認されていない．

COLUMN

自然発症動物モデル gddY マウスのヒトとの類似点と病態解明への有用性は？

　IgA 腎症の病因解明は急務であるが，Berger がこの疾患を初めて報告してから約 50 年が経過した現在でも未解決のままである．膨大な臨床および基礎研究から，IgA 腎症の病因の本態は腎臓の固有細胞ではなく，全身の複雑な免疫ネットワークの異常に基づくことが考えられている．特に，「mucosa-bone marrow axis」の免疫異常が想定されている．この複雑系を読み解くには，ヒト臨床検体の検討のみでは自ずと限界があるため，妥当性をもった動物モデルを用いた病態の解析が必要である．これまでに特定の分子の欠損や過剰発現によりメサンギウム領域に IgA が沈着する IgA 腎症モデルは複数存在したが，それらは IgA が糸球体に沈着する現象の一部を再現したにすぎず多分に一面的で，免疫ネットワークの異常をダイナミックに解析するには不十分であった．その意味で，複雑系の解析にはヒトの病態に類似した自然発症系モデルが基本的に必要と考えられた．

　1920 年代ドイツから日本に持ち込まれ，継代された dd 系のマウスのなかで，non-inbred である ddY マウスは，加齢とともに高 IgA 血症を呈し，糸球体 IgA 沈着とメサンギウム基質の増加を伴うメサンギウム増殖性腎炎を発症する．発症したマウスでは，糸球体メサンギウム領域に IgA の有意な沈着を伴う増殖性の腎炎を呈し，ヒト IgA 腎症の病態に非常に類似することから，1986 年に IgA 腎症自然発症モデルとして初めて報告され，以後モデルとして頻用されてきた．しかし，non-inbred のため遺伝的に単一ではなく，病変発症にばらつきが多い深刻な問題を抱えていた．

　筆者らは，数百匹に及ぶ ddY マウスを経時的に腎生検を行ったところ，ddY マウスは生後 20 週齢以前に腎炎を発症する早期発症群（約 30％），20 週以降 40 週齢までに発症してくる晩期発症群（約 30％）と，60 週齢を過ぎても発症しない未発症群の 3 群に分けられることを見いだした．発症した ddY マウスは，ヒト IgA 腎症に類似したメサンギウム増殖性腎炎を示す．早期発症群と未発症群との間で association study を行い，発症に関わる遺伝子を検討したところ，発症に有意に連鎖する遺伝子座を複数認め，特にヒト家族性 IgA 腎症で認められる *IGAN1* とマウス遺伝子上で相同する D10MIT86 にきわめて強い連鎖が確認された．さらに，ヒト IgA 腎症で報告された selectin 遺伝子近傍（D1MIT16）にも強い連鎖を確認した．このことから，少なくともこのマウスモデルにみられる現象の一部は，ヒトに認めるものと遺伝子制御の面からも類似していることを示唆された．現在早期発症群のみを 20 代以上交配し純系化し，100％発症モデルマウス系：Grouped ddY（gddY）マウスが樹立された．

　この gddY マウスでは，ヒト IgA 腎症と同様に腎炎惹起性 IgA 分子のヒンジ部には異常糖鎖修飾を有し，これらは粘膜のみならず骨髄や脾臓など全身のリンパ組織で産生されていた．特に粘膜では，自然免疫系の活性化により異常 IgA の産生が制御されていることが判明した．さらに，それ自体が多量体形成すると同時に，遺伝子変異に基づく異常 B 細胞の増加と，それによる内因性自己抗体の増加による糖鎖異常 IgA 免疫複合体形成が促進され，糸球体親和性および強力な補体活性化などを介し腎炎を誘導することが確認されている．この gddY マウスで認めた機序は，ヒトで検証され重要な発見につながってきた．逆に，ヒトで長年解決されなかった疑問（たとえば異常 IgA はどのように腎臓に沈着し除去されるのか，なぜ上気道感染後に腎炎は増悪するかなど）もモデルで検証され解決するなど，IgA 腎症の病態解明の強力なトランスレーションツールとして機能している．

COLUMN

IgA 腎症の近縁疾患：Henoch-Schönlein 紫斑病性腎炎（IgA 血管炎）とは？

　Henoch-Schönlein 紫斑病（HSP）では，皮膚，消化管，関節の小血管に IgA 免疫グロブリンや補体 C3 が沈着し白血球破壊性血管炎を起こす．腎病変を呈する症例では糸球体メサンギウム領域に IgA と C3 の沈着を認めるメサンギウム細胞増殖性腎炎を呈し，いわゆる紫斑病性腎症（HSPN）と診断される．腎組織に関する限り IgA 腎症と区別ができないことから，欧米では，HSPN と IgA 腎症は同一疾患として扱われている．すなわち，HSPN は IgA 腎症に皮膚などの全身性の血管炎を伴う疾患としてとらえられている．HSPN は，2013 年 1 月に 20 年ぶりとなる新しい Chapel Hill Consensus Conference（CHCC）2012 分類が改訂され，「IgA 血管炎（IgAV）」として分類された．

　HSP は小児に好発する微小血管炎で，1801 年に William Heberden によって最初に報告され，Heberden-William disease として認知されていた．1837 年に Johann Lukas Schönlein によって紫斑と関節炎を併発する疾患として報告された．その後，Edouard Heinrich Henoch によって腹痛，血性の下痢および腎障害を伴う症例が報告され，今日の疾患名となっている．IgA 腎症が Berger によって最初に報告されたのは 1968 年であることから，疾患としては IgA 腎症よりはるか昔に認知されていたことになる．定かではないが，Wolfgang Amadeus Mozart の死因は HSP と信じられている．

　HSP は，3〜10 歳に好発し，全体の約半数は 5 歳以下での発症である．小児では 13.5/10 万人の発症率と推算されている．北米では，Caucasian の発症が多く，アフリカ系黒人における発症は低く，IgA 腎症に類似している．IgA 腎症と同様，上気道感染後の発症が多い．そのためか，1〜3 月の発症が多いとされる．

　全体の 20〜60％に HSPN の合併があるとされる．皮膚病変（紫斑）は 100％，関節症状〜80％，消化管症状 50〜70％，神経症状 2％の合併を示す．一般的にその予後は腎症も含め良好で，2 カ月以内に小児では約 94％，成人では約 89％の症例で自然寛解するとされる．1 年以内の再発はまれで，30〜40％程度で，初発に比し軽度である．

　IgA 腎症と同様，その病因はいまだ不明である．上気道感染後の発症が多いことから，特定の外来抗原との関与が議論されており，A 群 β 溶連菌，マイコプラズマ，アデノウイルス，パルボウイルス B19，varicella，herpes simplex などの報告があるが，定かではない．腎糸球体ばかりではなく，皮膚，関節，消化管にも IgA の沈着を認める．HSP/HSPN においても沈着 IgA は多量体や免疫複合体を形成しており，患者血清中には多量体 IgA が増えている．最近の報告では IgA 腎症同様に糖鎖異常 IgA1 が有意に増加していることが報告されている．さらに，日本からの報告では HSPN に扁摘パルスが著効したとする報告もある．

COLUMN

血管炎の新分類とは？

　近年 ANCA 関連血管炎において血管炎や糸球体腎炎が惹起される機序の解明が急速に進む一方で，2011 年に ANCA 関連血管炎(AAV)の疾患名称の変更を含んだ，血管炎の新しい分類が提案された．その後討議が重ねられ，2013 年 1 月に 20 年ぶりとなる新しい Chapel Hill Consensus Conference(CHCC)2012 分類が公表された．1994 年に公表された CHCC1994 では，原発性血管炎 10 疾患は罹患血管サイズにより大型血管，中型血管，小型血管の 3 つに分類された．その簡便さやわかりやすさから，「Chapel Hill 分類」として今日まで世界的に広く用いられてきた．しかし，20 年以上が経過し，病因・病態の研究が進み問題点が指摘されるようになり，今回 CHCC2012 として分類や定義の大幅な改定となった．

　CHCC2012 での改定の主なポイントは，CHCC1994 の大型血管炎(Large-vessel vasculitis：LVV)，中型血管炎(Medium-vessel vasculitis：MVV)，小型血管炎(Small-vessel vasculitis：SVV)の 3 つのカテゴリーに，Variable vessel vasculitis(VVV)，Single-organ vasculitis(SOV)，Vasculitis associated with systemic disease，Vasculitis associated with probable etiology の 4 つのカテゴリーが新たに追加された点である．これにより，CHCC1994 の 2 倍以上の 26 疾患が含まれることになった．

　LVV，MVV には変更はないものの，SVV はさらに 2 つのサブカテゴリーに分類されることになった．前述の AAV と免疫複合体型小血管炎(immune complexes：SVV)に分けられた．

　さらに，MPA の呼称変更はないが，Wegener 肉芽腫症は Granulomatous with polyangitis(GPA)，Churg-Strauss 症候群は Eosinophilic granulomatosis with polyangitis(EGPA)と変更され，3 疾患の新しい名称の略称は MPA/GPA/EGPA と末尾がすべて「PA」となってわかりやすくなった．

　一方，免疫複合体型血管炎では Henoch-Schönlein 紫斑病が IgA vasculitis(IgAV)に，本態性クリオグロブリン血症が Cryoglobulinemic vasculitis(CV)に変更された．Henoch-Schönlein 紫斑病は，おもに細血管を傷害し，血管炎の IgA 優位免疫沈着が病理学的特徴であることから，この名称への変更が適当との判断となった．

　また，Anti-glomerular basement membrane(anti-GBM)disease と Hypocomplementemic urticarial vasculitis(HUV)(Anti-C1q vasculitis)の 2 疾患が新たに追加された．Anti-GBM disease は Goodpasture's syndrome と同義語で，腎糸球体や肺胞毛細血管の基底膜に抗基底膜自己抗体が結合することによって生じる臓器特異的血管炎であるという理解から追加された．HUV は，糸球体腎炎や関節炎，閉塞性肺疾患などを呈する細血管炎であるが，病態生理学的に抗 C1q 抗体が特徴的に関連することから，anti-C1q vasculitis という別称も記載された．

　ちなみに，これまであった eponym(人名がつけられた疾患)で Takayasu arthritis や Kawasaki disease の日本人の名前を冠した疾患名称の変更はなかったが，Wegener，Churg-Strauss，Goodpasture，Henoch-Schönlein の enonym は名称変更のコンセンサスが得られ，上記の新名称となった．特に Friedrich Wegener に関しては，第二次世界大戦時ナチ党員であったこういう史実から，米国リウマチ学会，米国腎臓学会，欧州リウマチ学会の強い要請で名称変更にいたった経緯がある．

　CHCC2012 分類は，既存の血管炎疾患の名称と定義の確立を目的としており，臨床で用いる診断基準とは異なっている．しかし，この分類は病因や病態・病理などの側面も考慮されているため，この分類に基づく既存疾患の用語体系の理解は，血管炎症候群および糸球体腎炎の病態を把握・理解し，治療につなげるうえで重要である．

4 遺伝性家族性腎炎

1. アルポート症候群（AS）

1）概念・疫学

アルポート症候群（Alport syndrome：AS）は，1927 年に Alport により報告された難聴や視力障害を伴う遺伝性進行性腎炎であり，発生率は 5,000～10,000 人に 1 人と推定されている．日本の小児慢性腎不全の原因疾患の約 5％を占め，米国では全末期腎不全の原因疾患の約 0.3％を占める．

遺伝形式は X 染色体優性遺伝（X-linked AS：XLAS）が約 85％，常染色体劣性遺伝（autosomal recessive AS：ARAS）が約 10％，常染色体優性遺伝（autosomal dominant AS：ADAS）が数例報告されている程度である．

2）原因：発症・進展機序

アルポート症候群はⅣ型コラーゲンの異常に基づく先天性疾患であり，原因となる遺伝子はⅣ型コラーゲンの α 鎖に関わっている *COL4A1*，*COL4A2*，*COL4A3*，*COL4A4*，*COL4A5*，*COL4A6* が知られている．

$α1$ 鎖と $α2$ 鎖をコードするのが 13 番染色体に存在する *COL4A1*，*COL4A2* で，$α3$ 鎖と $α4$ 鎖をコードするのが 2 番染色体に存在する *COL4A3*，*COL4A4*，$α5$ 鎖と $α6$ 鎖をコードするのが X 染色体に存在する *COL4A5*，*COL4A6* である．糸球体基底膜（GBM）では $α6$ 鎖以外のⅣ型コラーゲン α 鎖が存在し，$α1$ 鎖と $α2$ 鎖は全身に広く発現するが，$α3$ 鎖，$α4$ 鎖，$α5$ 鎖は，GBM に限局して発現している．ここで，$α3/α4/α5$ もしくは $α1/α1/α2$ の三量体となり 1 本のコラーゲン分子を形成し，C 末端の非コラーゲン領域と N 末端の 7S 領域で他の分子と結合し，chicken wire（鶏舎に用いられる六角の目の金網）様の構造をとる[1]．

COL4A3，*COL4A4*，*COL4A5* のいずれかに遺伝子変異が生じると，その産物であるⅣ型コラーゲン $α3$，$α4$ 鎖，$α5$ 鎖のいずれかに異常が生じ，三量体の量的・質的な形成障害をきたし，尿所見異常および電子顕微鏡検査における GBM の網目状変化を生じさせる．胎生期の GBM のⅣ型コラーゲンは $α1/α1/α2$ で構成されているが，生後 $α3/α4/α5$ に変化していく．したがって，本症では乳幼児期の GBM 機能については残存する $α1/α1/α2$ である程度維持されるが，成長に伴い本来置き換わるべき $α3/α4/α5$ によるⅣ型コラーゲンが形成されないため，次第に尿所見異常や腎機能障害を呈する[2]．

図 1-15 に病態生理を示す[3]．

3）症　状

（1）腎症状

多くは生後まもない頃から顕微鏡的血尿が認められる．感冒などを機に肉眼的血尿を

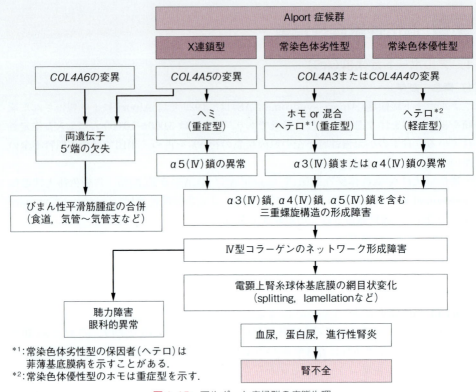

図 1-15 アルポート症候群の病態生理
（仲里仁史．Alport 症候群．五十嵐隆ほか監修・編集．腎・泌尿器科診療マニュアル―小児から成人まで．日本医師会雑誌 2007；136 巻特別号(2)：222-223）

呈することもある．進行すると蛋白尿も加わり，経過とともにネフローゼ症候群を呈し，腎機能低下をきたすこともある．

　病勢は遺伝形式や遺伝子変異の種類によって異なる．XLAS の場合，末期腎不全への移行率は 40 歳までで男性患者で 90％，女性患者で 12％と報告され[4]，女性患者は比較的腎機能は保たれ，軽度の尿所見異常のみにとどまることが多い．ARAS の場合は前述の XLAS よりも重症化する．

　腎不全移行率に性差はなく，多くの患者は 20 歳台までに末期腎不全（ESKD）にいたる．ADAS は数家系の報告があるのみで，腎予後は 50 歳までに 50％程度が腎不全に移行するとされる．

(2) 聴力障害
　両側進行性の感音性難聴を認める．高音領域から始まるため気づかれないこともあ

る．男性患者の場合には40歳までに約80〜90％に合併し，ESKDにいたる前に症状が現れる．遺伝子異常と関連し，XLASの男性で30歳以下聴力喪失率はミスセンス変異で60％，その他で90％とされている．

(3) 眼症状
円錐水晶体，水晶体脱臼，皮質部白内障など，欧米では20〜40％認めるが，日本では少ない．

(4) その他
まれに，食道平滑筋腫や女性器平滑筋腫を合併することがある．

4）診断・病理
(1) 診　断
診断は一般的に，①血尿と腎不全家族歴の有無，②腎生検におけるGBMの特徴的な電顕所見，③感音性難聴，④眼合併症のうち3つを満たすものを本症と診断する．③④を伴わない症例や若年男性で基底膜構造の変化が電子顕微鏡で確認できない症例などでは，α5鎖は皮膚にも存在することからX染色体性では皮膚生検で診断が可能である．

10歳代までの女性で典型的な臨床所見を示す場合は，常染色体劣性のアルポート症候群を考慮する．また*COL4A3/A4/A5*の遺伝子解析で遺伝子診断が可能である[3]．

(2) 病理所見
①光学顕微鏡：初期は腎糸球体に軽度のメサンギウム細胞や基質の増加を認める．進行すると増殖性病変や硬化病変が出現する．尿細管間質には泡沫細胞の集簇を認める．

②蛍光所見：IgG，IgA，IgMの沈着を認めることがある．

③Ⅳ型コラーゲンα鎖モノクローナル抗体による免疫組織学的解析：X染色体性遺伝の男性患者の多くはα5鎖だけでなく，α3鎖，α4鎖もGBMに染色されない．通常，ボーマン嚢基底膜にだけ染まるα6鎖も消失する．女性患者ではα3鎖，α4鎖，α5鎖がモザイク状にGBMに染色される．一方，常染色体劣性遺伝ではGBMのα3鎖，α4鎖，α5鎖が染色されないが，ボーマン嚢基底膜にはα5鎖，α6鎖が正常に染まる．

5）治　療
本症に特異的な確立された治療法は存在しない．

腎機能が低下した場合には，一般的な保存期腎不全管理を行う．アンジオテンシン変換酵素阻害薬（ACEI）やアンジオテンシンⅡ受容体拮抗薬（ARB）の使用により，小児を対象としてプラセボ群，アムロジピン（Ca拮抗薬）群と比較して有意に蛋白尿が減少したことが報告[5]されている．その他，蛋白尿が出ているが腎不全にいたっていない時期に本剤の使用を行った群が，まったく投与されなかった群，腎不全になってから開始された群に比して，透析導入時期が有意に遅かったとの報告[6]があり，腎不全にいたる前からの使用が腎保護に有用であることが示唆されている．シクロスポリンについてはさ

まざまな報告がなされているが，一定の見解を得るまでにはいたらず，今後の報告が待たれるところである．

透析治療のほかに，腎移植を選択する方法もあるが，移植患者の3％に抗基底膜抗体が出現し，移植後抗糸球体基底膜(GBM)抗体型糸球体腎炎を発症することがある．

6) 予　後
「3)症状」の項を参照．

2. 家族性菲薄基底膜症候群

1) 概念・疫学
本疾患は，糸球体基底膜(GBM)のびまん性の菲薄化を呈し，反復性あるいは持続性に血尿を呈する疾患である．健常者では300～400 nmの厚さであるGBMが小児では200～250 nm以下[1]，成人では250 nm以下（典型例では200 nm以下）[2]と菲薄化しているものである（図1-16）．小児は成人に比べGBMが生理的に薄く，3歳未満では100 nm以下を異常[3]とする．

顕微鏡的血尿を有する症例の約5～10％，3歳時検診で血尿を指摘されたもののうち約30％を占めるとされる[3]が，臨床的に本症と診断される頻度は全人口の1％程度である．

2) 原因：発症・進展機序
遺伝性の場合，常染色体優性遺伝形式とされるが孤発例もある．近年，分子遺伝学的研究で本症の原因遺伝子はⅣ型コラーゲン$α3$，$α4$をコードする遺伝子 COL4A3，

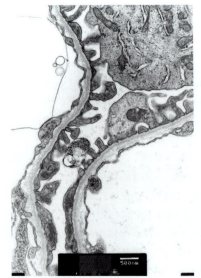

図1-16　糸球体菲薄基底膜病の組織像
　　　びまん性にGBMの菲薄化を認める（順天堂大学医学部附属順天堂医院症例）

COL4A4 のヘテロ変異が検出されている[4]が，遺伝子変異を認めない例もあり，多因子遺伝と考えられている．

二次性の糸球体基底膜菲薄化病変は，糸球体の傷害や修復機転でみられ，特に閉塞や血管内皮細胞増殖による糸球体毛細血管の膨張が原因といわれる．

3）症　状

多くは無症候性であるが，軽度の蛋白尿と肉眼的血尿がときに認められる．

ルーチンの尿検査で顕微鏡的血尿が偶発的に発見される．蛋白尿は認めないか，あっても軽度である．腎機能は典型例で正常であるが，少数の患者では原因不明の進行性の腎不全を発症する．再発性の側腹部痛を認める例も報告がある．成人では50％で蛋白尿を認め，そのうち16％については0.5 g/日以上の蛋白尿を呈していたとの報告もある．肉眼的血尿は小児例で34％，成人例で7％に認め，運動後や感染症罹患後にみられている．また17％に高血圧症を認めたとの報告もある[5]．

4）診断・病理

診断は腎生検で行われる．特に，電子顕微鏡の所見が重要である．光学顕微鏡ではほぼ正常かごく軽度のメサンギウム細胞増殖・基質増加を認める．蛍光抗体法では非特異的沈着のみである．電子顕微鏡では，糸球体基底膜（GBM）のびまん性菲薄化が認められる．糸球体基底膜の厚さは正常の300〜400 nmに比較して250 nm未満とされる．GBMは外透明層，緻密層，内透明層で構成されており，そのなかでも緻密層がおもに菲薄化している．アルポート症候群に認めるような緻密層の巣状断裂などは認めない．臨床的には無症候性血尿と蛋白尿を呈することからIgA腎症などの糸球体腎炎が鑑別として重要である．

病理組織学的にはアルポート症候群との鑑別が重要である．アルポート症候群は初期には基底膜の菲薄化のみの所見の場合があるからである．家族歴，聴力，眼合併症，遺伝子変異などの検索やⅣ型コラーゲンα鎖を用いた免疫染色が鑑別の際，有用であるとされる．

本症では正常の糸球体と同様$\alpha3$から$\alpha5$鎖抗体で糸球体基底膜に線状に染色されるが，XLASでは男性は染色されず，女性はモザイクパターンを示す．また，ARASでは$\alpha3$，$\alpha4$は欠損し，$\alpha5$は糸球体基底膜では欠損し，ボーマン囊基底膜では存在する．しかし，ADASではα鎖の存在に問題がないため，本症と鑑別がつかないこともある[6]．

5）治　療

蛋白尿・高血圧症の出現，肉眼的血尿や側腹部痛の出現，血清クレアチニンの上昇などの慢性腎臓病（CKD）を呈している場合などは，ACEIやARBなどの使用を考慮することが適当である．

6）予　後

本症は一般的には予後良好な疾患であり，特別な治療を要さない．

> ### ナットクラッカー現象とは？
>
> 　左腎静脈が腹大動脈とその腹側を走る上腸間膜動脈の間に挟まれ，左腎静脈の還流障害による左腎静脈内圧の上昇に伴い，左腎出血が起こる現象が認められる．この現象をナットクラッカー（クルミ割り）現象(nutcracker phenomenon)または，ナットクラッカー症候群(nutcracker syndrome)という．CT検査による上腸間膜動脈の左右での左腎静脈径の差，造影早期相（皮質造影相）の側副血行路への逆流像から診断できる．CT検査や腹部超音波検査から得られる上腸間膜動脈の左右での左腎静脈径の差だけによる本現象の診断は，疾患特異性がない[1]．
>
> 　思春期の内臓脂肪の少ないやせ形の児に多く，思春期の非糸球体性の血尿のなかで占める割合は多いとされる．典型的な臨床像は繰り返す肉眼的血尿で，それに伴う左側の腰痛，まれに精巣静脈瘤（左腎静脈の狭窄により同静脈に流入する左精巣静脈の還流障害による，男性不妊の原因ともなりうる）を伴うものもある．ナットクラッカー現象を呈するやせ形の思春期の児童は体位性（起立性）蛋白尿を合併することも多く，無症候性の血尿や蛋白尿を呈し，慢性糸球体腎炎と間違われることもある．
>
> 　通常は側副血行路の構築とともに血尿は改善するので，治療の必要はない[2]．
>
> **文献**
> 1) 松山健ほか．超音波断層法における左腎静脈狭窄像の出現頻度に関する検討．日児誌 2000；**104**：30-35.
> 2) 血尿診断ガイドライン編集委員会編．日本腎臓学会，日本泌尿器科学会，日本小児腎臓病学会，日本臨床検査医学会，日本臨床衛生検査技師会．血尿診断ガイドライン 2013．日腎会誌 2013；**55**：861-946.

3．ファブリー病

　ファブリー病(Fabry disease)は，1898年に2人の皮膚科医（ドイツ人のJohannes Fabry[1]と英国人のWilliam Anderson[2]）によって初めて報告された先天性脂質代謝異常症の1つである．遺伝子変異が原因で細胞内ライソソーム中の加水分解酵素であるα-ガラクトシダーゼ(α-galactosidase：α-GAL)活性の先天的欠損あるいは低下によってさまざまな症状が引き起こされる．

　細胞内でα-ガラクトシダーゼA酵素が欠損すると，体内の細胞内に不要な糖脂質であるグロボトリアオシルセラミド(globotriaosylceramide：GL-3，別名セラミドトリヘキソシド：CTH)が蓄積され，進行的な組織障害が起こり，多彩な臨床症状を呈する．GL-3は血管内皮細胞，心筋，腎臓，汗腺，角膜，自律神経などに親和性をもっており，これらの臓器にGL-3が蓄積し発症する．

1）疫　学

　欧米男性における発症率は約4万人に1人と報告されているが，現在ではそれよりも

頻度は高いと考えられている.

日本においても, 男性左室肥大患者の3%, 男性透析患者でのスクリーニングで1%, 女性透析患者の0.3%, 新生児スクリーニングにて0.014%であったなどの報告がある[3]).

2) 原因：発症・進展機序

α-ガラクトシダーゼをコードする遺伝子は, X染色体上の長腕Xq21.33-q22に存在しており, ファブリー病はX連鎖劣性遺伝形式をとり, 男性ヘミ接合体の患者に重篤な症状が出現する. 一方, ヘテロ接合体である女性では, 無症状で経過するものから, 男性ヘミ接合体と同様の重症例までさまざまである. これは, X染色体の不活性化のメカニズムで説明されているが, 完全には明らかとなっていない.

ファブリー病ではGL-3蓄積量が正常の数十倍に達し, 男性ヘミ接合体では腎, リンパ節, 前立腺, 平滑筋, 自律神経などに, ヘテロ接合体の女性では心, 腎, 肝に多く蓄積するといわれている.

3) 症状 (表1-12, 図1-17)

本症の特徴はその臨床像の多様性であり, 臨床症状から古典型, 心亜型, 腎亜型に分けられる.

古典型では多くの場合, 学童期または青年期に四肢末端の発作性の痛みや知覚障害が出現する. また, 低汗症, 毛細血管拡張, 被角血管腫, 角膜混濁などの症状が出現し, 消化管障害やリンパ浮腫を伴うこともある. 20～30歳代で蛋白尿が出現し, 徐々に腎機能障害が進行し腎不全にいたる. また, 心不全, 不整脈, 脳血管障害をきたし, これらが死因となることが多い.

心亜型は古典型にみられるような全身症状は認められず, 中年期以降に心筋障害, 特に左心肥大や心筋梗塞を発症する.

腎亜型は心型に腎不全を合併する病態である.

(1) 血管・皮膚症状

GL-3が血管内皮細胞に蓄積し, 内皮細胞の腫大から血管内腔の狭窄を生じる. この

表1-12 多臓器にわたるファブリー病の臨床症状

障害を受ける臓器・細胞	症状
神経	四肢疼痛, 聴覚低下, 脳血管障害, うつ症状
皮膚	被角血管腫(図1-17), 低・無汗症
心臓	心肥大, 不整脈, 狭心症, 弁膜症, 高血圧症
腎臓	腎機能障害(蛋白尿)
眼	角膜混濁
消化器	胃腸障害

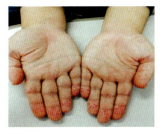

図1-17 被角血管腫

ため脳血管障害や虚血性心疾患を発症する．血管壁の弱い部分では，毛細血管拡張による皮膚被角血管腫（angiokeratoma，図1-17）を生じ，腰部，殿部，大腿上部，外陰部，手掌，肘部，膝などに粟粒大〜半米粒大で紅色から紫黒色の多発性丘疹としてみられる．
　また，3〜4歳くらいから，ぬるま湯を非常に熱がったり，かぜなどの発熱性疾患でも手足を痛がるといったような温熱による手足の疼痛が認められる．

(2) 神経・精神症状

　末梢神経障害症状として，灼熱感，異常知覚を伴う四肢末端部疼痛を認め，発熱，運動，疲労，精神的ストレス，急激な気温・湿度の変化などで発作的に誘発されることがある．程度がひどい場合には，抑うつ状態や自殺にいたることもある．
　自律神経障害としては，熱不耐性，発汗異常や腸管神経叢の障害による腹痛，下痢，便秘などの消化器症状がみられる．
　また，GL-3蓄積による脳血管障害として，若年発症の多発微小梗塞があげられる．脳血管障害の病型としては，一般にみられる場合と同様に虚血性脳血管障害や脳出血が多く，高血圧症の合併頻度が高いため，脳血管障害発症のリスクが高いと考えられる．

(3) 心症状

　心臓では，冠動脈疾患のほか，心筋細胞・心臓弁膜の線維芽細胞や刺激伝導系の細胞に糖脂質が蓄積する．病初期には左室肥大を呈するが，病態は肥大型心筋症に類似し，左室拡張障害が主体である．しかしながら心障害は加齢とともに進行し，左室収縮能障害をきたし，機能性の僧帽弁閉鎖不全や三尖弁閉鎖不全が出現する．進行すると，心筋線維の線維化やさまざまな刺激伝導障害による不整脈，上記以外の弁膜症を合併し，左心不全・右心不全を発症するにいたるが，心不全発症後の予後はきわめて不良である．

(4) 腎症状

　腎臓へのGL-3の蓄積は，おもに糸球体上皮細胞と尿細管上皮細胞に認められる．初期症状は思春期以降に糸球体障害として蛋白尿がみられるが，ネフローゼ症候群は少ないとされている．
　尿細管障害が進行すると，尿濃縮力の低下を示唆する口渇，多飲，夜間尿が出現する．尿細管上皮の脱落がみられ，尿沈渣中に空胞化した脱落上皮細胞を認める（oval fat body）．30歳代で蛋白尿と糸球体濾過量（glomerular filtration rate：GFR）の低下が臨床的に明らかとなり，40〜50歳代にかけて末期腎不全（ESKD）に進行する．血清クレアチニン値が1.5 mg/dLを超えた症例では，GFR低下が平均12.2 mL/分/年である．これは糖尿病腎症にほぼ匹敵するとされ，またα-GAL活性が低い症例では腎障害が早期に進行することが示されている．
　成人では，顕著な蛋白尿，血尿，脂肪尿とともにGFRの低下が進行する．その他，ファンコニー症候群（アミノ酸尿，糖尿，尿細管性アシドーシス）を呈することもある．

(5) 眼症状

本症では，特徴的な灰白色状の渦巻き状角膜症(cornea verticillata)を認める．これは男性ヘミ接合体でほぼ100％，女性ヘテロ接合体でも90％以上に観察されるといわれ，診断価値の高い所見である．角膜病変以外にも結膜病変としての網膜血管の蛇行・拡張や，水晶体病変としての白内障が認められることが多い．しかしながら，視覚障害を生じることはまれであり，無症状であることがほとんどである．

(6) 消化器症状

痙攣性の腹痛を伴う下痢や便秘，鼓腸，腹部膨満，上腹部不快感などが多く，12歳前後から顕著に現れ，30～50歳代で主要症状となることがある．これらの症状は直接生命に関わるものではないが，患者の生活の質(quality of life：QOL)に影響を及ぼすことがある．

(7) その他

上記以外にも，耳鼻咽喉科的症状(難聴，耳鳴り，めまい)や内分泌異常(甲状腺機能低下症，副腎機能不全，性腺機能障害)などが認められる．

4) 診断(病理)

多彩な臨床症状を呈し，皮膚，心血管系，腎臓，眼，神経など多臓器にわたって症状が認められるため，詳細な病歴，家族歴，症状の聴取が必要である．臨床病歴や症状，家族歴から本症が疑われる場合，形態学的・生化学的(酵素分析，化学分析)・分子遺伝学的診断法により確定診断がなされる．

(1) 形態学的診断

血管内皮細胞，平滑筋細胞，心臓，腎臓などに蓄積した糖脂質(GL-3)を生検にて証明する．

腎病理所見(図 1-18)

病理組織学的所見では，糸球体上皮細胞，メサンギウム細胞，尿細管上皮細胞，細小動脈の血管平滑筋細胞などにGL-3の沈着が認められ，進行すると遠位尿細管にも障害が及び，糸球体硬化，尿細管萎縮，間質の線維化を呈する．

光顕所見では糸球体上皮細胞の腫大と多数の空胞を有する泡沫細胞として認められる．巣状糸球体硬化症病変も伴うが，糸球体全硬化や尿細管間質の線維化は進行例でみられる．

蛍光抗体法では，陰性あるいはIgMやC3の非特異的なメサンギウム領域への沈着がみられることがあるが，特異的な所見はない．

電顕所見では，糸球体上皮細胞や内皮細胞などのライソソームに蓄積したGL-3はシマウマ(zebra)の皮紋状やミエリン同心円層状の配列と表現される層状構造 zebra body がみられ，特徴的な所見である．

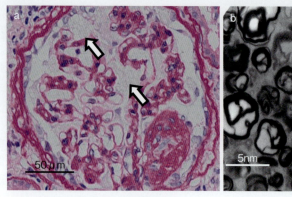
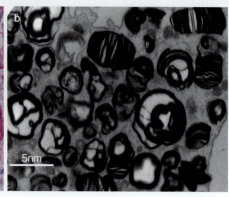

図1-18 ファブリー病の腎病理所見
 a：光顕所見．糸球体上皮細胞の腫大と多数の空胞を認める（PAS染色，original magnification，×400）
 b：電顕所見．糸球体上皮細胞内にミエリン同心円層状の層状構造 zebra body を認める（original magnification，×10,000）

(2) 生化学的診断

血清（血漿）などでは α-GAL 活性が低いため，末梢血白血球中の α-GAL 活性の測定が用いられている．男性ヘミ接合体では酵素活性がほとんど完全に消失しているが，女性ヘテロ接合体では，酵素活性が完全欠損から正常まで混在している．このため，酵素活性測定のみでは保因者の確定診断を行うことができないと考えられている．尿中 GL-3 の測定も診断に有用であり，高値であれば本症を強く疑う所見となる．

(3) 分子遺伝学的診断

前述のように，女性ヘテロ接合体では生化学的診断が困難であり，遺伝子解析が唯一の診断法となるため，白血球 α-ガラクトシダーゼ A 遺伝子変異の証明が必要である．本症の遺伝子変異は，これまでに 500 症例以上の報告がある．

(4) 鑑別診断

本症は小児期から中年以降まできわめて多彩な症状を呈するため，多くの全身性疾患との鑑別が必要となる．被角血管腫は髄膜炎の点状出血，四肢末端部疼痛は関節リウマチやレイノー病，腎障害は糸球体腎炎，心疾患では肥大型心筋症などが鑑別としてあげられる．

各臓器病変の評価および経過観察のために，頭部 CT・MRI，脳血管 MRA，心電図，心エコー，心筋シンチなどの検査を適宜行うことが望ましい．

5）治療：新しい治療法の実際と効果
2006年にファブリー病の診断・治療に関するガイドラインが発表された[4]．

(1) 対症療法
食事療法としては，患者の心機能や腎機能を考慮し，塩分，水分，蛋白質，エネルギー量の調節を行う．早期から認められる四肢末端部疼痛に対しては，カルバマゼピンやガバペンチンが有効なことが多い．

心型に対してはアンジオテンシン変換酵素（ACE）阻害薬やアンジオテンシンⅡ受容体拮抗薬（ARB）などが用いられ，不整脈に対しては抗不整脈薬が用いられる．重篤な伝導障害に対しては，ペースメーカーの植込みが行われる．また，血栓症には抗血小板薬を投与する．

腎型に対してもACE阻害薬やARBが用いられる．ESKDに対しては，透析療法や腎移植が行われている．ファブリー病の透析患者の生命予後は糖尿病患者より良好であるが，他の腎臓病患者よりは不良である．また腎移植後の腎生存率は良好であるとされ，移植腎には内因性α-ガラクトシダーゼが含まれるため，GL-3の蓄積は起こらないが，多臓器でのGL-3蓄積の改善は認められない．

その他，脳血管障害，消化器症状，眼科的疾患，耳鼻咽喉科的疾患に対する治療は一般的な治療と同様に行う．

(2) 酵素補充療法
近年，α-ガラクトシダーゼAの酵素補充療法（enzyme replacement therapy：ERT）が可能となった．2004年にチャイニーズハムスター卵巣細胞由来のアガルシダーゼβ（agalsidase β），2007年にヒト線維肉腫細胞株由来のアガルシダーゼα（agalsidase α）がわが国で承認されている．両者における臨床効果の差異については不明である．

ERTの治療目標は症状の軽減と臓器障害の進行予防にある．すでにその効果は確認されており，治療開始時に腎硬化症がみられた症例に5年以上のERTを行うと，腎機能低下が抑制されたとの報告もある[5]．今後，各臓器および症状に対する効果や抗体産生などの問題点についても，多くのデータ収集・解析が必要となってくる．

(3) ケミカルシャペロン療法（chemical chaperon therapy）
酵素に対して競合的阻害作用をもつ低分子化合物を経口で投与することにより，α-GAL遺伝子変異により生じる変異蛋白の細胞内での安定性を高め，酵素活性を高める治療法である．現在，AT1001（migalastat hydrochloride）が日本においても臨床治験中であり，ERTと併用して投与酵素の安定性を向上させることにより，治療効果を高めることが期待されている．

(4) その他
遺伝子治療製剤や新規治療の開発が進んでいる．

6）予　後

ファブリー病男性患者の自然予後については，平均死亡年齢が48.53歳とされている．ファブリー病は社会で活躍できる30歳代で腎不全，40歳代で心不全にいたる予後不良の稀少疾患である．今後ERTにより予後の改善が期待されるが，一方でファブリー病の早期発見と早期治療を行うために，さまざまな検討が積極的に行われることが必要である．

4. 爪膝蓋骨症候群 [1]

爪膝蓋骨症候群（nail-patella syndrome）は，遺伝性骨軟骨異形成症（hereditary osteo-onychodysplasia：HOOD）ともよばれ，臨床的に爪の形成不全，膝蓋骨低形成または無形成，肘関節の異形成による開排制限，腸骨翼の角状突起（iliac horn）を4主徴とする．常染色体優性遺伝による遺伝性疾患であるが，しばしば腎症を発症し，一部はネフローゼ症候群や末期腎不全（ESKD）を呈する．

1）疫　学

常染色体優性遺伝形式をとり，約5万人に1人の頻度で出生するといわれている．しかし，はっきりとしたエビデンスはなく，性差はないとされている．

2）原因：発症・進展機序

本症の原因は，LIM-ホメオドメイン蛋白ファミリーに属する転写因子LMX1Bをコードする遺伝子 $LMX1B$（遺伝子座9q34）の変異であり，患者の約80％に同遺伝子の異常が検出される[2]．

転写因子LMX1Bは，他の調節因子と協調し脊椎動物の肢芽の背腹形成に重要な機能を有している．しかし，$LMX1B$ が欠失すると，背側が腹側と同様の構造となるため，爪や膝蓋骨が欠損するとされている．また胎児期および出生後では糸球体上皮細胞（podocyte）にも発現し，糸球体基底膜（glomerular basement membrane：GBM）でのⅣ型コラーゲンの発現を調節する．

本症の病因遺伝子が解明されたことにより，腎症の発症機序についても新たな知見が得られた．糸球体の構造と機能が正常に維持されるためにはGBMの細胞外マトリックスのⅣ型コラーゲンが正しく発現していることが不可欠であり，Ⅳ型コラーゲンには $α1$ 鎖から $α6$ 鎖までの6種類がある．GBMを構成するコラーゲン線維は胎児期では $α1$ 鎖と $α2$ 鎖から構成され，成人になると $α3$ 鎖，$α4$ 鎖，$α5$ 鎖の3種類のコラーゲンがコラーゲン線維の構成成分となっている．GBMの正常な構造の維持には，$α1/α2$ から $α3/α4/α5$ への切り替えが重要であるが，$LMX1B$ 遺伝子ノックアウトマウスでは $α3$ と $α4$ の調節ができずに発現が低下していた[3]．したがって，転写因子LMX1Bの異常は，臨床・病理組織学的にアルポート症候群の腎症に類似した病態（Ⅳ型コラーゲン $α3$ 鎖・$α4$ 鎖・$α5$ 鎖の異常）を呈する．

さらに LMX1B ノックアウトマウスでは，podocyte の分化に関する podocin (Nphs2) 遺伝子の発現も低下すると報告された[4]．

3) 症　状

非常に多彩な症状を呈し，いかなる年齢にも発症する．生下時より異常はみられるが，骨の異常などは成長期に顕著化することがあり，小児期では診断できないこともある．表現型も家系間，家系内でも多様性があり，重症度も症例ごとに異なるとされている．

(1) 爪

爪の形成異常はほぼ全例に認め，足趾より手指に多く，特に母指側に強い．足趾では小指側が強いとされている．完全欠損〔無爪症(anonychia)〕，片側性爪欠損症(hemi-anonychia)から低形成(hypoplasia)まで認められる．爪に縦走する隆起や本症に特徴的な所見である三角形状の爪半月(triangular lunulae)もみられる．

(2) 骨

膝蓋骨の完全欠損または低形成が93％に認められるとされている．理学的所見としては，膝関節屈曲時の陥凹が認められるが機能的に問題となることは少ない．しかし，亜脱臼や骨関節炎では疼痛などの症状がみられる．

肘関節の低形成は90％以上にみられ，橈骨頭や上腕骨小頭の低形成，肘関節前面の翼状皮膚を認め，肘関節の伸展・回内・回外が制限される．60％の症例では橈骨頭の脱臼・亜脱臼がみられるとされている．

本症に特徴的である腸骨の角状突起(bilateral posterior iliac horns)は，腸骨から後外側への三角状骨隆起で，大きくなると外表からも触知可能である．しかし，動作に問題はない．

その他，内反尖足や側弯，肩甲骨低形成などさまざまな骨異形成がみられる．

(3) 眼

虹彩内側の色素沈着(Lester's sign)が54％に認められるとされている．開放隅角緑内障や眼圧上昇は平均48歳で認められ，40歳以上の患者の29％にみられる．このほか，円錐角膜，小角膜，先天性白内障などが認められる．

(4) 腎

腎症は本症にとって最も重篤な合併症であり，約60％の患者が合併する．無症候性の血尿を呈する患者が最も多く，次いで無症候性に蛋白尿・血尿を呈する者である．両者を合わせると90～95％を占めている．一方，頻度は5～10％と低いが，小児期や青年期に蛋白尿が高度になりネフローゼ症候群を呈する．さらに腎機能障害が進行してESKDにいたる患者もみられる．

腎機能障害に関して患者間で差がみられる理由の詳細は不明である．ただし，ESKDへと進行する患者では，その半数にLMX1B遺伝子の異常だけではなく，Nphs2遺伝子などの異常も加わり，すべてのpodocyteの機能低下がもたらされるのではないかと推

測される.

(5) 神 経
　手足のしびれ感やヒリヒリ感などの知覚異常が多く，注意欠陥多動性障害のスコアが高いとの報告もみられる．これらは，LMX1B が中枢神経系に発現しており，背側脊髄へのニューロンの分化や移動の異常によるためであると考えられている．

4) 診断（病理）
　診断は，爪，膝，肘の症状から本症を疑い，腸骨の X 線で iliac horn を認めることでなされる．家族も含め，整形外科・眼科的診察を行い，前述の外表所見を確認することが診断上重要である．

　腎症の診断には腎生検が有用であり，所見は下記に示す．遺伝子診断も可能だが，すべての患者に LMX1B 遺伝子異常が認められるわけではないので，異常がない場合でも診断を除外することはできない．

　鑑別診断としては，膝蓋骨形成不全をきたす疾患である TBX4 異常による小膝蓋骨症候群，Meier-Gorlin 症候群や爪形成不全をきたす DOOR 症候群・Coffin-Siris 症候群，Ⅳ型コラーゲン異常による X 染色体性および常染色体劣性のアルポート症候群，異常Ⅲ型コラーゲンが GBM とメサンギウムに蓄積する膠原線維沈着性糸球体症（collagenofibrotic glomerulopathy）などがあげられている．

腎病理所見
　組織所見として，光顕では巣状糸球体硬化症（FSGS），増殖性糸球体腎炎，糸球体の硝子化などがみられるが，特異的な所見はない．

　電顕では不規則に肥厚した GBM，その緻密層内に認められる虫食い像（moth-eaten appearance），基底膜とメサンギウム基質中のコラーゲン線維束（electron dense material）が認められている[5]．これらの変化は，臨床的に腎症を示さない患者にも認められる．

5) 治 療
　本症に対する有効性が示された治療法は確立されていない．腎症に対しても特異的な治療はなく，蛋白尿減少効果を期待しアンジオテンシン変換酵素（ACE）阻害薬やアンジオテンシンⅡ受容体拮抗薬（ARB）を投与する．身体機能に問題がある場合には整形外科，緑内障の検査を眼科で定期的に受けるよう指導する．

6) 予 後
　予後は腎症の程度により左右される．しかし，腎不全発症の時期や可能性を予知する方法はない．

　常染色体優性遺伝なので，50％の確率で同胞や子に発症することを遺伝カウンセリングで十分に説明する．また，同家系内でも腎症の発症や程度に差があり，ときに ESKD にいたる可能性があることも説明する必要がある．

5. 多発性囊胞腎
A. 常染色体優性多発性囊胞腎（ADPKD）
1）疫　学
　常染色体優性多発性囊胞腎（autosomal dominant polycystic kidney disease：ADPKD）は，1,500〜2,000人に1人発症する最も頻度の高い遺伝性疾患である．わが国の透析患者における導入原疾患別割合の2〜3％を占め，典型的な常染色体優性型遺伝形式を示し，男女差はない．

2）原因：発症・進展機序
　*PKD*遺伝子変異により両側腎に多数の囊胞が進行性に発生・増大し，腎以外の種々の臓器にも障害が生じる（図1-19）．加齢とともに囊胞が両腎に増加し，進行性に腎機能が低下する．70歳までに約半数が末期腎不全（ESKD）にいたる．
　*PKD*遺伝子として*PKD1*（16p13.3）と*PKD2*（4q21）が知られ，85％が*PKD1*遺伝子の変異，15％が*PKD2*遺伝子の変異とされている（図1-20）．

3）症　状
（1）腎症状
　多くの症状は，囊胞の腫大が直接の原因である．急性・慢性の腹痛あるいは側腹痛は，

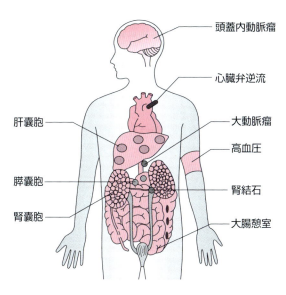

図1-19　ADPKDの臨床所見

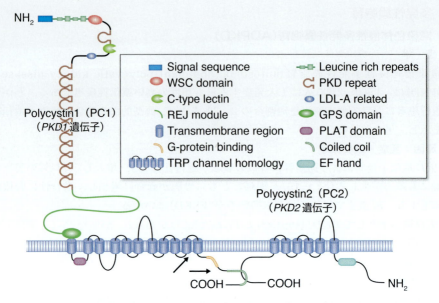

図 1-20 ADPKD の原因遺伝子(*PKD1*, *PKD2*)の産生蛋白(polycystin 1：PC1, polycystin 2：PC2)の構造

よくみられる自覚症状の 1 つである．急性の腹痛は，囊胞感染や腎実質への感染，尿路結石，囊胞出血が原因となる．病歴，理学的所見，尿検査，尿培養に加え，超音波検査および CT, MRI などの画像診断が参考になる．慢性の腹痛は，より腎腫大が進行した症例に多く，腎被膜の伸展や腎門部血管系の牽引が原因となる．ただし，腎臓の重さによる脊髄や腰背筋の負担が慢性疼痛として自覚されることがあり，腎臓とは無関係の部位の疼痛を訴えることもまれではない．

頻度は，腹痛(61％)よりも腰痛(71％)のほうが多いとされている．囊胞自体に由来する疼痛は，通常は非ステロイド性抗炎症薬(NSAIDs)でコントロール可能であるが，腎機能への影響を十分に考慮して使用すべきである．

腎腫大や肝腫大が進行すると，消化管を圧迫するために食欲不振，消化管通過障害，低栄養を呈する．

(2) 高血圧

140/90 mmHg を超える高血圧は，腎機能正常な 20〜34 歳の ADPKD 患者の半数に認められる．高血圧の進展は，腎血流の低下，Na の排泄障害，高範囲な腎血管のリモデリングを伴うといわれている．腎容積が大きくなると高血圧の頻度が増すことから，囊胞により血管が伸展され腎が虚血になり，レニン-アンジオテンシン(RA)系が活性化する

ことで高血圧が生じるといわれているが，いまだ高血圧発症の機序は確立されていない．polycystin-1(PC1)とpolycystin-2(PC2)は血管平滑筋および血管内皮に発現し，その機能異常が高血圧や腎血管リモデリングの原因と考えられている．交感神経系の亢進や血中エンドセリン-1濃度の上昇，インスリン抵抗性などがADPKD患者の高血圧の原因として考えられている．

(3) 腎不全

大半の症例では，囊胞が大きくなっても40～60歳代までは腎機能は正常に維持される．腎機能が低下するにつれて腎はさらに腫大し腎実質は菲薄化し，GFRは年間4～5 mL/分ずつ低下する．危険因子として責任遺伝子(PKD1, PKD2)，PKD1の変異部位，修飾遺伝子の異常，男性(PKD2の場合)，黒人，30歳以前からの血尿，35歳以前の高血圧，脂質異常症が報告されている．また，腎腫大と腎機能低下は密接に関連し，腎および囊胞重量は強力な腎機能悪化の予測因子となるといわれている．

(4) 他臓器囊胞

肝囊胞は最も多い腎外病変である．ただし小児ではまれで，頻度は加齢とともに増加する．肝囊胞重量は男性より女性が大きい．多産の女性，経口避妊薬服用歴のある女性，エストロゲン補充療法は肝囊胞の危険因子とされ，エストロゲンが肝囊胞の成長に関与していると推測されている．他に精巣囊胞は男性の40％，膵囊胞は5％，クモ膜囊胞は8％と報告されている．

(5) 頭蓋内脳動脈瘤

頭蓋内脳動脈瘤は，脳動脈瘤の家族歴のない症例の6％，家族歴のある症例の16％に合併する．平均破裂年齢は非囊胞腎患者で51歳であるのに比べ，囊胞腎では39歳と若年である．

(6) 心疾患

僧帽弁逸脱症は，囊胞腎に合併する最も多い弁膜疾患であり25％に認められる．弁膜疾患は進行性であるが，弁置換を必要とすることはまれである．

4) 診　断

無症状で経過することも多く，生涯正確な診断を受ける患者は半分以下ともいわれている．20～40歳代に血尿，側腹部痛，腹部膨満などを初発症状として発見されることが多い．

診断には年齢，腎疾患(囊胞腎)の家族歴，画像診断(超音波やCT，MRI)における腎囊胞の存在が重要である．ADPKDの診断基準を表1-13に示す．

症状や画像診断から多発性囊胞腎が疑われるが，家族歴が明らかでない場合は，詳細な家族歴の再聴取や家族の画像診断が有用である．家族歴が明らかな場合には診断に苦慮することは少ないが，家族歴のない遺伝子変異もADPKDの約5％に認めるため，その場合は他の腎囊胞形成疾患の除外が必要である．遺伝子診断は，画像診断が不確かな

表 1-13　ADPKD の診断基準

1．家族内発生が確認されている場合
　1）超音波断層像で両腎に各々 3 個以上確認されているもの
　2）CT，MRI では，両腎に囊胞が各々 5 個以上確認されているもの
2．家族内発生が確認されていない場合
　1）15 歳以下では，CT，MRI または超音波断層像で両腎に各々 3 個以上囊胞が確認され，以下の疾患が除外される場合
　2）16 歳以上では，CT，MRI または超音波断層像で両腎に各々 5 個以上囊胞が確認され，以下の疾患が除外される場合

除外すべき疾患
・多発性単純性腎囊胞 multiple simple renal cyst
・腎尿細管性アシドーシス renal tubular acidosis
・多囊胞腎 multicystic kidney（多囊胞性異形成腎 multicystic dysplastic kidney）
・多房性腎囊胞 multilocular cysts of the kidney
・髄質囊胞性疾患 medullary cystic disease of the kidney（若年性ネフロン癆 juvenile nephronophthisis）
・多囊胞化萎縮腎（後天性囊胞性腎疾患）acquired cystic disease of the kidney
・常染色体劣性多発性囊胞腎 autosomal recessive polycystic kidney disease

（厚生労働省特定疾患対策研究事業進行性腎障害調査研究班（富野康日己班長），常染色体優性多発性囊胞腎診療ガイドライン（第 2 版））

場合や，生体腎移植のドナーとなる可能性がある若い症例などに行うこともあるが，出生前や着床前診断は行わない．

5）治　療

　現在まで ADPKD において，囊胞増大を防ぎ，腎機能障害を抑制する根本的な治療法は確立されていない．しかし，早期から合併する高血圧を見逃さないよう治療し，囊胞感染などの合併症を適切に管理していくことで，腎不全への進展を遅らせ，生命予後の改善が期待できる．

（1）高血圧

　血圧管理は，ADPKD 患者の腎および生命予後を左右する最も重要かつ治療介入可能な要因である．ADPKD では，約 60％の患者が腎機能低下のない時期より高血圧を合併する．さらに，腎機能が低下した場合はほぼ全例に高血圧の合併を認める．高血圧を合併した ADPKD 患者は腎機能障害の進行が有意に速く，また左室肥大を呈する．左室肥大は心血管系合併症や不整脈，突然死と関連しており，血圧管理により ADPKD 患者の腎機能障害進行の抑制および心血管合併症の改善が期待できる．多発性囊胞腎診療指針では，目標血圧 130/80 mmHg 未満が推奨されている．

ADPKDではレニン-アンジオテンシン-アルドステロン系(RAAS)の亢進を認める．正常血圧のADPKDでも左室肥大を認めることがあり，原因としてRAASの関与が示唆されている．このため，アンジオテンシン変換酵素(ACE)阻害薬やアンジオテンシンⅡ受容体拮抗薬(ARB)などのRAAS抑制薬は，ADPKDにより有効な降圧薬であることが期待されている．実際，ACE阻害薬ではCa拮抗薬やβ遮断薬などと比較し，有意な血圧低下および尿蛋白の減少を示すことがメタ解析にて示されている．
　また，わが国で行われたARBとCa拮抗薬との比較試験では，ARBは尿蛋白および尿中アルブミン排泄量を低下させ，クレアチニンクリアランス(Ccr)の減少率を改善させた．ただし，これまでRAAS抑制薬による腎囊胞縮小効果や腎機能進行抑制効果はランダム化比較試験では示されていない．現在，ACE阻害薬とARBの併用効果をみる臨床研究(HALT PKD trial)が進行中であり，その結果が期待される．
　十分な降圧を得るためには多剤併用が必要となる症例も多い．利尿薬はACE阻害薬と比較し腎機能障害を進行させる危険性があり，その使用には注意が必要である．

(2) 囊胞感染

　ADPKD患者の約半数で，生涯1回以上の囊胞感染を経験するといわれている．繰り返す囊胞感染は，特に男性において慢性腎臓病(CKD)進行のリスクともなる．起炎菌はグラム陰性桿菌が多く，血行性あるいは尿路から逆行性に感染を生じる．
　起炎菌不明の初期治療には，囊胞内への移行性を考慮しニューキノロン系抗菌薬が推奨される．ニューキノロン系抗菌薬は腎機能に応じた投与量や投与間隔の調整が必要である．一部の囊胞感染は，抗菌薬の囊胞内への移行が悪いため難治性である．抗菌薬投与で改善が得られない場合は，経皮あるいは外科的ドレナージを考慮すべきであり，末期腎不全(ESKD)患者であれば腎摘除術も可能である．

(3) 脳動脈瘤

　無症候性脳動脈瘤の合併は家族歴のない多発性囊胞腎で6％，家族歴のある多発性囊胞腎では16％といわれており，これは一般成人での1～2％の合併と比べ高い．クモ膜下出血の既往のない患者での破裂の頻度は7 mm未満で0％，7～12 mmで2.6％，13～24 mmで14.5％，25 mm以上で40％と報告されている．
　ADPKDにおける脳動脈瘤のスクリーニングは，脳動脈瘤破裂のリスクの高い患者，すなわち以前に脳動脈瘤破裂の既往のある患者，脳動脈瘤破裂の家族歴のある患者や，新たに生じた頭痛や脳神経症状を認める患者には積極的に行うべきである．しかし，現在のところすべての無症状なADPKD患者に脳動脈のスクリーニングを行うことには議論がある．ADPKDでは脳動脈瘤破裂よりも高血圧による脳梗塞や脳出血の頻度のほうが高いこと，eGFR 30 mL/分/1.73 m^{2}未満のCKDステージ4以降では腎性全身性線維症(nephrogenic systemic fibrosis：NSF)発症の危険のためガドリニウム造影MRIは推奨されないことも銘記しておく必要がある．

外科的クリッピングとコイル塞栓術を比較すると，合併症はコイル塞栓術のほうが少ないが，長期予後は外科的クリッピングのほうがよいとされている．家族歴，既往歴，危険因子などを考慮したうえで，脳神経外科医，放射線科医らと相談のうえ治療方針を決定すべきである．

ADPKDの治療展望

バソプレシン V_2 受容体拮抗薬（トルバプタン）：PC1とPC2は尿細管においてCaチャネルとして機能している．尿細管上皮細胞では細胞内Caとサイクリック AMP（cAMP）の濃度は適切に調節されているが，ADPKDでは腎臓内cAMPが増加していることが動物モデルで明らかにされた．ADPKDではPC1あるいはPC2の障害により細胞内Ca濃度が低下し，結果としてcAMPが増加することにより，嚢胞上皮細胞が増殖し，嚢胞液の貯留をきたすと考えられている．

バソプレシン V_2 受容体〔vasopressin（AVP）V_2 receptor〕は，ADPKDならびにARPKDの嚢胞形成の場である遠位尿細管ならびに集合管に局在する．V_2 受容体を刺激するAVP投与により嚢胞が形成され，AVPが直接，嚢胞形成を促進する物質であることも報告されている．すなわち，AVPならびにcAMPが嚢胞性腎疾患において中心的な役割を果たし，V_2 受容体の拮抗により嚢胞形成が抑制されることが明らかにされた．そこでcAMPを抑制する薬剤としてターゲットになったのがバソプレシン V_2 受容体拮抗薬である．

その1つであるトルバプタンがADPKD動物モデルで組織内cAMPを減少させ，嚢胞の増殖と腎不全の進行を抑制したことが報告された．トルバプタンはすでに利尿薬で効果不十分な低Na血症合併の心不全治療薬としてわが国で臨床使用されており，2014年3月にADPKDに対する治療薬として世界に先がけて日本で承認された．

ソマトスタチンアナログ（オクトレオチド）：ソマトスタチンは，視床下部での成長ホルモン分泌を抑制するホルモンとして発見され，中枢神経，消化管などに広く分布する普遍的な抑制ホルモンである．

長時間作用型ソマトスタチンアナログであるオクトレオチドは，消化管ホルモン産生腫瘍や先端巨大症に臨床応用されている．ヒトの腎・肝臓にはソマトスタチン受容体が豊富に存在する．ソマトスタチンはソマトスタチン受容体に結合し，cAMPの産生を抑制する．ADPKDに下垂体腺腫を合併した患者にオクトレオチドを約2年間投与し，嚢胞の大きさに変化が認められなかったことが報告された．オクトレオチドの短期間で少人数を対象にした臨床研究では，肝臓の嚢胞の縮小ならびに腎嚢胞容積の増大を抑制することが示されたが，腎機能には有意な差は認められなかった．

mTOR阻害薬（シロリムス，エベロリムス）：mTOR（mammalian target of rapamycin）の抑制薬であるシロリムスやエベロリムスは移植後免疫抑制薬，あるいは転移性腎細胞癌治療薬として使用されており，PKD動物モデルでは腎嚢胞化を抑制する．シロリムス

表 1-14　腎機能予後不良因子

1. 遺伝型：*PKD1* 異常
2. 性別：男性
3. 高血圧：35 歳以前の高血圧
4. 肉眼的血尿：30 歳以前の肉眼的血尿
5. 妊娠回数：妊娠 3 回以上
6. 蛋白尿：あり
7. 腎容積：大きい
8. 尿路感染症：あり

を免疫抑制薬として腎移植後に使用した ADPKD 患者では，固有腎（多発性嚢胞腎）や肝臓容積が縮小したことが報告されている．その後，シロリムスとエベロリムスの臨床試験が欧州で行われた．腎移植時の使用量よりも低用量のシロリムスを投与する臨床試験では，嚢胞縮小作用と腎機能低下の抑制作用はともに認められなかった．エベロリムスの臨床試験では，嚢胞の縮小効果は認められたものの，腎機能への作用は認められなかった．

　トリプトライド：漢方薬（雷公藤(ライコウトウ)）の成分で免疫抑制薬である．PC2 の経路を介して細胞内 Ca を上昇させる作用があり，PKD 動物モデルの新生児期に投与した場合に，嚢胞の進展を抑制した．現在，中国で臨床試験が行われている．

6) 予　後

　表 1-14 に，ADPKD での腎障害の進行に関与する因子を示す．

　腎不全となる平均年齢は，*PKD1* で 53 歳，*PKD2* で 68 歳と報告されている．60 歳代までに約半数の ADPKD 患者が末期腎不全（ESKD）に進行する．わが国では 2013 年に腎不全のため透析導入された多発性嚢胞腎患者は 907 人（全導入数の 2.5％に相当）で，平均年齢 62 歳であった．2013 年末の透析患者全体のなかで，多発性嚢胞腎は 10,654 人（3.5％）と導入割合よりも多くなるが，これは他の腎不全の原疾患に比べて透析導入後の生命予後が良好なためと考えられる．

　多発性嚢胞腎の死亡原因としては心不全，感染症が多く，心血管系合併症の評価と感染症への積極的な対応が重要である．

B．常染色体劣性多発性嚢胞腎（ARPKD）

1) 疫　学

　常染色体劣性多発性嚢胞腎（autosomal recessive polycystic kidney disease：ARPKD）の頻度は 10,000〜40,000 人に 1 人である．現在では周産期に発見され，出生後短期間で死亡することが多いが，病態によっては成人期まで生存する．

2) 原因：発症・進展機序

原因遺伝子は，染色体 6p21.1-p12 に存在する *PKHD1*（polycystic kidney and hepatic disease 1）である．ARPKD はこの *PKHD1* 遺伝子変異により，新生児期から腎集合管の拡張による両側腎の腫大と胆管の異形成，ならびに門脈周囲の線維化を含む肝臓の異常を認める遺伝性嚢胞性腎疾患である．遺伝形式は常染色体劣性型である．

3) 症　状

新生児期を乗り越えた患児は幼少期にかけて腎不全が進行し，発達遅延，高血圧，浮腫を生じる．門脈圧亢進症は5〜10歳にかけて出現することが多く，食道および胃静脈瘤，脾腫を生じる．肝内胆管拡張がある場合は，胆管炎を合併しやすい．種々の程度の肺低形成を伴うことがあり，そのため重症例ではしばしば出生直後に死亡する（Potter 症候群）．

4) 診　断

国際的によく使用されている診断基準を**表1-15**に示す．実際には超音波画像所見が最も簡便で診断に有用である．囊胞は通常小さく2 mm 未満で，microcyst とよばれる．囊胞というよりも拡張が主であり，びまん性に存在するため，ぼこぼことした低エコー像ではなく，全体に高エコー輝度になるのが特徴的であり，診断する際にはこの認識が重要である．肉眼で確認できるものは macrocyst とよび，直径2 cm 以下が多い．典型的超音波画像所見と同胞の本疾患既往があれば診断は確定的である．

両親の近親婚も重要であるが，わが国では近親婚の頻度は低く，複合ヘテロ変異による症例の存在もある．両親に腎囊胞が存在しないことも重要な確認事項である．ただし，ADPKD の腎囊胞が遅れて出現する場合もあり，両親の年齢が30歳以降においてこの情報の意義が高まる．

病理所見は，集合管の拡張と胆管の異形成と門脈周囲の線維化を含む種々の程度の肝の異常をその特徴とする．集合管上皮細胞は過形成を示し，異形成はない．胎生早期に

表1-15 ARPKD の診断基準

1に加えて2の1項目以上を認める場合に ARPKD と診断する．
1．皮髄境界が不明瞭で腫大し高輝度を示す典型的超音波画像所見
2．a）両親に腎囊胞を認めない，特に30歳以上の場合
b）臨床所見，生化学検査，画像所見などにより確認される肝線維症
c）Ductal plate の異常を示す肝臓病理所見
d）病理学的に ARPKD と確認された同胞の存在
e）両親の近親婚

（厚生労働省進行性腎障害調査研究班．多発性囊胞腎診療指針）

一過性に近位尿細管に囊胞を認めるが，生後は確認できなくなる．
5）治　療
　疾患特異的治療は確立されておらず，個々の症例に応じた支持・対症療法が中心となる．小児，特に乳幼児の末期腎不全管理が必要なことが多く，根本的治療はしばしば困難である．
　ADPKDと同様に高血圧の治療が重要で，ACE阻害薬やARBの効果が期待できるが，小児，特に新生児・乳児・幼児における安全性は確立しておらず，リスクとのバランスを考慮したうえで使用する．Ca拮抗薬も降圧効果が期待でき必要に応じて使用する．末期腎不全の症例では，可能であれば早期の腎移植が望ましい．必要により肝移植が適応となることもある．
6）予　後
　重症肺低形成を伴う新生児以外は長期生存が可能であることが明らかになっている．海外では生後1カ月間生存した症例について，生後1年の腎生存率が86％，15年で67％と報告されている．1990年以降に出生した153例における解析では，生後1カ月間の死亡率が最も高く，全死亡症例36例中21例(58％)がこの期間に死亡している．生後早期の乳児における疾患管理の改善と末期腎不全治療の進歩により，さらに今後の予後が改善されることが期待される．

文献

急性腎炎症候群
1) Rodriguez-Iturbe B, Musser JM. The current state of poststreptococcal glomerulonephritis. J Am Soc Nephrol 2008；**19**：1855-1864.
2) Cu GA, et al. Immunohistochemical and serological evidence for the role of streptococcal proteinase in acute post-streptococcal glomerulonephritis. Kidney Int 1998；**54**：819-826.
3) Oda T, et al. Glomerular plasmin-like activity in relation to nephritis-associated plasmin receptor in acute poststreptococcal glomerulonephritis. J Am Soc Nephrol 2005；**16**：247-254.
4) Oda T, et al. Localization of nephritis-associated plasmin receptor in acute poststreptococcal glomerulonephritis. Hum Pathol 2010；**41**：1276-1285.

急速進行性腎炎症候群
1) 厚生労働省特定疾患進行性腎障害に関する調査研究班報告「急速進行性腎炎症候群の治療指針　第2版」．急速進行性腎炎症候群早期発見のための診断指針．p.523.
2) 厚生労働省特定疾患進行性腎障害に関する調査研究班報告「急速進行性腎炎症候群の治療指針　第2版」．p.533-535.
3) 厚生労働省特定疾患進行性腎障害に関する調査研究班報告「急速進行性腎炎症候群の治療指針　第2版」．p.528-529.

巣状分節性糸球体硬化症
1) Rich AR. A hitherto underscribed vulnerability of the juxta-medullary glomeruli in lipolipoid nephrosis. Bull John Hopkins Hosp 1957；**100**：173-186.
2) 松尾清一ほか．ネフローゼ症候群診療指針．日腎会誌 2011；**53**(2)：78-122.
3) 堺　秀人ほか．難治性ネフローゼ症候群(成人例)の診療指針．日腎会誌 2002；**44**：751-761.
4) 日本腎臓学会腎病理診断標準化委員会/日本腎病理協会編．腎生検病理アトラス．東京：東京医学社，2010.
5) D'Agati VD. Podocyte injury in focal segmental glomerulosclerosis：Lessons from animal models. Kidney Int 2008；**73**：399-406.

アルポート症候群(AS)
1) 伸⽥仁史．服部新三郎．遺伝性腎炎と良性家族性血尿．小児科診療 2003；**66**(4)：641-646.
2) 伊藤達雄．Alport 症候群．小児内科 2008；40 増刊号：862-866.
3) 伸⽥仁史．Alport 症候群．五十嵐隆ほか監修・編集．腎・泌尿器科診療マニュアル―小児から成人まで．日本医師会雑誌 2007；136 巻特別号(2)：222-223.
4) Jais JP, et al. X-linked Alport syndrome：natural history in 195 families and genotype-phenotype correlations in males. J Am Soc Nephrol 2000；**11**：649-657.
5) Webb NJ, et al. Efficacy and safety of losartan in children with Alport syndrome—results from a subgroup analysis of a prospective, randomized, placebo- or amlodipine-controlled trial. Nephrol Dial Transplant 2011；**26**：2521-2526.
6) Gross O, et al. Early angiotensin-converting enzyme inhibition in Alport syndrome delays renal failure and improves life expectancy. Kidney Int 2012；**81**：494-501.

家族性菲薄基底膜症候群
1) Vogler C, et al. Glomerular basement membrane and lamina densa in infants and children：an ultrastructural evaluation. Pediatr Pathol 1987；**7**：527-534.
2) Cosio FG, et al. Association of thin glomerular basement membrane with other glomerulopathies. Kidney Int 1994；**46**：471-474.

3）五十嵐　隆．小児腎疾患の臨床．東京：診断と治療社，2006. p.178-179.
4）Haas M. Alport syndrome and thin glomerular basement membrane nephropathy：a practical approach to diagnosis. Arch Pathol Lab Med 2009；**133**：224-232.
5）Judy S, et al. Thin basement membrane nephropathy. Kidney Int 2003；**64**：1169-1178.
6）Naito I, et al. Renal distribution of typeⅣ alpha chains in autosomal-dominant Alport syndrome. Clin Exp Nephrol 1998；**2**：58-63.

ファブリー病
1）Anderson W. A case of angiokeratoma. Br J Dermatol 1898；**18**：113-117.
2）Fabry J. Ein Beitrag zur Kenntnis der Purpura haemorrhagica nodularis（Purpura papulosa haemorrhagica Hebrae）. Arch Dermatol Syph 1898；**43**：187-200.
3）Inoue T, et al. Newborn screening for Fabry disease in Japan：prevalence and genotypes of Fabry disease in a pilot study. J Hum Genet 2013；**58**：548-552.
4）Eng CM, et al. Fabry disease：guidelines for the evaluation and management of multi-organ system involvement. Genet Med 2006；**8**：539-548.
5）Wilcox WR, et al. Long-term safety and efficacy of enzyme replacement therapy for Fabry disease. Am J Hum Genet 2004；**75**：65-74.

爪膝蓋骨症候群
1）小児慢性特定疾病情報センター．18 ネイル・パテラ（Nail-Patella）症候群（爪膝蓋症候群）．http://www.shouman.jp/details/2_2_18.html
2）Dreyer SD, et al. Mutations in LMX1B cause abnormal skeletal patterning and renal dysplasia in nail patella syndrome. Nat Genet 1998；**19**：47-50.
3）Morello R, et al. Regulation of glomerular basement membrane collagen expression by LMX1B contributes to renal disease in nail patella syndrome. Nat Genet 2001；**27**：205-208.
4）Rohr C, et al. The LIM-homeodomain transcription factor Lmx1b plays a crucial role in podocytes. J CIin Invest 2002；**109**：1073-1082.
5）Bongers EM, et al. Nail-patella syndrome. Overview on clinical and molecular findings. Pediatr Nephrol 2002；**17**：703-712. Epub 2002 Jul 30.

多発性囊胞腎
1）厚生労働省進行性腎障害調査研究班．多発性囊胞腎診療指針．日腎会誌 2011；**53**(4)：556-583.
2）石川英二．多発性囊胞腎．診断と治療 2010；**98**(4)：617-621.
3）下条文武監修．内山聖，富野康日己，今井裕一編集．専門医のための腎臓病学．第 2 版．東京：医学書院，2009. p.370-379.

各論 第2章 ネフローゼ症候群

1 疫学

日本におけるネフローゼ症候群の疫学の現状

2007年から日本腎臓学会の主導で腎生検例を登録する日本腎生検レジストリー（Japan Renal Biopsy Registry：J-RBR）と非腎生検例を登録する腎臓病総合レジストリー（Japan Kidney Disease Registry：J-KDR）が開始されている．

2013年のJ-RBRおよびJ-KDRに登録された症例では，3,818例中973例（25.5%）がネフローゼ症候群であった．腎生検施行例では，3,635例中895例（24.6%）がネフローゼ症候群を呈していた．895例の腎組織の内訳は，微小変化型ネフローゼ症候群が33.2%，膜性腎症23.7%，糖尿病腎症8.3%，巣状糸球体硬化症6.1%，ループス腎炎4.6%，IgA腎症4.2%という順になっている．

一次性ネフローゼ症候群は643例（71.8%），二次性ネフローゼ症候群は252例（28.2%）であった．一次性ネフローゼ症候群の腎病理の分布は，微小変化型ネフローゼ症候群が46.2%，膜性腎症33.0%，巣状糸球体硬化症8.6%，IgA腎症5.9%，膜性増殖性糸球体腎炎4.8%であり，二次性ネフローゼ症候群では，糖尿病腎症29.4%，ループス腎炎16.3%，アミロイド腎症13.5%，紫斑病性腎炎（IgA血管炎）7.1%の頻度であった[1]．

2 原因と分類

1．一次性ネフローゼ症候群

1）微小変化型ネフローゼ症候群（MCNS）

微小変化型ネフローゼ症候群（minimal change nephritic syndrome：MCNS）とは，光学顕微鏡による組織学的評価において，糸球体の障害を認めないか微小の変化のみを呈する疾患である．急激な浮腫の出現により発症することが多く，小児や若年者に好発する．ウイルスなどの先行感染，虫さされ，アレルギー疾患に引き続いて発症することも

あるため，抗原刺激に対する免疫反応異常が関与する可能性があるとされており，血清IgE高値が多い．

尿所見は，血尿がほとんどみられず，高度の蛋白尿を呈し，蛋白尿の選択性〔尿蛋白選択指数(selectivity index)，後述〕が高いこと，およびステロイド療法が著効することが特徴であるが，ステロイド療法の漸減中または中止後に30～50％の症例が再発し，20～30％の症例がステロイド依存性あるいは頻回再発型(6カ月間に2回以上再発するネフローゼ症候群)を示す．

腎生検では，光学顕微鏡ではほぼ正常であり，蛍光抗体法では沈着物を認めず，電子顕微鏡で上皮細胞の足突起の消失が観察される．

近年，MCNSの糸球体上皮細胞障害のマーカーとして，CD80とangiopoietin-like-4が報告されている[2,3]．両者は，MCNS患者の尿中・血中で発現が亢進しており，ネフローゼ症候群が寛解状態となるとその発現が減弱・消失することが判明しており，今後の臨床応用が期待される．

2) 巣状糸球体硬化症(FSGS)

巣状糸球体硬化症(focal segmental glomerulosclerosis：FSGS)は，比較的高度な蛋白尿を呈し，治療に対しステロイド抵抗性を示す難治性ネフローゼ症候群の代表的疾患である．腎生検では，多くの糸球体は正常であるが，糸球体の部分的な硬化病変(分節性硬化病変)が，観察した糸球体の50％未満にみられるものをいう．腎生検の光学顕微鏡所見では，硬化性病変にメサンギウム基質や糸球体基底膜成分などの細胞外基質が凝集したものが，PAS染色やPAM染色で濃染する．蛍光抗体法では，硬化部に一致してIgMやC3の沈着が観察される．電子顕微鏡所見では，上皮細胞の足突起の消失が観察される．一次性のFSGSと二次性のFSGSは，光学顕微鏡による鑑別はできない．また，FSGSの糸球体病変は腎皮質の深部に存在するため，標本内に硬化病変が認められない場合，MCNSとの鑑別が難しい．

一次性FSGSの病態に液性因子が関与している可能性は以前から指摘されていたが，現在までに確立された因子は存在しない．最近の研究では，IL-6ファミリーに属する分子であるcardiotrophin-like cytokine 1や可溶型ウロキナーゼ型プラスミノゲン活性化因子受容体が新規液性因子の候補としてあげられているが[4,5]，今後のさらなる検討が期待される．

3) 膜性腎症(MN)

膜性腎症(membranous nephropathy：MN)の原因は多岐にわたり，約75％が原発性(特発性)で残りの25％は二次性であり，原因は感染症，薬剤性，悪性腫瘍，膠原病など多彩である(表2-1)．

腎生検所見は，光学顕微鏡所見で糸球体係蹄(毛細血管)壁の肥厚とスパイク形成が観察される．蛍光抗体法では糸球体係蹄壁に沿ったIgGやC3の沈着を認める．

表2-1 二次性膜性腎症の原因

自己免疫疾患	SLE，関節リウマチ
悪性腫瘍	固形癌（消化器癌，肺癌），白血病
感染症	B型肝炎，梅毒，マラリア
薬剤性	金製剤，ペニシラミン，ブシラミン

　電子顕微鏡では，糸球体基底膜（GBM）の上皮下（上皮細胞側）に沈着物を認め，Churg分類を用いてステージを決定する．ステージⅠでは沈着物を上皮下に散在性に認め，ステージⅡでは沈着物が大型化しGBMに沿って全周性となり，さらに沈着物間に基底膜が伸長してくる．伸長してきた基底膜は，光学顕微鏡で観察されたスパイク形成である．ステージⅢでは基底膜がさらに伸長して沈着物を完全に覆いこんだ状態となり，ステージⅣでは沈着物が消失して不規則に肥厚した基底膜のみが観察される．
　近年，原発性膜性腎症の原因となる抗原として，糸球体上皮細胞の膜蛋白質であるホスホリパーゼA_2受容体（PLA2R）が報告され注目を浴びている[6]．原発性膜性腎症の約70％にPLA2R抗体が認められるが，二次性膜性腎症では抗体は認められないこと，抗体の量が尿蛋白量と比例していることから，特異的マーカーであるとともに，病勢マーカーとしても有用であることが明らかとなっている．

4）膜性増殖性糸球体腎炎（MPGN）

　膜性増殖性糸球体腎炎（membranous proliferative glomerulonephritis：MPGN）の特徴は，尿所見で高度の蛋白尿と顕微鏡的血尿，ときに肉眼的血尿を認め，血清補体値（CH_{50}，C3）の低下が持続する．原発性MPGNは約10％であり，残りの約90％は二次性であるため，現疾患の検索・治療も重要である．二次性MPGNをきたす代表的な原因はC型肝炎ウイルス（HCV），溶連菌，ブドウ球菌（MRSA），ヒト免疫不全ウイルス（HIV），パルボウイルスB19などの感染症が重要である．
　腎生検の光学顕微鏡では，びまん性・全節性にメサンギウム細胞増殖と細胞外基質増加がみられ，糸球体係蹄の分葉化や糸球体の肥大がみられることが特徴である．増殖したメサンギウム細胞が糸球体毛細血管壁の基底膜と内皮細胞の間に入り込み（メサンギウム間入），新しい基底膜が形成することで糸球体基底膜が二重化する．
　電子顕微鏡では沈着物の存在部位により，Ⅰ・Ⅱ・Ⅲ型に分類される．Ⅰ型では，糸球体基底膜の内皮下（内皮細胞側）に沈着物（electron dense deposit：EDD）を認め，Ⅱ型では基底膜内に連続性にEDDを認め（dense deposit disease），Ⅲ型はⅠ型の亜型で，基底膜の上皮下と内皮下にEDDを認める．

2. 二次性ネフローゼ症候群

1) 糖尿病腎症

糖尿病腎症（diabetic nephrosclerosis）は，糖尿病に伴う高血糖により引き起こされる腎障害で，糖尿病三大合併症の1つである．初期には微量アルブミン尿が観察され，持続性蛋白尿を呈する糖尿病腎症Ⅲ期以降にネフローゼ症候群を発症してくる（表2-2）．最終的には末期腎不全に進展し，透析療法・腎移植などの治療が必要となる．

糖尿病腎症の確定診断はもちろん腎生検によるが，患者数が膨大なため実際には腎生検を施行せずに診断を行っていることが多い．臨床的に糖尿病腎症と診断するためには，糖尿病の罹病歴が5年以上あること，網膜症・神経障害などの他の合併症を有して

表 2-2　糖尿病性腎症新病期分類[注1]

病期	尿アルブミン値(mg/gCr)あるいは 尿蛋白値(g/gCr)	GFR(eGFR) (mL/分/1.73 m^2)
第1期(腎症前期)	正常アルブミン尿(30未満)	30以上[注2]
第2期(早期腎症期)	微量アルブミン尿(30〜299)[注3]	30以上
第3期(顕性腎症期)	顕性アルブミン尿(300以上) あるいは 持続性蛋白尿(0.5以上)	30以上[注4]
第4期(腎不全期)	問わない[注5]	30未満
第5期(透析療法期)	透析療法中	

注1：糖尿病性腎症は必ずしも第1期から順次第5期まで進行するものではない．本文類は，厚生労働省研究班の成績に基づき予後（腎，心血管，総死亡）勘案した分類である．
注2：GFR 60 mL/分/1.73 m^2 未満の症例はCKDに該当し，糖尿病性腎症以外の原因が存在し得るため，他の腎病変との鑑別診断が必要である．
注3：微量アルブミン尿を認めた症例では，糖尿病性腎症早期診断基準に従って鑑別診断を行った上で，早期腎症と診断する．
注4：顕性アルブミン尿の症例では，GFR 60 mL/分/1.73 m^2 未満からGFRの低下に伴い腎イベント(eGFRの半減，透析導入)が増加するため注意が必要である．
注5：GFR 30 mL/分/1.73 m^2 未満の症例は，総アルブミン値あるいは尿蛋白値にかかわらず，腎不全期に分類される．しかし，特に正常アルブミン尿・微量アルブミン尿の場合は，糖尿病性腎症以外の腎病変との鑑別診断が必要である．

【重要な注意事項】本表は糖尿病性腎症の病期分類であり，薬剤使用の目安を示した表ではない．糖尿病治療薬を含む薬剤特に腎排泄性薬剤の使用に当たっては，GFRを勘案し，各薬剤の添付文書に従った使用が必要である．

（2013年　糖尿病性腎症合同委員会）

いること，尿中蛋白（アルブミン）の持続的増加がみられその他の原因疾患（糸球体腎炎，高血圧性腎症，痛風腎など）が除外されること，顕著な顕微鏡学的血尿や肉眼的血尿など他の尿異常が存在しないことがあげられる．

腎生検では，メサンギウム基質が増加し糸球体基底膜（GBM）が肥厚するびまん性病変，さらにメサンギウム基質が結節状に増加する結節性病変，さらに進行して硝子様物質が沈着する滲出性病変が観察され，最終的には糸球体硬化にいたる．

2) ループス腎炎

全身性エリテマトーデス（systemic lupus erythematosus：SLE）に伴う腎障害をループス腎炎（lupus nephritis）といい，SLE の診断時で21〜65％，経過中に40〜82％と高率に認められる．ループス腎炎の病態はさまざまで，無症候性蛋白尿・血尿，ネフローゼ症候群，急速進行性糸球体腎炎などを呈し末期腎不全に進行することもあるため，SLE の予後を規定する因子の1つとして重要である．

血液検査では，汎血球減少症，低補体血症，抗核抗体をはじめとした各種自己抗体が出現し，尿所見では蛋白尿・血尿およびさまざまな細胞性円柱を認める．

腎病変の多くは，免疫複合体が糸球体毛細血管壁やメサンギウム領域に沈着し，補体が活性化されることで生じる炎症性病変である．腎病変の組織分類は，以前は WHO 分類のループス腎炎を用いていたが，2003 年により客観的な組織病変の定義を取り入れた ISN/RPS（International Society of Nephrology/Renal Pathology Society）分類が作成された（表 2-3）．この分類は，腎生検による組織型と予後の相関が以前の WHO 分類よりも改善している．ループス腎炎のネフローゼ症候群の発症頻度はⅣ-G 型に非常に多く認められ，Ⅰ・Ⅱ型はまれである．

3) 悪性腫瘍

以前より，ネフローゼ症候群では悪性腫瘍が合併する頻度が高いことが知られており，成人ネフローゼ症候群の約10％が悪性腫瘍を合併していたという報告もある．成人

表 2-3　ループス腎炎の ISN/RPS 2003 分類（抜粋）

Ⅰ型	微小メサンギウムループス腎炎
Ⅱ型	メサンギウム増殖性ループス腎炎
Ⅲ型	巣状ループス腎炎（50％未満の糸球体に管内・管外性病変）
Ⅳ型	びまん性ループス腎炎（50％以上の糸球体に管内性・管外性病変）
Ⅳ-S 型	：びまん性分節型
Ⅳ-G 型	：びまん性全節型
Ⅴ型	膜性ループス腎炎
Ⅵ型	進行した硬化性ループス腎炎（90％以上の糸球体が全節性硬化）

ネフローゼ症候群の診断・治療にあたっては，悪性腫瘍があるかどうか内視鏡やCTなどの検査を行う必要がある．また，免疫抑制薬を使用して治療を行ったあとに発症する悪性腫瘍にも注意が必要である．

一方，難治性ネフローゼ症候群の診療指針におけるアンケート調査の結果では，最終観察までに悪性腫瘍で死亡した症例は，膜性腎症では1.2％，巣状分節性糸球体硬化症では1.4％であった．また，膜性腎症の経過観察中における悪性腫瘍の合併は3.4％と，原発性ネフローゼ症候群における悪性腫瘍の合併頻度は，以前の報告よりも低率であった．

欧米による報告では，ネフローゼ症候群に合併する固形癌の頻度は肺癌が最も頻度が高く，次いで消化器癌，腎癌の順である．日本では，消化器癌の頻度が高く，肺癌の頻度は低い．悪性腫瘍を外科的切除，化学療法などの抗癌治療を施行しても，尿蛋白の寛解率は必ずしも高くない．

非固形癌に関しては，ホジキンリンパ腫に伴う微小変化型ネフローゼ症候群が古くから知られているが，大規模調査からその合併率は0.4％と報告されており，必ずしも発症頻度は高くない．非ホジキンリンパ腫，慢性リンパ性白血病，多発性骨髄腫がネフローゼ症候群を合併することがあるが，これらの疾患では糸球体障害であることはまれで，腎臓への腫瘍細胞浸潤や尿路閉塞による腎障害である頻度のほうが圧倒的に多い．

4）感染症

ウイルス，細菌，寄生虫などさまざまな病原体が二次性ネフローゼ症候群の原因となる（表2-4）．代表的な疾患について以下で解説する．

B型肝炎ウイルス（HBV）やC型肝炎ウイルス（HCV）の関与により発症する糸球体障害は，いずれも二次性ネフローゼ症候群の原因となる．

B型肝炎においては，HBe抗原に対して抗原抗体複合体が産生され，GBMに沈着して二次性膜性腎症を生じる．血液検査では，HBe抗原，HBc抗体陽性であり補体値の低下は認めない．腎生検では，免疫染色で糸球体毛細血管壁にIgG，C3，HBe抗原の顆粒状沈着を認める．HBe抗原がHBe抗体にセロコンバージョンすることにより尿所見が正常化することがある．

C型肝炎においても，HCVを抗原とする免疫複合体産生によりネフローゼ症候群を生

表2-4 感染症が原因となる二次性ネフローゼ症候群

巣状糸球体硬化症	HIV，住血吸虫症
膜性腎症	B型肝炎，マラリア
膜性増殖性糸球体腎炎	HBV，HCV，細菌性心内膜炎，溶連菌，ブドウ球菌（MRSA），HIV，パルボウイルスB19，梅毒，寄生虫（マラリア，シストゾミア）

じる．血液検査では，HCV抗体あるいはHCV RNAを検出し，約70%の症例でクリオグロブリン血症，低補体血症，リウマチ因子陽性を認める．病理所見では，MPGN I 型を呈することが多く，電子顕微鏡で管状構造を示すクリオグロブリンの沈着が観察されることがある．

HIV関連腎症は，病理学的には虚脱性巣状糸球体硬化症と尿細管に微小囊胞様拡張を認める．ネフローゼ症候群レベルの蛋白尿を伴った腎機能障害を呈する．

感染性心内膜炎による腎炎は，黄色ブドウ球菌を代表とするコアグラーゼ陰性ブドウ球菌を起因菌とすることが多く，大部分がMPGN I 型を呈しネフローゼ症候群の原因となる．

MRSA腎炎は，メチシリン耐性黄色ブドウ球菌(MRSA)は多剤耐性の黄色ブドウ球菌感染後に引き続き発症する腎炎である．MRSAが産生する外毒素がスーパー抗原として働き，腎障害をきたしネフローゼ症候群を呈する．

3 症 状

ネフローゼ症候群は糸球体性の大量の蛋白尿による低アルブミン血症の結果，浮腫が出現する腎疾患群の総称である．平成22年度厚生労働省難治性疾患対策進行性腎障害に関する調査研究班で，新しい成人ネフローゼ症候群診断基準が示された(表2-5)．

ネフローゼ症候群の本体は糸球体からの大量の蛋白の漏出であり，3.5 g/日以上の蛋白尿が持続することが必須条件である．その結果出現する低アルブミン血症(血清アルブミン値3.0 g/dL以下)と浮腫および高LDL血症の4項目となり，以前の診断基準にあった総コレステロール250 mg/dL以上の項目は削除された．蛋白尿，低アルブミン血症浮腫，高LDL血症の発症の病理については後述する．

表2-5 成人ネフローゼ症候群の診断基準

1. 蛋白尿：3.5 g/日以上が持続する
   (随時尿において尿蛋白/尿クレアチニン比が3.5 g/gCr以上の場合もこれに準ずる)
2. 低アルブミン血症：血清アルブミン値3.0 g/dL以下
   血清総蛋白量6.0 g/dL以下も参考になる
3. 浮腫
4. 脂質異常症(高LDLコレステロール血症)

(平成22年度厚生労働省難治性疾患対策進行性腎障害に関する調査研究班)

4 診断(病理)

1. 蛋白尿：ポドサイト障害

charge barrier と size barrier：尿蛋白の選択指標の実際と治療判定

　糸球体毛細血管壁は内皮細胞，基底膜，上皮細胞から構成されており，糸球体毛細血管壁のポアといわれる壁孔のサイズと基底膜の陰性荷電が蛋白の透過性に重要な役割を担っている．アルブミンより高分子蛋白は糸球体毛細血管壁のポアより大きいため濾過を受けにくく，これを size barrier とよぶ．また，アルブミンのように分子量が小さくても陰性に荷電している物質は，糸球体毛細血管壁の陰性荷電の反発を受けて濾過されにくく，これを charge barrier とよぶ．この陰性荷電が減弱するメカニズムの詳細は不明であるが，微小変化型ネフローゼではさまざまな免疫異常を思わせる所見があり，患者の血清ないしリンパ球培養上清中に血管透過性因子または蛋白尿惹起因子があるとの報告もある．おそらく，ウイルス感染などにより患者のリンパ球からなんらかの液性因子が放出され，それが係蹄壁の陰性荷電を減弱させるのではないかと想像されるが，その液性因子はいまだ同定されていない．

　ネフローゼ症候群ではこれらのバリア機構が障害を受けるため，蛋白尿が出現する．charge barrier のみの障害では陰性荷電蛋白のみが尿中に漏出し，charge barrier と size barrier の両方の障害では，陰性荷電蛋白，高分子蛋白ともに選択性がなく尿中に漏出する．

　尿蛋白の選択性を簡便に調べる方法として，尿蛋白選択指数(selectivity index：SI)がある．SI は，高分子量蛋白質の代表として IgG(分子量約 16 万)，低分子量蛋白質の代表としてトランスフェリン(分子量約 8 万)を使用して，おのおののクリアランスの比を計算して求める．SI が 0.1 以下では選択性が高く，SI が 0.25 以上で選択性が低いと判定する．

　ネフローゼ症候群では，治療開始 1 カ月後と半年後に尿蛋白定量による治療効果判定を行う．尿蛋白 0.3 g/日未満を完全寛解，0.3 以上 1.0 g/日未満を不完全寛解 I 型，1.0 以上 3.5 g/日未満を不完全寛解 II 型，3.5 g/日以上を無効と判定する(表 2-6)．

　糸球体毛細血管壁は，内側から内皮細胞，基底膜，その外側を糸球体上細胞の足突起が覆う三層構造で形成されており，基底膜が血漿蛋白の漏出を防ぐメインバリアと考えられてきた．しかし近年，糸球体上皮細胞の足突起間に存在するスリット膜とよばれる構造物を構成する蛋白が，先天性ネフローゼ症候群の原因物質であることが判明した．これ以降，スリット膜構成分子が血漿蛋白のバリアとして重要な役割を果たしているという考え方が広まってきた．

　現在同定されている代表的スリット構成分子には，ネフリン(フィンランド型先天性

表 2-6　難治性ネフローゼ症候群の治療効果判定基準

治療効果の判定は治療開始後 1 カ月，6 カ月の尿蛋白量定量で行う
・完全寛解：尿蛋白 0.3 g/日未満
・不完全寛解 I 型：尿蛋白 0.3 g/日以上 1.0 g/日未満
・不完全寛解 II 型：尿蛋白 1.0 g/日以上 3.5 g/日未満
・無効：尿蛋白 3.5 g/日以上

(平成 22 年度厚生労働省難治性疾患対策進行性腎障害に関する調査研究班)

ネフローゼ症候群)，ポドシン(常染色体劣性遺伝形式をもつ家族性ステロイド抵抗性ネフローゼ症候群)，α-アクチニン-4(常染色体優性遺伝形式をとる家族性巣状糸球体硬化症)などがある．

2. 低アルブミン血症

前述のように，腎臓で主な濾過機能を司っている糸球体基底膜では charge barrier と size barrier の 2 種類のバリアが働いている．ネフローゼ症候群では特定の原因でこれらのバリアがともに破壊されているため，本来は血中から尿中に出ていかないはずの蛋白質が大量に漏出してしまうため，高度の蛋白尿と低蛋白血症を呈する．マイナスに荷電しているアルブミンなどの低分子量蛋白は，charge barrier の破綻によって大量に尿中に漏れるため低アルブミン血症を引き起こす．

3. 脂質異常症

蛋白尿が高度になると低蛋白(低アルブミン)血症が進行するため，膠質浸透圧が低下し肝臓での蛋白合成が亢進するが，同時に血中のコレステロールの担体蛋白であるリポ蛋白の産生および HMG-CoA 還元酵素の合成も盛んになる．その際，アポリポプロテイン B の産生の亢進を介するため，高 LDL コレステロール血症となる．産生増加のみならず，異化の低下も高 LDL コレステロール血症の原因の 1 つと考えられる．さらに，コレステロールを取り込み分解するための肝細胞表面での受容体の発現低下や，肝より分泌されるリポ蛋白リパーゼの低下により very low-density lipoprotein(VLDL)やカイロミクロンの分解低下が起こるため，これらのリポ蛋白が増加する．レシチン・コレステロール・アシルトランスフェラーゼ(LCAT)が尿中に排泄され，遊離コレステロールのエステル化が低下しており，HDL の代謝異常が起こり，HDL-3 が HDL-2 に比べ増加している．以上の機序から，ネフローゼ症候群では，総コレステロール，LDL コレステロール(LDL-C)，中性脂肪が上昇しており，IIa 型，IIb 型，IV 型の高脂血症表現型を示す．

近年，慢性腎臓病(chronic kidney disease：CKD)という概念が提唱された．CKD は

心血管疾患の強力な危険因子であり，心血管イベントによる死亡率は尿蛋白排泄量に比例していることが判明している．大量の蛋白尿を呈するネフローゼ症候群は，高LDL血症とともに心血管イベントの強力な危険因子となりうる．また，ネフローゼ症候群の治療に用いる副腎皮質ステロイドによる薬剤性の高血圧症，糖尿病は心血管イベントの発症をさらに助長すると考えられる．ただし，2002年に行われた難治性ネフローゼ症候群診療指針によるアンケート調査では，膜性腎症患者における心血管病の発症率，死亡率はそれぞれ1.1％，0.5％であり，必ずしも心血管病の発症が高率ではなかった．

一方では，ネフローゼ症候群に対するスタチン製剤投与は腎機能低下を抑制することが報告されている．また，スタチン製剤にはLDL低下作用のみならず，抗酸化作用，抗血小板凝集抑制作用，抗炎症作用，血管内皮機能改善作用など多彩な薬理作用が知られており，ネフローゼ症候群患者の生命予後改善効果を有する可能性がある．

4．浮　腫

身体の水分の約60％を占める細胞外液は，血管内に存在する血漿と間質に存在する間質液からなる．一般的には，過剰な細胞外液が細胞間質に貯留する病態が浮腫とよばれ，血管内と間質の水分バランスが崩れた場合に生じる．

ネフローゼ症候群における浮腫の成立機序には，いくつかの説がある．尿中に大量の蛋白質を喪失すると血漿蛋白質濃度が低下し，血漿膠質浸透圧が低下する．血漿膠質浸透圧が低下するとStarlingの法則に従い水分が血管内から間質へ移動することにより循環血漿量が低下する．循環血漿量の低下を補うため，レニン-アンジオテンシン-アルドステロン（RAA）系や交感神経系が活性化して代償的にNaが貯留することにより浮腫が出現する（underfill説）．糸球体から大量に濾過された蛋白質が遠位尿細管，集合管でのNa排泄低下・再吸収を亢進させるため，RAA系を介さずにNa貯留が起こり循環血漿量と間質液の増加をきたし，その結果として浮腫が出現する（overfill説）．

いずれの説も，当てはまる症例と矛盾する症例があり，ネフローゼ症候群の浮腫の発症機序は病態に応じて考えていく必要がある．

5．過凝固状態：深部静脈血栓症

ネフローゼ症候群では，持続する低アルブミン血症や利尿薬投与による血管内脱水，肝での蛋白合成促進に伴う凝固因子産生過剰，凝固阻止因子の尿中漏出による低下，副腎ステロイド薬投与による血液粘稠度の上昇，血小板凝集能の亢進などから過凝固状態が誘導され，血栓症を生じやすくさせていると考えられる．

ネフローゼ症候群では，深部静脈血栓症（deep venous thrombosis：DVT）である腎静脈血栓症（renal venous thrombosis：RVT），肺動脈血栓症（pulmonary embolism：PE）の頻度が比較的高く，重篤で予後不良なこともある．ネフローゼ症候群に伴う静脈系血

> **COLUMN**
>
> ## IgM 腎症とは？
>
> IgM 腎症は，Cohen ら[1]および Bhasin ら[2]が 1978 年に初めて提唱した疾患概念である．IgM 腎症は，臨床的にはネフローゼ症候群または中等度以上の蛋白尿を認め，腎生検の光顕所見ではメサンギウム細胞の増殖および基質の増生が軽度から中等度に認められ，蛍光抗体法ではメサンギウム領域に，びまん性かつ全節性に IgM と C3 の沈着を示す糸球体腎炎である．また，この疾患はステロイド治療に対する反応性が悪く，予後不良であることが多いことが特徴であると定義している．
>
> その後，IgM 腎症が独立した疾患であるかどうかについて多くの研究者が腎生検所見を検討してきたが，肯定的意見も散見されるが否定的意見がより多くみられている．否定される根拠としては，Cohen らが主張した IgM 腎症では，メサンギウム細胞とメサンギウム基質の増加は軽度であり，微小変化群や巣状糸球体硬化症の非硬化性病変とは区別が難しい．また，微小変化群や巣状糸球体硬化症でもメサンギウム基質への IgM の沈着がしばしば認められる．さらにステロイド治療に対する反応性の違いについても，IgM の沈着の有無により微小変化群に対するステロイド治療の効果を検討しても有意差は認められないという報告が多数である．Cohen らの報告では，高度な蛋白尿を伴う IgM 腎症が多く，そのなかには微小変化群や巣状糸球体硬化症も含まれていた可能性が推察される．
>
> Hirszel ら[3]の報告には，複数回の腎生検が可能であった症例のなかで，微小変化群から IgM 腎症へ，IgM 腎症から巣状糸球体硬化症に移行した症例が提示されており，これらの疾患がなんらかの関連性をもつ疾患群ではないかと主張している．
>
> 以上の検討結果をまとめると，IgM 腎症は，組織学的には微小変化型ネフローゼ症候群と巣状糸球体硬化症との区別が不可能であり，ステロイド治療の反応性を含めて臨床上の特徴も有していないと考えられる．IgM 腎症は微小変化型ネフローゼ症候群と巣状糸球体硬化症に IgM 沈着が伴ったものと考えることが妥当であるという意見が主流であり，現在では IgM 腎症という疾患名が使用されることは少なくなった．
>
> **文献**
> 1) Cohen AH, et al. Nephrotic syndrome with glomerular mesangial IgM deposits. Lab Invest 1978；**38**：610-619.
> 2) Bhasin HK, et al. Mesangial proliferative glomerulonephritis. Lab Invest 1978；**39**：21-29.
> 3) Hirszel P, et al. Mesangial proliferative glomerulonephritis with IgM deposits. Nephron 1984；**38**：100-108.

栓症は，報告によって異なるが 8.5～44％の症例に認められ，その多くがネフローゼ症候群発症の 6 カ月以内に集中している．

すべての患者に抗凝固療法を行う必要はないと考えられるが，血清アルブミン値が常に 2.5 g/dL 以下の難治性ネフローゼ症候群の患者や深部静脈血栓症の既往がある患者では，ワルファリンの予防投与が有用であると考えられる．また，肺血栓塞栓症/深部静脈血栓症予防ガイドラインに示される DVT 一次予防法も有用であると考えられる．

5 治療

治療の第一歩は原因疾患を確定することであり，必要に応じて腎生検を行う．
治療は，一般療法，薬物療法，特殊療法に大別される．

1．一般療法

　ネフローゼ症候群の治療導入期には安静，治療後でもネフローゼ状態が持続する場合には高度の運動制限が必要とされている[1]．しかし，運動制限の有効性を支持するエビデンスはなく，逆に筋力や運動能力低下からQOLが悪化することなど，腎臓以外への悪影響を十分検討する必要がある．また，特に高度なネフローゼ症候群においては深部静脈血栓症のリスクが増大することもあり，入院中の治療導入期であってもベッド上での絶対安静は避けるべきである．

　安定した維持期の患者に対しては，軽度の運動（5.0〜6.0 METs程度）を定期的に行うことが勧められている．ただし，適当な運動の程度は患者・病態ごとに異なるため，蛋白尿や腎機能が悪化しない範囲での運動を指導する[3]．

　浮腫を軽減するのみならず腎保護作用が期待されることから，塩分制限は必須と考えられている．国際的には3 g/日未満とすることが推奨されているが，わが国では食生活の違いから実施困難なことが多く，病態に応じて6 g/日までの制限とするのが現実的である．

　蛋白摂取に関しては，かつては補充という意味で高蛋白食が推奨されたこともあったが，尿蛋白を増加させるものの血清アルブミン値は上昇せず，反対に低蛋白食で蛋白尿減少と血清アルブミン値の上昇がみられたことから，現在では低蛋白食が有用であると考えられている．

　また，十分なエネルギー摂取は蛋白異化を抑制する意味で重要であるが，ステロイドの合併症で糖尿病が発症することもあり，適切なエネルギー制限が必要な場合もある．糖尿病や肥満がなければ微小変化型以外のネフローゼ症候群患者では，0.8 g/kg標準体重/日の蛋白制限と35 kcal/kg標準体重/日のエネルギー摂取が，微小変化型ネフローゼ症候群では厳格な制限は不要であるものの1.0〜1.1 g/kg標準体重の蛋白制限と35 kcal/kg標準体重/日のエネルギー摂取が推奨される[2]．

　十分な塩分（食塩）制限下では，厳密な水分制限は不要であるが，利尿薬により低Na血症となる場合には制限が必要である．食事中の水分を含む総水分量として前日尿量＋500 mL（不感蒸泄量－代謝水）が1つの目安となるが，実際には，毎日体重を測定したうえで，制限を調整することが大切である．

2. 薬物療法

疾患ごとの薬物療法のアルゴリズムについては、「ネフローゼ症候群診療指針」を参照されたい[2]。

1) 副腎皮質ステロイド薬

ステロイドは、単球・マクロファージ、T・B細胞などの増殖や活性を抑え、免疫抑制作用を発揮し、免疫担当細胞からの炎症性メディエーター、サイトカインやケモカインなどの産生を修飾することで、炎症をコントロールしている。微小変化型ネフローゼ症候群、巣状分節性糸球体硬化症、膜性腎症、膜性増殖性糸球体腎炎や活動性の高いIgA腎症に用いられる。また、膠原病など全身疾患に関連した二次性ネフローゼ症候群も適応となる。

生理的なステロイド分泌のピークは朝にあるため、ステロイドも朝を中心に投与される。ネフローゼ症候群に対しては、おもにプレドニゾロンが使用されるが、通常量のステロイドで寛解導入が困難な症例で行われる、大量のステロイドを短期間で点滴静注する方法(ステロイドパルス療法；以下、パルス療法)では、より Na 貯留作用が少ないメチルプレドニゾロンが用いられる。腸管浮腫による吸収不良が考えられる場合は静注薬を考慮する。

連日経口投与の場合、プレドニゾロン 30〜60 mg/日(0.5〜1.0 mg/kg 体重/日)程度で開始し、尿蛋白の反応をみながら4〜8週間継続後漸減する。漸減速度は症例によって調節するが、高用量投与時はすみやかに(5〜10 mg/2〜4 週)、低用量になれば緩徐に(1〜5 mg/3 カ月)行う。ステロイドの中止は寛解導入後1年以内になされることが多い。隔日経口投与は、連日投与より下垂体-副腎皮質系の機能抑制が少ないが、寛解到達時期や再発率に有意差はないとされている。急激なステロイド減量は自己の副腎皮質機能の回復が追いつかず、離脱症候群を呈することがあり、注意が必要である。手術や出産などのストレスが加わる場合は、相対的副腎不全防止のために、当日から数日間 10〜15 mg/日の増量(ストレスドース)することもある。

パルス療法では、メチルプレドニゾロン 500〜1,000 mg/日を2時間程度かけ点滴し、これを3日間行うのを1クールとし、1〜2週間ごとに1〜3クール行う。大量点滴の間は、プレドニゾロン 20〜40 mg/日を経口投与する。現在、膜性腎症の治療ではパルス療法は行われておらず、他のネフローゼ症候群においてもパルス療法の有効性を明確に示した報告はなく、今後、臨床試験によるエビデンスを得る必要がある。

ステロイド使用時には感染症、大腿骨頭壊死、血栓形成促進、体液過剰に注意が必要である。特に乏尿傾向の症例では、パルス療法により急激に尿量が減少することがある。

2) 免疫抑制薬

免疫抑制薬がネフローゼ症候群の治療に用いられるのは、ステロイド抵抗性ネフローゼ症候群、ステロイド依存性ネフローゼ症候群、頻回再発型ネフローゼ症候群、ステロ

イドの高用量使用による副作用のためステロイドが十分量使用できないなどの場合である．

　現在わが国で原発性糸球体疾患に保険適用があるのは，カルシニューリン阻害薬のシクロスポリン，代謝拮抗薬のミゾリビンとアルキル化薬のシクロホスファミドのみである．タクロリムスはネフローゼ症候群に対する保険適用はないが，ステロイド抵抗性のループス腎炎への適用がある．

　シクロスポリン：頻回再発型ネフローゼ症候群には1.5 mg/kg体重/日，ステロイド抵抗性ネフローゼ症候群には3 mg/kg体重/日を1日2回に分けて経口投与される．6カ月投与し，有効な場合には1年は継続する．近年では，マイクロエマルジョン製剤の実用化により食前内服で吸収が安定し，1日1回食前投与と服用後2時間の血中濃度（C2）測定が一般的になっている．2 mg/kg体重/日を初期量とし，C2が600〜900 ng/mLとなるよう投与量を調節し，必要であれば3 mg/kg体重/日までの範囲で増量する．6カ月以上使用して効果がみられない場合は中止する．他の多くの薬剤と相互作用があることに注意する．副作用が多いことも知られており，長期間使用する場合は必要に応じて再腎生検で腎毒性を評価することが勧められている．

　ミゾリビン：1回50 mgを1日3回，数カ月経口投与するが，副作用がない場合2年程度の長期投与も可能である．100〜150 mg 1日1回投与，100 mg 1日2回投与，パルス療法（250〜500 mgを週2回）なども試みられている．腎排泄性のため，腎機能により減量が必要である．

　シクロホスファミド：活動性の高いループス腎炎やANCA関連血管炎，膜性増殖性腎炎などの難治性ネフローゼ症候群の治療に使用されているが，ステロイド単独治療を上回る成績は得られていない．経口投与の場合，50〜100 mg/日で8〜12週間投与する．点滴静注（IVCY）は，経口投与とほぼ同等の効果が得られ，副作用が少ないとされており，500 mgまたは500 mg/m^{2}を月1〜2回，1時間以上かけて点滴静注する．腎機能低下例では減量が必要である．骨髄抑制による白血球減少，性腺機能障害，悪性腫瘍の発現率が用量依存性に上昇するため，投与総量を10 g以内にするのが望ましい．出血性膀胱炎が副作用として知られており，十分な尿量確保が予防として重要である．

　タクロリムス：シクロスポリンの30〜100倍強力な作用がある．ループス腎炎に対して，1.5〜3 mgを1日1回夕食後に内服とする．

3）利尿薬

　有効循環血漿量が増加している状態は，利尿薬のよい適応である．一方，有効循環血漿量が減少している状態でも，浮腫の軽減に利尿薬は有効である．しかし，過度な利尿は，血液濃縮から過凝固を助長するのみならず，腎前性急性腎不全を惹起する危険性があり注意が必要である．1日1 kg程度以下の体重減少を目標に投与量を調整する．

　利尿薬のなかではループ利尿薬が最も有効である．フロセミドは半減期が短いため，

内服では1日2～3回の投与が必要となる．腸管浮腫の影響により内服で効果不十分な場合は，静脈内投与が検討される．急速大量静脈投与により一過性の聴覚障害を引き起こしたり，アミノグリコシド系抗菌薬との併用が不可逆性の聴覚障害を惹起したりするため注意が必要である．

サイアザイド系利尿薬は，単独使用では通常十分な効果が得られないが，ループ利尿薬と併用すると更なる利尿が期待される．K保持性利尿薬であるアルドステロン拮抗薬には，腎保護作用や蛋白尿低下作用があり，利尿薬の使用で低K血症になる場合には使用を検討すべきである．ヒト型心房性Na利尿ペプチドも乏尿に対して使用されることがあるが，適応は急性心不全であり，ネフローゼ症候群では反応性が低下しており，有効性は明らかではない．

4）血漿製剤

アルブミン製剤の投与は，血漿膠質浸透圧を上昇させ治療抵抗性の浮腫を軽減することがあるが，投与されたアルブミンはただちに尿中に排泄されるため，効果は一時的である．一方，投与されたアルブミンが尿中に排泄される際に尿細管障害を増悪させる可能性や，投与されたアルブミンが糸球体上皮細胞を障害する可能性も示唆されている．

ネフローゼ症候群におけるアルブミン製剤の投与は慎重であるべきであり，少なくとも単に浮腫軽減の目的では使用すべきでない．ただし，アルブミン濃度が 2.5 g/dL 以下で，有効循環血漿量低下に伴う乏尿や血圧低下がみられたりそのリスクが高いと判断されたりする場合，血栓症発症のリスクが高い場合，呼吸困難を伴う大量の胸腹水がある場合などでは，アルブミン製剤の投与が検討される．

5）抗血小板薬，抗凝固薬

抗血小板薬には慢性糸球体腎炎や糖尿病腎症の蛋白尿を減少させる効果があることが示唆されているが，末期腎不全への進展予防効果は明らかでなく，積極的な使用を推奨するエビデンスはない．長時間作用型ジピリダモールはネフローゼ症候群に保険適用があることから，頭痛といった副作用に注意しながら使用する．

ネフローゼ症候群では血栓症が合併しやすいことが知られているため，すべての患者に対して抗凝固療法を行う必要はないものの，血清アルブミン値が常に 2.5 g/dL 以下の難治性ネフローゼ症候群では予防的治療が考慮される．特に，深部静脈血栓症や腎静脈血栓症の既往がある症例では，抗凝固療法は出血のリスクを超えて有用である．ヘパリンで活性化部分トロンボプラスチン時間（APTT）を2倍以上，もしくはワルファリンで PT-INR が 2.0（1.5～2.5）になるような予防的抗凝固療法を考慮する[2]．

6）脂質異常症改善薬

ネフローゼ症候群では，LDLコレステロールや中性脂肪が上昇する．スタチンはLDLコレステロールを低下させるのみならず，中性脂肪の低下，抗酸化作用，血小板凝集抑制作用，細胞増殖抑制作用，抗炎症作用など多彩な効果が知られている．長期にわたり

高コレステロール血症が持続する場合には，LDL コレステロール値 100 mg/dL 以下を目標に積極的な使用が推奨される．

なお，ピタバスタチン，ロスバスタチンはシクロスポリンとの併用が禁忌となっている．

3．特殊療法

1）血漿交換療法
半月体形成性腎炎やループス腎炎などの一部で適応となる．

2）体外限外濾過法
各種治療でコントロールが困難な難治性の浮腫に対しては，体外限外濾過（extracorporeal ultrafiltration method：ECUM）による除水が有効である．

3）LDL アフェレーシス
難治性ネフローゼ症候群において，脂質異常症を改善させることにより免疫療法の効果が促進され，かつ糸球体硬化病変の進行抑制や腎機能保持効果をもたらすことが期待

表 2-7　ネフローゼ症候群の治療効果判定基準

治療効果の判定は治療開始後 1 カ月，6 カ月の尿蛋白量定量で行う．
・完全寛解：尿蛋白＜0.3 g/日
・不完全寛解Ⅰ型：0.3 g/日≦尿蛋白＜1.0 g/日
・不完全寛解Ⅱ型：1.0 g/日≦尿蛋白＜3.5 g/日
・無効：尿蛋白≧3.5 g/日
注： 1）ネフローゼ症候群の診断・治療効果判定は 24 時間蓄尿により判断すべきであるが，蓄尿ができない場合には，随時尿の尿蛋白/尿クレアチニン比（g/gCr）を使用してもよい． 2）6 カ月の時点で完全寛解，不完全寛解Ⅰ型の判定には，原則として臨床症状および血清蛋白の改善を含める． 3）再発は完全寛解から，尿蛋白 1 g/日（1 g/gCr）以上，または（2＋）以上の尿蛋白が 2～3 回持続する場合とする． 4）欧米においては，部分寛解（partial remission）として尿蛋白の 50％以上の減少と定義することもあるが，日本の判定基準には含めない．

（厚生労働省難治性疾患克服研究事業進行性腎障害に関する調査研究班難治性ネフローゼ症候群分科会．ネフローゼ症候群診療指針．日腎会誌 2011；53：78-122）

表 2-8 ネフローゼ症候群の治療反応による分類

- ステロイド抵抗性ネフローゼ症候群：十分量のステロイドのみで治療して1カ月後の判定で完全寛解または不完全寛解Ⅰ型に至らない場合とする．
- 難治性ネフローゼ症候群：ステロイドと免疫抑制薬を含む種々の治療を6カ月行っても，完全寛解または不完全寛解Ⅰ型に至らない場合とする．
- ステロイド依存性ネフローゼ症候群：ステロイドを減量または中止後再発を2回以上繰り返すため，ステロイドを中止できない場合とする．
- 頻回再発型ネフローゼ症候群：6カ月間に2回以上再発する場合とする．
- 長期治療依存型ネフローゼ症候群：2年間以上継続してステロイド，免疫抑制薬等で治療されている場合とする．

(厚生労働省難治性疾患克服研究事業進行性腎障害に関する調査研究班難治性ネフローゼ症候群分科会．ネフローゼ症候群診療指針．日腎会誌 2011；53：78-122)

される．LDLアフェレーシス療法は，巣状分節性糸球体硬化症に対して保険認可された治療法であり，高LDLコレステロール血症を伴う難治症例に対しては試みるべき治療法である．

治療効果判定基準

　平成22年度厚生労働省難治性疾患対策進行性腎障害に関する調査研究班の報告により，治療効果の判定は尿蛋白定量で行うこととされ，その時期は，治療開始後1カ月と6カ月に変更となった(表 2-7)．また，治療に対する反応性，特にステロイド治療に対する反応性に基づいてネフローゼ症候群の分類が整理された(表 2-8)．

6　予　後

　ネフローゼ症候群の予後は，原因となる組織病型によって異なる．
　膜性腎症の腎生存率(透析非導入率)は10年で89％，15年で80％，20年で59％であり，巣状分節性糸球体硬化症では10年で85.3％，15年で60.1％，20年で33.5％と，いずれも長期予後は不良である．原発性膜性増殖性糸球体腎炎も緩徐に進行し予後不良で

ある．無治療の場合では，50～60％は10～15年で末期腎不全(ESKD)にいたるが，25～40％は腎機能が維持され，10％未満では自然寛解する．一方，微小変化型ネフローゼ症候群は，ステロイドに対する反応性が良好であり，90％以上の症例で寛解にいたるが，再発が約30～70％程度にみられている．頻回再発やステロイド依存性を示す症例も存在し，完全寛解後の再発率も高い[2,4]．

文 献

疫学・原因と分類・症状・診断
1) 佐藤博ほか．日本におけるネフローゼ症候群の疫学．日腎会誌 2014；**56**：464-470.
2) Garin EH, et al. Urinary CD80 expression increases in idiopathic minimal change disease. J Am Soc Nephrol 2009；**20**：260-266.
3) Clement LC, et al. Podocyte-selected angiopoietin-like-4 mediates proteinuria in glucocorticoid-sensitive nephrotic syndrome. Nat Med 2011；**17**：117-122.
4) MaCarthy ET, et al. Circulating permeability factors in idiopathic nephrotic syndrome and focal segmental glomerulosclerosis. Clin J Am Soc Nephrol 2010；**5**：2115-2121.
5) Wei C, et al. Circulating urokinase receptor as a cause of focal segmental glomerulosclerosis. Nat Med 2011；**17**：952-960.
6) Beck LH Jr, et al. M-type phospholipase A2 receptor as target antigen in idiopathic membranous nephropathy. N Engl J Med 2009；**361**：11-21.

治療・予後
1) 日本腎臓学会．腎疾患患者の生活指導・食事療法ガイドライン．日腎会誌 1997；**39**：1-37.
2) 厚生労働省難治性疾患克服研究事業進行性腎障害に関する調査研究班難治性ネフローゼ症候群分科会．ネフローゼ症候群診療指針．日腎会誌 2011；**53**：78-122.
3) 清水芳男ほか．慢性腎不全．富野康日己編．スマート栄養管理術123．東京：医歯薬出版，2014，p.150-152.
4) 堺秀人ほか．難治性ネフローゼ症候群(成人例)の診療指針．日腎会誌 2002；**44**：751-761.

COLUMN

遺伝性血管性浮腫の診断と治療とは？

　遺伝性血管性浮腫（hereditary angioedema：HAE）は，C1-inhibitor の欠損症で，抗ヒスタミン薬や副腎皮質ステロイド薬が効かない血管性浮腫（angioedema：AE）の1つであり，わが国では，難病として「原発性免疫不全症候群」に含まれている．HAE では身体の各所に数時間から数日間持続する AE の出現を繰り返し，重篤な発作の場合は，喉頭浮腫による気道閉塞や消化管浮腫による急性腹症を呈することがある．

　国際的な診断基準として World allergy organization と European Academy of Allergy and Clinical Immunology 発表のガイドライン（Allergy 2018；73：8, p1575-1596）が提唱されているが，診断に必要な C1-INH 定量がわが国では保険診療外であるため，Agostoni らの診断基準（Allergy Clin Immunol 2004；114：S51-S131）を用いると都合がよい．すなわち，大項目として，
1）自然消退する非炎症性の血管性浮腫で，蕁麻疹を併発せず再発を繰り返し，しばしば 12 時間以上持続する．
2）自然に改善する腹痛で，ほかに腹痛をきたす疾患を認めず再発を繰り返し，しばしば 6 時間以上持続する．
3）繰り返す喉頭浮腫．
小項目として，
1）再発性の血管性浮腫（腹痛，喉頭浮腫を含む）を呈する家族歴．
検査項目では，
1）患者が 1 歳以上で，発作時の C1-INH 抗原が健常者に比して 2 回 50％未満の場合．
2）患者が 1 歳以上で，発作時の C1-INH 活性が健常者に比して 2 回 50％未満の場合．
3）C1-INH の産生もしくは機能に異常をきたす遺伝子異常がある場合．
があげられる．

　以上から，大項目のうち 1 つ以上と，検査項目のうち 1 つ以上があれば HAE と診断できる．実際には，繰り返す AE の確認と AE の家族歴の聴取や血清補体 C4 が基準値以下であること，C1-INH 活性が 50％未満であることを確認し，浮腫をきたす他の疾患を可能な限り除外できれば，診断の確実性が高まる．そのほか最近では，C1-inhibitor に異常のない疾患群 "HAE with normal C1-inhibitor" が報告されており，HAE の疾患概念がひろがっている．

■ HAE の治療

　前述のガイドラインや補体研究会より発表された「遺伝性血管性浮腫ガイドライン」（Allergol Int 2012；61：559-562）を参考に現時点における望ましい治療法を紹介する．
1）発作時の治療
　重症例では舌も腫大し，口腔から喉頭を確認することは不可能となるため，気道確保の必要性を見極め，すみやかに気管切開や経鼻挿管を行う．
　浮腫に対しては，乾燥濃縮人 C1-インアクチベーター製剤（ベリナート® P，1 バイアル 500 単位）の 20 単位/kg 体重を生理食塩水（20～100 mL）に溶解し，静注もしくは点滴静注する．他の血液製剤と同様にインフォームドコンセントが必要である．
2）予　防
　不必要な物理的・精神的ストレスを回避することを心がける．手術などの侵襲時には，前もって C1-インアクチベーター製剤の投与を考慮する．また長期的な予防には，副作用を配慮したうえで，トラネキサム酸（トランサミン®）やダナゾール（ボンゾール®）が投与される．
　今後，ブラジキニン受容体拮抗薬やカリクレイン阻害薬，カリクレインに対する抗体治療が開発されつつあり，治療の選択肢が飛躍的に拡大していくことが予想される．
　欧米では，発作時の治療として，カリクレイン阻害薬（Ecallantide）と B2 キニン受容体拮抗薬（Icatibant）の使用が可能となっている．また，補充療法としての C1-インアクチベーター投与が認められており，日本も追従していくと考えられる．

各論 第3章 全身疾患による腎障害

1 ループス腎炎

1. 定義・疫学

　全身性エリテマトーデス（systemic lupus erythematosus：SLE）は，抗核抗体や抗DNA抗体などの自己抗体が検出される自己免疫異常により，皮膚，関節，腎臓，肺，神経，漿膜などが侵されるため多彩な臨床症状を呈する疾患である．

　一般的に現在のSLEの診断には，1997年に改定された米国リウマチ学会の分類基準[1]が用いられている（表3-1）．わが国では，膠原病と称される疾患群のなかで2番目に多く，2012年度のSLEでの特定疾患医療受給者証交付件数は60,122人であった．好発年齢は20〜30歳代であり，男女比は1：10.9と女性に多い．

　ループス腎炎（lupus nephritis：LN）とは，SLEに合併する蛋白尿・血尿を伴う腎炎であり，SLEの診断時において約50％に認められ，全経過中では約75％の症例にみられる．SLEの臓器障害のなかで最も高頻度であり，また予後を左右する要因として非常に重要である．LNのうち約30％が治療抵抗性であり，10〜15％が末期腎不全（ESKD）にいたる．2013年にSLEが原因で透析導入となった患者数は258人（全導入患者数の0.7％）であった[2]．

2. 原因：発症・進展機序

　SLEでは，抗核抗体，抗DNA抗体，抗二本鎖DNA抗体（抗dsDNA抗体），抗SM抗体，抗リン脂質抗体，抗カルジオリピン抗体などさまざまな自己抗体が認められる．そのなかでも，抗dsDNA抗体はSLE，LNに特異性が高く，特に活動性のLNで高値を示し，臨床経過上の活動性とよく相関する．

　自己抗体産生の機序はいまだ明らかにされていないが，最近，自然免疫に必須な分子であるToll-like受容体（Toll-like receptor：TLR）と核酸やその結合蛋白に対する免疫応答の誘導による抗体産生，疾患活動性の上昇との関連が議論されている．TLRはおもに微生物が有する特有の蛋白分子を認識し，その下流にある各種の感染防御機構を活性化

表 3-1 SLE の分類基準(1997 年改訂)

1. 顔面(頬部)紅斑
2. 円板状皮疹(ディスコイド疹)
3. 光線過敏症
4. 口腔潰瘍(無痛性で口腔あるいは鼻咽喉に出現)
5. 非びらん性関節炎(2 関節以上)
6. 漿膜炎
   a)胸膜炎,または,b)心膜炎
7. 腎障害
   a)0.5 g/日以上または 3+ 以上の持続性蛋白尿,または,b)細胞性円柱
8. 神経障害
   a)痙攣,または,b)精神障害
9. 血液異常
   a)溶血性貧血,b)白血球減少症(<4,000/μL),c)リンパ球減少症(<1,500/μL),または,d)血小板減少症(<100,000/μL)
10. 免疫異常
    a)抗二本鎖 DNA 抗体陽性,b)抗 Sm 抗体陽性,または,c)抗リン脂質抗体陽性
      1)IgG または IgM 抗カルジオリピン抗体の異常値,2)ループス抗凝固因子陽性,3)梅毒血清反応生物学的偽陽性,のいずれかによる
11. 抗核抗体陽性

上記項目 4 項目以上を満たす場合全身性エリテマトーデスと診断する

(Hochberg MC. Updating the American College of Rheumatology revised criteria for the classification of systemic lupus erythematosus. Arthritis Rheum 1997;40:1725)

するとされている.

LN は抗 DNA 抗体や形成された免疫複合体が糸球体に沈着することにより発症する.その機序として,

① 流血中の抗 DNA 抗体と DNA との免疫複合体が糸球体係蹄に捕捉される.
② 陰性に荷電した糸球体基底膜にヌクレオソームの陽性に荷電したヒストンが固着し,そのヒストンを介して抗 DNA 抗体が沈着し,局所で免疫複合体を形成する(in situ IC formation).
③ 抗 DNA 抗体がヘパラン硫酸プロテオグリカンなどの糸球体構成物質と交差反応により非特異的に直接結合する,

などが考えられている.

また,尿細管上皮細胞膜に結合しアポトーシスを誘導したり,尿細管上皮細胞内の核に直接結合し機能障害を引き起こしたりする.さらに,クリオグロブリンや抗リン脂質

抗体などが血管炎に類似した機序により，血管病変を形成すると考えられている．

3. 症　状

　LN の臨床症状は蛋白尿・血尿が主体であるが，尿所見に異常を認めないもの(silent lupus nephritis)から，軽度～中等度の蛋白尿・血尿を呈するもの，ネフローゼ症候群にいたるもの，急速進行性糸球体腎炎様の経過をたどるもの，急性腎障害（AKI）として発症するものなどさまざまである．

　また，SLE に伴う全身症状としては，発熱，全身倦怠感などとともに，前述した SLE 分類基準に示したような症状を呈する．ときに，不明熱の原因検索中に SLE の診断にいたることもある．

4. 診断（病理）

　SLE 分類基準にある項目のうち，腎障害以外の 3 項目以上を満たし，尿検査にて 0.5 g/日以上または 3 ＋以上の持続性蛋白尿，または細胞性円柱（赤血球円柱，白血球円柱，顆粒円柱など）が認められれば LN と診断できる．しかし，腎炎様の尿所見異常が先行して現れ，当初は SLE との診断にいたらないものがあるため注意が必要である．

　SLE の予後に腎病変が関与する比重が高いことを考慮すると，治療方針の決定や予後を推察するという立場から，禁忌事項（血小板減少や血液凝固異常など）がない限り腎生検は必須と考える．

　LN の光学顕微鏡像では，糸球体，尿細管，間質，血管など，さまざまな部位に病変が認められる．特に糸球体では，メサンギウム領域，糸球体上皮細胞下・内皮細胞下，糸球体基底膜内など，あらゆるところに免疫複合体が沈着する（図 3-1）．そのため，免疫複合体の沈着部位によりさまざまな腎炎像を呈する．メサンギウム領域であればメサンギウム増殖性ループス腎炎様に，上皮下であれば膜性ループス腎炎様に，内皮下であれば管内増殖性ループス腎炎様になる．また，それぞれが混在していることもまれではない．

　その糸球体病変を表現するものとして，1974 年に WHO 分類が発表され 1982 年と 1995 年にそれぞれ改定されたが，次第に組織型と臨床像の間に相違が生じるなどの問題が出現してきた．そのため，2003 年に国際腎臓学会（ISN）と国際腎病理学会（RPS）により LN の新分類と定義が作成された[3]．現在では，一般的に ISN/RPS 2003 分類を用いて病型診断を行い，それぞれの型に応じて治療法を決定している（表 3-2～3-5）[4]．

　蛍光抗体法では，メサンギウム領域，糸球体上皮細胞下，内皮細胞下などの免疫複合体の沈着部位に一致して IgG，IgA，IgM，C3，C4，C1q などの沈着が認められる（図 3-2）．特に C1q は LN に比較的特異性が高い．SLE の診断基準を満たさない症例でも，C1q の沈着がみられる腎炎のなかには，将来的に SLE と診断されるものもある．

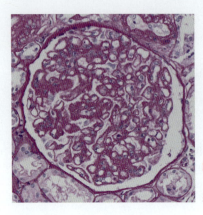

図 3-1　ループス腎炎〔Ⅳ型 G(A)〕光学顕微鏡像（PAS 染色）
びまん性にメサンギウム細胞の増殖がみられ，糸球体係蹄壁にワイヤーループ病変がみられる.

　電子顕微鏡でも光学顕微鏡像と同様に，メサンギウム領域，糸球体上皮細胞下・内皮細胞下，糸球体基底膜内などあらゆるところに高電子密度沈着物（electron dense deposit：EDD）が認められる（図 3-3）．また，内皮細胞内にウイルス様封入体（virus like particle）がみられたり，EDD 内に指紋様文様（finger print appearance）がみられたりするが，これらは LN に比較的特徴的な所見である．

5. 治療：新しい治療法の実際と効果

　SLE の治療は原因である免疫応答の異常を是正することであり，LN を含めた全身の疾患活動性や臓器障害の程度を総合的に判断する必要がある．一般的に，副腎皮質ステロイド薬が治療の中心であり，状況に応じて免疫抑制薬や生物学的製剤が使用されている．

1）寛解導入療法

（1）ステロイド薬

　腎炎としては比較的軽度である Ⅰ 型・Ⅱ 型の LN には，プレドニゾロン（PSL）20～40 mg/日（0.5～0.8 mg/kg/日）の経口投与を行う．また，Ⅲ 型・Ⅳ 型の LN にはその活動性を抑制するために，より多くの PSL 40～60 mg/日（0.8～1.0 mg/kg/日）を用いる．さらに，組織学的に活動性が高いと考えられるびまん性増殖性 LN の場合や，急速進行性糸球体腎炎様の臨床経過をたどる場合などには，メチルプレドニゾロン（m-PSL）を用いたステロイドパルス療法（0.5～1.0 g/日×3 日間）を行い，後療法として PSL の内服を継続する．

　これらにより，尿所見の改善や免疫学的活動性の改善がみられるようであれば，2～4 週間ごとに PSL を 2.5～5.0 mg ずつ漸減していく．

表 3-2 ISN/IRPS によるループス腎炎分類（2003 年）

Ⅰ型：微小メサンギウムループス腎炎 光顕において糸球体は正常であるが，蛍光抗体法ではメサンギウムに免疫沈着物が認められる．
Ⅱ型：メサンギウム増殖性ループス腎炎 光顕でメサンギウム細胞増殖（程度は問わない）もしくはメサンギウムに限局した基質拡大が認められ，メサンギウムに免疫沈着物が認められる．蛍光抗体法あるいは電顕において孤立性の上皮下ないし内皮下沈着物がわずかに認められる場合もあるが，光顕では認められない．
Ⅲ型：巣状ループス腎炎 活動性もしくは非活動性，分節性ないし全節性，管内性ないし管外性の巣状糸球体腎炎で，全糸球体の50％未満に病変が認められる．典型例では巣状の内皮下免疫沈着物が認められ，メサンギウム変化は伴う場合と伴わない場合がある． 　Ⅲ(A)　　　　活動性病変：巣状増殖性ループス腎炎 　Ⅲ(A/C)　　　活動性および慢性病変：巣状増殖性および硬化性ループス腎炎 　Ⅲ(C)　　　　糸球体瘢痕を伴う慢性非活動性病変：巣状硬化性ループス腎炎
Ⅳ型：びまん性ループス腎炎 活動性もしくは非活動性，分節性ないし全節性，管内性ないし管外性のびまん性糸球体腎炎で，全糸球体の50％以上に病変が認められる．典型例ではびまん性の内皮下免疫沈着物が認められ，メサンギウム変化は伴う場合と伴わない場合がある．この型は，病変を有する糸球体の50％以上が分節性病変を示すびまん性分節性(Ⅳ-S)ループス腎炎と，病変を有する糸球体の50％以上が全節性病変を示すびまん性全節性(Ⅳ-G)ループス腎炎に分けられる．分節性とは，病変部分が糸球体係蹄の半分未満の糸球体病変と定義される．びまん性のワイヤーループ状沈着物を有するが，糸球体増殖は軽度あるいは存在しない症例もこの型に含まれる． 　Ⅳ-S(A)　　　活動性病変：びまん性分節性増殖性ループス腎炎 　Ⅳ-G(A)　　　活動性病変：びまん性全節性増殖性ループス腎炎 　Ⅳ-S(A/C)　　活動性および持続性病変：びまん性分節性増殖性および硬化性ループス腎炎 　Ⅳ-G(A/C)　　活動性および持続性病変：びまん性全節性増殖性および硬化性ループス腎炎 　Ⅳ-S(C)　　　瘢痕を伴う持続性非活動性病変：びまん性分節性増殖性ループス腎炎 　Ⅳ-G(C)　　　瘢痕を伴う持続性非活動性病変：びまん性全節性増殖性ループス腎炎
Ⅴ型：膜性ループス腎炎 光顕により，あるいは蛍光抗体法ないし電顕により，全節性または分節性の上皮下免疫沈着物，もしくはそれらの形態学的遺残が認められる．メサンギウム変化は伴う場合と伴わない場合がある．Ⅴ型ループス腎炎はⅢ型もしくはⅣ型と複合する場合があり，その場合には両者を診断名とする．Ⅴ型ループス腎炎は進行した硬化性病変を示す場合がある．
Ⅵ型：進行した硬化性ループス腎炎 糸球体の90％以上が全節性硬化を示し，残存腎機能は認められない．
a．糸球体萎縮，間質の炎症と線維化，動脈硬化および他の血管病変の程度（軽度，中等度，高度）についても明記すること． b．活動性病変および硬化性病変を有する糸球体の割合を明記すること． c．フィブリノイド壊死および（または）細胞性半月体を有する糸球体の割合を明記すること． d．糸球体萎縮，間質の炎症と線維化，動脈硬化および他の血管病変の程度についても明記（軽度，中等度，高度）すること． e．Ⅴ型はⅢ型もしくはⅣ型と複合する場合があるが，その場合には両者を診断名とする．

（長田道夫ほか．ループス腎炎病理診断の新しい分類　ISN/RPS 2003年改訂分類の要点と診断マニュアル．日本腎臓学会誌 2004；46：383-395）

表 3-3　ISN/RPS によるループス腎炎分類（2003 年）の簡略版

Ⅰ型：微小メサンギウムループス腎炎
Ⅱ型：メサンギウム増殖性ループス腎炎
Ⅲ型：巣状ループス腎炎
Ⅳ型：びまん性分節性（Ⅳ-S）もしくはびまん性全節性（Ⅳ-G）ループス腎炎
Ⅴ型：膜性ループス腎炎
Ⅵ型：進行した硬化性ループス腎炎

（長田道夫ほか．ループス腎炎病理診断の新しい分類　ISN/RPS 2003 年改訂分類の要点と診断マニュアル．日本腎臓学会誌 2004；46：383-395）

表 3-4　病変の定義

びまん性	大半（≧50%）の糸球体（個数）を障害する病変
巣状	50%未満の糸球体（個数）を障害する病変
全節性	1 個の糸球体係蹄の半分以上を障害する病変
分節性	1 個の糸球体係蹄の半分未満を障害する病変（すなわち，糸球体係蹄の少なくとも半分は正常）
メサンギウム増殖	3μm 厚切片で，メサンギウム領域当たり少なくとも 3 つのメサンギウム細胞が認められる場合
管内増殖	メサンギウム細胞，内皮細胞および浸潤単球の各細胞数増加により生じ，糸球体毛細血管内腔の狭小化をもたらす管内細胞増殖
管外増殖あるいは細胞性半月体	糸球体嚢全周の 1/4 以上を占め，2 層を超える細胞層から成る管外細胞増殖
核崩壊	アポトーシス，濃縮および断片化を生じた核の存在
壊死	核の断片化あるいは糸球体基底膜の断裂を特徴とする病変で，しばしばフィブリンに富む物質を伴う
ヒアリン血栓	均一な硬度を有する毛細血管内の好酸性物質で，免疫蛍光法により免疫沈着物から成ることが示されている
病変を有する糸球体の割合	ループス腎炎に障害された糸球体の割合を示すためのもので，ループス腎炎により硬化を生じた糸球体を含むが，ループス腎炎とは別の血管性病態血管病変により灌流不良となった虚血糸球体は除外される

（長田道夫ほか．ループス腎炎病理診断の新しい分類　ISN/RPS 2003 年改訂分類の要点と診断マニュアル．日本腎臓学会誌 2004；46：383-395）

表 3-5 活動性病変と慢性病変の定義

活動性病変
毛細血管内腔の狭小化を伴う管内細胞増殖性病変で，白血球病変を伴っても伴わなくてもよい
核崩壊
フィブリノイド壊死
糸球体基底膜の断裂
半月体，細胞性もしくは線維細胞性
光顕で同定され得る内皮下沈着物（ワイヤーループ）
管腔内免疫沈着物（ヒアリン血栓）
慢性病変
糸球体硬化（分節性，全節性）
線維性癒着
線維性半月体

（長田道夫ほか．ループス腎炎病理診断の新しい分類　ISN/RPS 2003年改訂分類の要点と診断マニュアル．日本腎臓学会誌 2004；46：383-395）

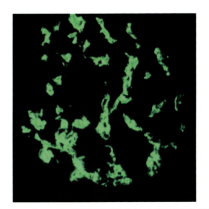

図 3-2　ループス腎炎〔Ⅳ型 G(A)〕蛍光顕微鏡像（IgG 染色）
　メサンギウム領域を中心に，びまん性に沈着を認める（IgA, IgM, C3, C1qも同様に認められた）．

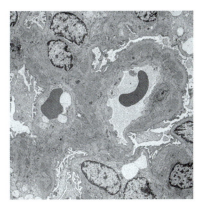

図 3-3　ループス腎炎〔Ⅳ型 G(A)〕電子顕微鏡像
　メサンギウム領域や内皮細胞下に高電子密度沈着物がみられる．

(2) 免疫抑制薬

ステロイド薬による治療を補助し早期に寛解を得るために，免疫抑制薬を併用することがある．併用することによりさらなる免疫力の低下が危惧されるため，ステロイド薬をある程度減量してから併用するのが一般的である．

現在，LN に対して保険適用のある免疫抑制薬は，ミゾリビン（MZR）とタクロリムス（TAC）がある．近年，シクロホスファミド（CY）も保険適用になり，ネフローゼ症候群を呈するような重度の LN やステロイドに対して抵抗性を示す LN に対して，シクロホスファミドパルス療法（IVCY）を行うこともある．しかし，CY の副作用として重要なものに卵巣機能不全や出血性膀胱炎，悪性腫瘍発生率の上昇などがあるため，適応を慎重に判断する必要がある．

また，ネフローゼ症候群に対してシクロスポリン（CyA）が保険適用になっている．さらに，わが国では保険適用にはなっていないが，海外ではアザチオプリン（AZP）やミコフェノール酸モフェチル（MMF）も有効性が示されており，他薬剤で寛解が得られない場合などに使用する場合がある．

(3) 血漿交換療法

重症の LN や中枢神経ループス，肺胞出血を伴う場合などの重症例に対して，SLE の病態形成に関与している自己抗体，特に dsDNA 抗体を除去することを目的に行う．単純血漿交換，二重膜濾過血漿交換のどちらも月 4 回を限度として保険適用になっている．

(4) 生物学的製剤

SLE を含む自己免疫疾患には，自己抗体を産生する活性化した B 細胞が病態の中心にあると考えられている．近年，B 細胞や B-T 細胞間相互作用を制御する生物学的製剤が臨床応用されてきている．

抗 CD20 モノクローナル抗体であるリツキシマブは，アポトーシスを誘導することで B 細胞を除去することができる生物学的製剤で，悪性リンパ腫の治療に使用されている．日本では 2014 年 8 月 29 日に「難治性のネフローゼ症候群（頻回再発型あるいはステロイド依存性を示す場合）」の効能効果が承認された．今後の臨床経験の積み重ねが待たれる．

また，B 細胞の生育に必要な B lymphocyte stimulator（BLyS）が B 細胞表面受容体に結合する点を阻害する完全ヒト抗 BlyS 抗体（ベリムマブ）が開発され，海外では SLE に対しての有用性が示唆されている．

(5) 補助療法

腎機能や尿蛋白量に応じて，適宜蛋白制限や塩分制限などの食事療法を行う．また，高血圧は重要な危険因子であるので，アンジオテンシンⅡ受容体拮抗薬（ARB）を中心とした薬剤にて厳格な血圧調節を行う．さらに，ネフローゼ症候群や抗リン脂質抗体症候群など易血栓形成性を伴う場合には，抗血小板薬や抗凝固薬などを併用する．

2) 寛解維持療法

各治療によりLNの完全寛解が得られた後も，SLEの活動性の再燃に伴いLNが再発する可能性がある．薬剤の中止ができないのであれば，必要最小限度のPSLやMZR，TAC，CyAなどを単独または併用し，経過観察する．一般的に，尿所見異常が出現してくる前に血清補体価（CH_{50}）の低下が先行してみられることが多いため，補体C3・C4値，CH_{50}の推移を評価し，低下傾向がみられるようであれば薬剤投与量の増量を検討する．

6. 予　後

SLEは慢性の経過をたどることが一般的で，初期治療により寛解が得られてもその後の経過中に再燃することがよくみられる．しかし，近年の診断・治療方法の進歩により長期的な生命予後は著しく向上し，以前は50％以下であった5年生存率が，現在では95％以上になっている．

従来，死因の第1位はLNに伴う腎不全であったが，LNの診断や治療法，さらには透析療法の精度向上などがあり，腎不全による死亡は著しく減少した．近年では，ステロイド薬や免疫抑制薬を長期的に使用することによる，免疫力低下に伴う日和見感染症などの感染症による死亡が最も多く，また動脈硬化性病変（心筋梗塞や脳血管障害）や骨粗鬆症関連疾患，悪性腫瘍による死亡が増加する傾向にある．他に予後を左右する病態として，肺胞出血，間質性肺炎，肺高血圧症，劇症型抗リン脂質抗体症候群，精神神経症状などがある．

2　HIV腎症

1. 疫　学

HIV（human immunodeficiency virus）腎症は，HIV感染した黒色人種に発症頻度が圧倒的に高い傾向にあり，また他の腎疾患と比較しても，HIV腎症は黒色人種に対してより強い相関を示す．

USRDS（US Renal Data System）によれば，HIV腎症は，若年アフリカ系米国人におけるESKD（end stage kidney disease）の原因疾患の第1位である．スイスにおけるAIDS（acquired immune deficiency syndrome）にて死亡した239名の剖検では，HIV腎症はゼロであった．タイにおけるHIV感染かつ蛋白尿（1.5 g/日以上）を呈する患者26例の腎生検の結果では，HIV腎症はゼロであった．

2. 原因：発症・進展機序

現在までに想定されている HIV 腎症の発症機序仮説を図 3-4 に示す．

HIV は直接的に糸球体上皮細胞や尿細管上皮細胞に感染することが，*in vivo* でも *in vitro* でも確認されている．一方，HIV のプロウイルス(gag/pol-deleted HIV-1 provirus)を腎臓に発現させたモデルマウスは，蛋白尿や腎障害を呈する．このマウスを解析することにより，*Vpr* や *Nef* といった特定の HIV 遺伝子の発現が HIV 腎症の発症に大きな役割を果たしていることが明らかになってきている．事実，HIV の遺伝子発現が上皮細胞の増殖を引き起こすことが確認されている．

HIV 腎症と黒色人種との間に強い相関を認めていることから，宿主側の遺伝子も発症に関与していると考えられている．特に 22 番染色体に位置する *APOL1* 遺伝子の SNP (single-nucleotide polymorphisms)は，HIV 腎症および原発性(特発性)FSGS(focal sclerosing glomerulosclerosis)の危険因子であることが報告されている．しかしながら，この SNP は重症度と関連することはなく，その詳細な機序については，いまだ解明されていない．

このような細胞内における HIV 遺伝子の発現や宿主側の *APOL1* 遺伝子が，細胞内伝達を障害し，細胞増殖や細胞骨格，スリット膜関連蛋白の異常を引き起こし，腎機能障害を招くといった発症機序が想定されている．

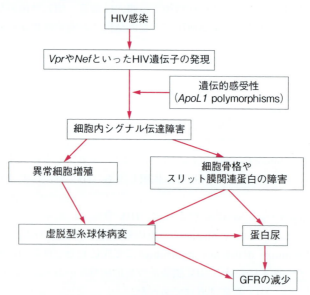

図 3-4　HIV 腎症の発症機序モデル
(Ross MJ. Advances in the pathogenesis of HIV-associated kidney diseases. Kidney Int 2014；86：266-274)

3. 症　状

　前述したとおり，黒色人種への集積がみられる．USRDS によれば，HIV 腎症で末期腎不全(ESKD)となった新規患者のうち約 90％がアフリカ系米国人である．

　進行した HIV 感染者に多い．HIV 腎症患者の 60〜90％に CD4 陽性 T 細胞の減少(200/mm^3 以下)を認める．ただし，急性感染期における HIV 腎症の報告もある．また，フランスの報告によれば，57 名の HIV 腎症患者のうち約半数が高用量の抗ウイルス治療を受けており，平均のウイルス量は 30,000 コピー/mL 以上であり，CD4 陽性 T 細胞数は 127 個/mm^3 であった[1]．

　高度の，ときにネフローゼ症候群レベルの蛋白尿を認めることが多い．蛋白尿は 4〜5 g/日を超えることが少なくなく，急速に腎障害をきたす．HIV 腎症と診断された際には，すでに eGFR は 10〜20 mL/分であることが多い．その他，45〜75％に血尿を，12〜26％に高血圧を，22〜59％に浮腫を認める．

4. 診断(病理)

　臨床症状から HIV 腎症が疑われたなら，腎生検を行って診断を確定すべきである．

　D'Agati らの報告によれば，HIV 腎症が疑われた患者のうち約 40％が実際は HIV 腎症とは違う病理結果であった(表 3-6)．また他の研究では，1 日 3 g 以上の蛋白尿を呈する HIV 陽性患者 107 例の腎生検結果の内訳は，56％が HIV 腎症，21％が古典的巣状糸球体硬化症，6％が膜性増殖性糸球体腎炎，4％がアミロイド腎，4％が糖尿病腎症，4％がループス腎炎様免疫複合体糸球体腎炎，5％がその他であった．また，HIVICK(HIV immune complex kidney disease)や C 型肝炎に伴う糸球体腎炎，IgA 腎症も鑑別診断となる．

表 3-6　HIV 陽性患者に対する腎生検の病理結果の内訳

糸球体病変		尿細管間質病変	
巣状糸球体硬化症	88	間質性腎炎	5
膜性増殖性糸球体腎炎	13	急性尿細管壊死	3
微小変化群	6	悪性リンパ腫	1
膜性腎症	5		
ループス腎炎	4		
アミロイド腎	4		
急性感染後糸球体腎炎	2		
溶血性尿毒症症候群	1		
IgA 腎症	1		
イムノタクトイド腎症	1		

(D'Agati V, Appel GB. Renal pathology of human immunodeficiency virus infection. Semin Nephrol 1998；18：406-421)

日本におけるHIV陽性患者の腎障害に関する横断的解析は少ないが，柳沢らの報告によると，HIV陽性患者788例のうち慢性腎臓病（chronic kidney disease：CKD）の有病率は14.9%であり，その内訳はstage 1が1.9%，stage 2が3.6%，stage 3が8.4%，stage 4が0.1%，stage 5が0.1%であった．

HIV腎症の典型的な所見は，虚脱型の巣状糸球体硬化症（collapsing form of FSGS）である（図3-5）．毛細血管は虚脱し，上皮細胞は肥大増殖をきたし偽性半月体形成を伴うこともある（図3-6）．さらに，尿細管のmicrocytic dilatation（図3-7）と間質性腎炎が特徴的で，特発性巣状糸球体硬化症との鑑別点となる．CD4陽性T細胞とマクロファージの著しい間質浸潤を認める場合もある．蛍光抗体法では，糸球体硬化部とメサンギウム領域にIgM，C3，C1qの沈着を認める．電子顕微鏡では，上皮細胞足突起の癒合（foot process effacement）が観察される．また，高インターフェロンα血症のfootprintとされる封入体（tubuloreticular inclusion）を糸球体内皮細胞の細胞質，浸潤リンパ球の細胞質に認める（図3-8）．

5．治療：新しい治療法の実際と効果

HIV腎症と診断されれば，HAART（highly active antiretroviral therapy）を開始する．
ランダム化研究によるHAARTの評価はいまだなされていないが，いくつかの観察研究とケースレポートから，HAARTの開始により腎機能が改善するというのが大方の一致である．また，USRDSはHIVANによるESKDがHAARTによって減少しているとの見方を示している．Attaらの後ろ向き研究によれば，HIV腎症と診断された36名の

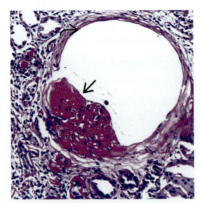

図 3-5 虚脱型糸球体病変（下矢印）と拡張したボーマン嚢（上矢印）
（Colvin RB. Diagnostic Pathology：Kidney Diseases. Amirsys, 2011. 許諾を得て掲載）

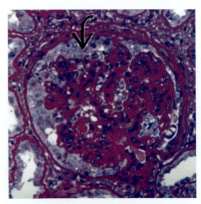

図 3-6 虚脱型糸球体病変と偽性半月体形成（矢印）
（Colvin RB. Diagnostic Pathology：Kidney Diseases. Amirsys, 2011. 許諾を得て掲載）

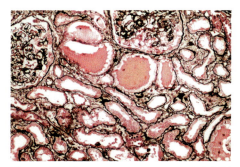

図 3-7 尿細管の microcytic dilatation と虚脱型糸球体病変
(Fogo A, Kashgarian M. Diagnostic Atlas of Renal Pathology, 2nd edition. Elsevier, 2012, p.166. 許諾を得て掲載)

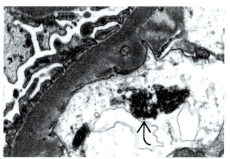

図 3-8 tubuloreticular inclusion
(Colvin RB. Diagnostic Pathology : Kidney Diseases. Amirsys, 2011. 許諾を得て掲載)

HAARTを受けた26名と抗ウイルス治療を受けていない10名の比較では，腎生存期間はHAART群で18.4カ月，非抗ウイルス治療群で3.9カ月であり，HAARTの有効性が示唆されている[2]．

HAARTと同様にランダム化研究による評価はなされていないが，レニン-アンジオテンシン系(renin-angiotensin system：RAS)阻害薬もHIV腎症の治療として使用される．Burnsらの報告によると，20名のHIV腎症患者にRAS阻害薬を投与したところ，血清クレアチニンの上昇は約6カ月間で0.2 mg/dLであったのに対し，非投与群では3.9 mg/dLであった．また1日尿蛋白量はRAS阻害薬投与群で1.6 gから1.2 gまで減少したのに対し，非投与群では0.8 gから8.5 gまで増加した[3]．また別の報告においても，RAS阻害薬の有効性が示唆されている．Weiらの行った研究によると，平均腎生存期間はRAS阻害薬投与群で480日，非投与群で146日であったとしている．1日尿蛋白量1 g以下，血圧130/80以下が治療目標として推奨されている．

HAARTやRAS阻害薬による治療にもかかわらず腎機能が急速に悪化している症例では，副腎皮質ホルモンの投与も検討される．Navarreteらによって報告されたHIV腎症31例を対象とした後ろ向き研究では，平均腎生存期間はHAARTと副腎皮質ホルモン併用療法を選択した群で26カ月，HAART単独群では6カ月と併用療法の有効性が示された．

他の疾患と同様に，CKDに対する一般的な管理も重要である．またESKDとなった場合は透析療法や腎移植が選択される．透析療法を施行しているHIV陽性患者の生存率はHIV陰性透析患者とほぼ同等である．腎移植を受ける絶対的な条件としては，安定してHAARTをしていること，HIVウイルス量は感度以下であること，CD4陽性T細胞数は200/mm^{3}以上であること，最近の日和見感染のエピソードがないこと，である．腎移

植後の生存率および腎生着率は，非 HIV 感染者の高リスク群とほぼ同等である．

6. 予　後

HIV 腎症は一般的に予後不良である．HAART を受けているにもかかわらず，多くの患者が ESKD へと進行する．無治療の HIV 腎症は約 1～3 カ月で ESKD となる．

予後規定因子としては，血清クレアチニンの値，CD4 陽性 T 細胞の数，HIV ウイルス量，尿蛋白量，過去の抗ウイルス療法の有無などがあげられる．

HIV 腎症と診断され HAART と RAS 阻害薬の併用療法を受けている 51 例を対象とした観察研究では，約 2 年間で 6 例が死亡，30 例が ESKD へと進行した．

3 肝炎ウイルスと腎障害

1. A 型肝炎ウイルス

A 型肝炎は，A 型肝炎ウイルスに汚染された水や食品を摂取したことにより発症するウイルス性肝炎である．食品としては生野菜，果物，十分に加熱されていないカキなどの貝類が多いとされている．現在，日本では上・下水道などの環境が整備され，患者数は減少傾向である．しかし，海外渡航者の増加や輸入生鮮食品の増加，A 型肝炎ウイルスの抗体保有率の低下により，今後，社会的に問題となってくる可能性がある．

腎障害はまれであるが，A 型肝炎の急性期に急性腎障害(不全)を呈することがある．急性腎不全は重症肝炎例や劇症肝炎において合併率が高く，通常の A 型肝炎でも認めることがある．また，急性腎不全だけでなく蛋白尿や腎機能障害を認めることもある．原因として，免疫複合体，エンドトキシン，高ビリルビン血症，血管内溶血，解熱薬やウイルスによる直接的な障害などが考えられている．多くの腎障害の予後は良好であるが，成人では血液透析が必要となる症例もある．

A 型肝炎に伴う腎障害を呈した症例を原因解明のために腎生検を施行した報告がある[1]．それらの腎組織像は，糸球体変化は軽度であるが，尿細管の変化は著明であり，急性尿細管壊死またはその回復所見を認めている．蛍光抗体法による免疫グロブリン，補体，フィブリノゲンの腎組織の沈着は認めなかったことから，A 型肝炎による腎障害は尿細管壊死による可逆的な急性腎不全である可能性が報告されている．

2. B 型肝炎ウイルス

1) 概念・疫学

B 型肝炎ウイルス(hepatitis B virus：HBV)による糸球体腎炎を HBV 関連腎症という．小児では膜性腎症が多く，成人では膜性腎症や膜性増殖性糸球体腎炎などが引き起

こされる．HBV 関連腎症は，活動性肝炎だけではなくキャリアでも発症する．小児では垂直感染によるキャリアが多かったが，現在では B 型肝炎母子感染防止事業によるワクチン接種のため，垂直感染によるキャリアは減少している．

また，HBV 肝炎の経過中に，結節性多発性動脈炎(polyarteritis nodosa：PAN)を合併することがある．これを HBV 関連 PAN というが，正確な発症頻度は不明である．発症は感染後 6 カ月以内に生じることが多い．

2) 原因：発症・進展機序

HBV を伴う膜性腎症において，HBe 抗原が糸球体に沈着することが報告されており[2]，HBe 抗原および抗 HBe 抗体からなる免疫複合体が関与していると推測されている．

HBV 関連 PAN の発症機序は不明であるが，HBe 抗原が関与している可能性が指摘されている[3]．

3) 症　状

HBV 関連腎症では，小児は 80% 以上が男児であり，蛋白尿やネフローゼ症候群を呈する．肝機能異常をきたすことは少ない．成人ではキャリアの場合，HBe 抗原および HBe 抗体の minor seroconversion が認められる時期に蛋白尿やネフローゼ症候群をきたすことがある．肝機能検査では AST や ALT などのトランスアミラーゼの上昇をみることが多い．慢性肝炎や肝硬変まで進行すると，蛋白尿や血尿を認めることがある．血清補体価(CH_{50})は正常値であるが，血清免疫複合体は高値であることが多い．

HBV 関連 PAN では，通常の PAN と臨床症状は類似するが，消化器症状，高血圧，腎梗塞などの頻度が比較的高い傾向がある．臨床検査所見では，CRP 高値，赤沈亢進，白血球増加などの炎症所見や腎機能障害を認める．また肝機能障害は軽度であり，黄疸を伴うことはまれである．自己抗体は通常陰性である．

4) 診断(病理)

小児の HBV 関連腎症では，通常の膜性腎症と同様であり，蛍光抗体法では糸球体毛細血管壁に沿って IgG や C3 の顆粒状沈着を認める．通常の膜性腎症と異なる点は，糸球体上皮細胞下，基底膜内，内皮細胞下あるいはメサンギウム領域などに多彩な高電子密度沈着物が観察されることである．成人では，通常の膜性腎症の所見に加え，糸球体毛細血管壁の二重化やスパイク形成が高頻度に認められ，Ⅰ型の膜性増殖性糸球体腎炎(MPGN)の所見を呈することが多い．電顕では糸球体上皮細胞下，基底膜内，内皮細胞下の沈着物は主として HBe 抗原，あるいは IgG や C3 などの沈着と一致して検出され，内皮細胞下からメサンギウム領域に HBs 抗原が検出される．

日本腎臓学会の診断の手引きでは，血中 HBs 抗原や HBc 抗体が陽性など HBV の感染を持続性に認め，いずれの組織像であっても HBV 関連抗原(HBe 抗原，HBs 抗原，HBc 抗原のいずれか 1 つあるいは複数)が免疫グロブリン(主として IgG や IgM)や補体成分ともに同様の沈着パターンで糸球体へ沈着しているのが証明されれば，HBV 関連腎症

と診断してよいとしている[4]．また，HBV関連抗原を糸球体に検出できなかった場合でも，HBe抗原からHBe抗体へのseroconversionに伴い尿所見が正常化した症例もHBV関連腎症と考えてよいとしている[4]．

HBV関連PANの病理では，通常のPANと同様であり，フィブリノイド壊死性血管炎を認め血管周囲に炎症細胞浸潤を認める．動脈壁の破壊や血栓形成，血管内膜の肥厚なども認められる．

5）治療：新しい治療法の実際と効果

HBV関連腎症の治療の基本は，抗ウイルス療法である．HBe抗原がseroconversionすれば腎症も軽快することが多いため，抗ウイルス作用を有するインターフェロンや核酸アナログであるエンテカビルやテノホビルで治療をする．また，2011年9月からは従来のインターフェロン製剤に加えて，インターフェロン徐放剤であるペグインターフェロンがB型慢性肝炎においても保険適用となり，治療効果の向上が期待されている．

2017年8月に，日本肝臓学会からB型肝炎治療ガイドライン第3版が発表されている．腎機能に応じた治療については言及していない．慢性肝炎では，HBV DNA量が2,000 IU/mL以上かつALT 31 IU/L以上でインターフェロンまたは核酸アナログ治療の適応がある．治療の適応にHBe抗原の有無は問わない．肝硬変では，ALT値，ならびにHBe抗原に関係なくHBV DNAが陽性で適応がある．HBV関連腎症でも基本的に腎機能が保たれている50歳未満であれば，インターフェロンが推奨され，50歳以上であれば核酸アナログが推奨される．しかし，腎機能低下例では，インターフェロンと核酸アナログはエンテカビルとテノホビルは減量が必要である．HBV遺伝子にはglucocorticoid enhancement elementが存在するため，副腎皮質ステロイドによりウイルス複製が助長される．そのため，ネフローゼ症候群に対する副腎皮質ステロイドなどの免疫抑制療法は，劇症肝炎を誘発するリスクとなるので，基本的には推奨されない．

HBV関連PANでは，自然経過，あるいはHBe抗原の陰性化とウイルス量の減少により改善することが知られており，治療はHBV関連腎症と同様に抗ウイルス療法である．しかし，重症例では病初期の血管炎の病勢コントロールと免疫複合体の除去のため，副腎皮質ステロイド薬と血漿交換を併用し，長期的な核酸アナログの併用を行ってHBVの寛解を目指すこともある．

6）予 後

膜性腎症はHBe抗原がseroconversionすれば病状は軽快することが多く，小児では自然寛解しやすいが，成人では自然寛解はまれで1/3の例でESKDに進行したとの報告もある．HBV関連PANは，膜性腎症と同様にHBe抗原がseroconversionすれば寛解が維持される．

3. C型肝炎ウイルス

1）概念・疫学

　C型肝炎ウイルス（hepatitis C virus：HCV）は，1989年に発見されたフラビウイルス科ヘパシウイルス属に属するRNAウイルスで，C型肝炎の原因となる．ヒトを固有宿主とし，ウイルスの伝播はおもに血液を介して行われる．以前は輸血による感染が多かったが，現在は針刺し事故や刺青，覚醒剤注射の回し打ちなどで感染することが多い．しかし，性交感染や母子感染は起こしにくいとされている．かつて非A非B型肝炎と診断されていた症例の90％以上，アルコール性肝障害と診断されていた症例の半数以上がHCVによる肝障害であることが明らかになっている．現在，HCVキャリアは全世界で1億7,000万人，日本で150〜200万人存在すると推定されている．

　HCVは大きく分けて6つの遺伝子型（genotype）に分類され，このうち日本では1bが全体の約70％を占め，次いで2aが約20％，2bが約10％となっている．HCV感染がいったん成立すると，健康成人への感染であっても，急性の経過で治癒するものは約30％であり，感染例の約70％でHCV感染が持続する．HCV感染が持続し，ALTが高値の慢性肝炎の状態が続くと約60％が肝硬変へと進展し，肝硬変へ進展後は年間7〜8％が肝細胞癌を発症する．現在のところ有効なワクチンは開発されていない．

　HCV感染症と腎糸球体疾患の関連は強く，混合型クリオグロブリン血症，膜性増殖性糸球体腎炎（membranoproliferative glomerulonephritis：MPGN）が代表的である．また，膜性腎症（membranous nephropathy：MN）や結節性多発動脈炎も関連があるといわれている．腎病変があっても臨床的に無症状で経過している患者もいる可能性も報告されている．

　クリオグロブリンとは，37℃以下に冷却すると白色に沈殿し，37℃以上に加温すると再び溶解する病的な免疫グロブリンあるいは免疫複合体である．クリオグロブリン血症は単一成分型（Ⅰ型），混合型（Ⅱ，Ⅲ型）に分類される．特にⅡ型では，報告によっては95％という高い確率でHCV感染症を合併している．クリオグロブリン血症については次項で述べられているため，そちらを参照されたい．

　HCV抗体陽性患者におけるクリオグロブリン血症およびHCV関連腎炎の頻度は地域差があると考えられ，南ヨーロッパではHCV感染者の約54％と比較的高頻度にみられるのに対し，日本では約11〜37％である．金沢大学の報告によれば，HCV抗体陽性の症例ではクリオグロブリン陽性のHCV関連腎炎は2％であった．MPGNにおいては57.9％がHCV陽性であり，有意に高頻度であった[1]．

2）原因・発症・進展機序

　混合型クリオグロブリン血症では，HCV感染症が高率に合併しており，寒冷凝集物中にHCV RNAが血清の1,000倍もの高濃度で検出されることから，その病因にHCVが関与していると考えられる[2]．HCVがBリンパ球内に感染し，リウマトイド因子の産生

が惹起され，このうちモノクローナル IgM-κ リウマトイド因子が抗 HCV 抗体や HCV 免疫複合体と結合することでクリオグロブリンが形成されると考えられている．これが糸球体に沈着することでクリオグロブリン血症性腎症といわれる MPGN 様の腎症を発症するとされている．

　HCV 感染症と特発性 MPGN（すなわち，クリオグロブリン血症を伴わない場合）の関連については，意見が分かれている．HCV 関連 MPGN の最初の報告ではクリオグロブリンは検出されなかったが，その後の大多数の報告ではクリオグロブリンが検出され，また必ずしもクリオグロブリン血症の腎外病変を呈さなかった．HCV 感染症患者の原発性（特発性）MPGN 発症の症例報告は存在するが，多くの研究では HCV 感染症と特発性 MPGN の関連を証明できていない．クリオグロブリンは検出できないことがあるためかもしれない．また，いくつかの小規模試験は，HCV 感染症によって MN が誘発される可能性を示しているが，結論は出されていない．

3) 症　状

　HCV 感染そのものの初期感染時は発熱や全身倦怠感，黄疸といった急性肝炎の症状を呈する．しかし A 型・B 型肝炎に比べ軽症で自覚症状に乏しく，容易に慢性化する．HCV 持続感染による肝外病変としては，慢性唾液腺炎，慢性甲状腺炎，心筋症，扁平苔癬，間質性肺炎，クリオグロブリン血症などがある．

　クリオグロブリン血症性腎症は，尿所見も組織学的にも MPGN との鑑別は困難であり，多くはネフローゼ症候群を呈する．ときに軽度の蛋白尿や血尿のみを示す場合もみられる．クリオグロブリン血症を伴う患者では，約 50％ が中等度の腎機能障害を呈し，80％ の患者で高血圧を認める．クリオグロブリン血症は全身の血管炎であるため，紫斑や関節痛などの症状を呈する．さらに基礎にある肝疾患が進行し，肝硬変の非代償期になると，肝機能の低下による低アルブミン血症からの浮腫や腹水の貯留が加わるため，水分のコントロールはよりいっそう困難となる．肝性糸球体硬化症や糖尿病腎症の合併による腎機能障害の進行などもある．

　血液検査所見としては，血液中に HCV 抗体が全例で検出され，ほとんどの症例で HCV RNA が検出される．一方，HCV 抗体のみ陽性で HCV RNA が検出されない HCV 関連腎炎の症例報告もある[3]．HCV 感染では，肝疾患の進行と並行して HCV 量の増加と血清トランスアミナーゼの異常を示すが，肝機能が正常の場合もあるので，注意を要する．クリオグロブリン血症，低補体血症，リウマトイド因子陽性などを示すことが多い．

4) 診断（病理）

　臨床症状，検査所見は前述のとおりであるが，HCV 関連腎炎の確定診断は腎生検による．腎組織像は通常の MPGN Ⅰ 型と同様，すなわち糸球体毛細血管壁の肥厚（基底膜二重化）と分葉状の細胞増殖病変を呈する．蛍光抗体法では IgG や C3，IgM の沈着を認め

る．電顕では基底膜内皮下や一部上皮下に高電子密度沈着物を認め，しばしばクリオグロブリンの特徴である細線維沈着物を認める．HCV コア抗体を用いた免疫抗体法で HCV 抗原が糸球体毛細血管壁に沿ってみられる．

5）治療：新しい治療法の実際と効果

　HCV 関連腎炎の治療に関しては，原因抗原である HCV に対する抗ウイルス療法が重要である．Johnson らは，HCV 関連腎症に対するインターフェロン（interferon：IFN）-α 投与により，50～60％の症例にウイルス量の低下と並行した蛋白尿の減少効果を認めたが，投与中止後の再燃を高頻度に認めたと報告している[4]．また，The Kidney Disease：Improving Global Outcomes（KDIGO）が 2008 年に，慢性腎臓病（CKD）患者の C 型肝炎治療の診療ガイドラインを発表した．このガイドラインでは，HCV 関連腎炎の患者に抗ウイルス療法を行うことを考慮するよう示唆している．

　日本肝臓学会からは，「C 型肝炎治療ガイドライン」が制定されている．現在，ウイルス駆除を目指した治療としては，IFN をベースとしたものに，①IFN 単独治療，②ペグインターフェロン（Peg-IFN）/リバビリンの 2 剤併用療法，③Peg-IFN/リバビリン/テラプレビルあるいはシメプレビルの 3 剤併用療法がある．

　Peg-IFN とは，ポリエチレングリコール（polyethylene glycol：PEG）化された IFN であり，PEG 化により体内での薬物動態を変化させ，宿主の免疫系による認識・排除から IFN を守ることにより IFN の血中濃度が安定する．

　リバビリンはプリンヌクレオシドアナログで，RNA および DNA ウイルスに幅広い抗ウイルス活性を示す．リバビリンの単独投与では HCV RNA 量の低下効果は認められないが，IFN に併用することで治療終了後の再燃率が著明に低下する．

　テプラビルおよびシメプレビルは HCV の増殖に重要な役割を果たしている HCV 遺伝子非構造蛋白である NS3/4A プロテアーゼ阻害薬であり，ウイルス増殖を強力に阻害する．

　さらに，2014 年 7 月にダクラタスビル/アスナプレビルの併用療法が保険認可された．ダクラタスビルは高選択性の NS5A 複製複合体阻害薬であり，ピコモル濃度で効力を示す．アスナプレビルはテプラレビルと同様，NS3/4A 領域をターゲットとしたプロテアーゼ阻害薬である．両者は単独での効果は十分でないため，2 剤併用療法が行われる．IFN フリーの治療であり，IFN を含む治療法に不適格な患者に対する治療として期待される．

　これら直接作用薬（direct acting antivirals：DAAs）の登場により，難治性である HCV-genotype 1 型・高ウイルス量（リアルタイム PCR 法で 5.0 Log IU/mL 以上）の症例の著効（sustained virological response：SVR）率が向上した．

　HCV の抗ウイルス療法の SVR 率は向上しているが，たとえば IFN はその投与自体が腎病変を増悪させるとの報告があり，リバビリンは慢性腎不全またはクレアチニンクリ

表 3-7　慢性腎臓病患者の C 型肝炎治療

	IFN	リバビリン	おもな副反応
eGFR＞60 mL/分/1.73 m^2	Peg-IFNα-2a：180 μg/週 Peg-IFNα-2b：1.5 μg/kg/週	800〜1,200 mg/日 (注：日本では 600〜1,000 mg/日)	IFN：頭痛，インフルエンザ様症状，うつ リバビリン：溶血による貧血の悪化
50＜eGFR＜60 mL/分/1.73 m^2	Peg-IFNα-2a：135 μg/週 Peg-IFNα-2b：1 μg/kg/週	400〜800 mg/日	上記と同様(ESA の投与考慮)
eGFR≦50 mL/分/1.73 m^2	Peg-IFNα-2a：135 μg/週 Peg-IFNα-2b：1 μg/kg/週	推奨しない	
透析中	IFNα-2a：3 mU 週 3 回 IFNα-2b：3 mU 週 3 回	推奨しない	
腎移植後	治療の必要性がリスクを上回るときのみ		IFN により拒絶反応が惹起される可能性がある

(KDIGO ガイドラインより作成．KDIGO. Kidney Int 2008；Suppl：109)

アランスが 50 mL/分以下の腎機能障害のある患者には禁忌であるため，腎疾患を有する患者の治療は注意を要する．KDIGO のガイドラインでは，推算糸球体濾過量(estimated glomerular filtration rate：eGFR)によって治療法を分けており，eGFR＞50 mL/分/1.73 m^2 では Peg-IFN/リバビリンの併用療法を，eGFR≦50 mL/分/1.73 m^2 では Peg-IFN 単独療法，透析導入後の患者では IFN 単独療法を考慮するとしている(表 3-7)．

急速な腎機能の低下や高度のネフローゼ症候群が持続する症例では，ステロイドやシクロホスファミドなどの免疫抑制薬，あるいは血漿交換を行うこともある．また，B 細胞からのクリオグロブリン産生抑制効果を狙い，抗 CD20 モノクローナル抗体(リツキシマブ)を投与し，蛋白尿や血中クリオグロブリン量の減少を認めたとの報告がある[5]．

なお，腎機能の回復が期待できない透析患者においても，HCV の持続感染により肝硬変や肝細胞癌による死亡率が高くなるばかりか，肝硬変の有無にかかわらず生命予後が悪いことから，生命予後の期待できる HCV 感染患者に対しては積極的に抗ウイルス療法を行うことが推奨されている．腎移植待機者に対しては抗ウイルス療法を行い，HCV を排除しておくことが強く勧められている[6]．

6) 予　後

ネフローゼ症候群の持続するもの，発見時に腎機能低下の認められる例では，腎予後は不良である．

4 クリオグロブリン血症に伴う腎病変

1．定義・疫学

クリオグロブリン（cryoglobulin）血症の cryo-とは，語源は古代ギリシャ語の"kruos＝icy cold, chill, frost＝低温の・冷凍の・寒冷の"を意味している．37℃以下に冷却すると沈殿し，37℃以上に加熱すると再溶解する免疫グロブリン，あるいは複合体と定義される．

クリオグロブリン血症の患者のうち，70％以上で血清中に抗 HCV 抗体もしくは HCV RNA が存在している．HCV 感染のある人からみると，25〜30％にクリオグロブリンを検出することができると報告されている．また自己免疫疾患も多く，リウマトイド因子（70％），抗核抗体（30％），抗ミトコンドリア抗体（9％），抗平滑筋抗体（18％）が認められる．また，何の背景ももたない本態性クリオグロブリン血症は非常にまれである（5％）[1]．

2．原因：発症・進展機序

クリオグロブリン血症の原因として，基礎疾患が明らかでない本態性クリオグロブリン血症と各種リンパ増殖性疾患，自己免疫疾患，感染症などを基礎とする続発性クリオグロブリン血症があり，その構成成分により3型に分類される．分類としてモノクローナルな type Ⅰ，ポリクローナルだけれどモノクローナルな要素を含むものが type Ⅱ，含まないものが type Ⅲ である．このうちⅡ型が最も腎障害を伴いやすい．HCV 感染が主要な基礎疾患である（表3-8）．

表3-8 クリオグロブリン血症の分類

	Ⅰ型（単クローン性）	Ⅱ型（混合性）	Ⅲ型（多クローン性）
構成	monoclonal Ig (IgM＞IgG＞IgA＞BJP)	monoclonal Ig (RF) ＋ polyclonal IgG (IgMκ-IgG, IgG-IgG, IgA-IgG)	polyclonal IgM (RF) ＋ polyclonal IgG
病態	微小血栓	免疫複合体性血管炎	免疫複合体性血管炎
原疾患（二次性）	リンパ増殖性疾患 多発性骨髄腫 マクログロブリン血症	肝疾患（おもにHCV） リンパ増殖性疾患 膠原病	肝疾患 膠原病 リンパ増殖性疾患
頻度	10〜15％	50〜60％	30〜40％

発症機序として，物理的な血管閉塞（Ⅰ型クリオグロブリンに多い），免疫複合体沈着による炎症性血管炎，HCV による直接障害があげられる．

病態としては，血中や骨髄で循環する HCV を TLR(Toll-like receptor)などで認識した樹状細胞が BAF(B cell activating factor)という TNF(tumor necrosis factor)の仲間を放出する．また同時に，HCV はある種の B 細胞にも認識され抗原抗体反応が起こる．その反応は前述の BAF により持続的に刺激され，B 細胞のクローナルな増加と過剰な抗体産生が生じる．この抗体は IgM でリウマトイド因子としての活性をもち，HCV の成分などと免疫複合体を形成する．免疫複合体は血管内皮細胞に結合する能力と補体を活性化する能力を有しており，血管壁において好中球の活性化を含む炎症反応が起こることになり，血管炎が発症する．また，持続的な B 細胞の刺激から B 細胞性リンパ腫を発症することがある．

以上より，HCV による持続的な B 細胞刺激で産生される免疫複合体による補体反応を通じて血管壁の炎症が発生することになる．そのため，クリオグロブリン血症では「リウマトイド因子が陽性」となり「補体の低下」が起こる．

3. 症　状

症状で最も多いのは皮膚症状で，触知できる紫斑を 90％程度と高率に認める．この部分からの皮膚生検で，血管炎所見や場合によってはクリオグロブリンの存在が証明できるので重要な所見である．他には下肢の色素沈着やレイノー現象，下腿潰瘍，網状皮斑(livedo reticularis)，指先の壊死などが数％〜30％程度で発生する．臓器障害として多いのは腎臓，神経，筋肉である．糸球体腎炎やネフローゼ症候群を数十％に，軸索障害からの運動・感覚障害を 60％程度に，筋力低下や関節痛を 70〜80％に認める．まれだが重篤な症状としては肺胞出血(3％)，拡張型心筋症(4％)，過粘稠度症候群(hyperviscosity syndrome)(1％)を認める．

クリオグロブリン血症患者の 25〜30％は無症候性であり，この場合は治療の必要はないが，40〜45％は皮膚症状のみで臓器障害を伴っておらず，20〜30％は臓器障害を伴う血管炎であり症状を呈することがある．7〜12％は B 細胞性リンパ腫を合併しており，2〜5％は急速進行型で臓器障害が強く致死性であり，紫斑などの皮膚症状だけのものから致死性のものまで，いろいろな血管炎をきたす．

4. 診断（病理）

症状として「触知できる紫斑」が多く，その部分からの皮膚生検で血管炎が証明できる．検査所見としてはクリオグロブリンの検出だが，リウマトイド因子陽性，血清補体の低下も参考となる．腎症に伴う臨床症状および検査所見は蛋白尿・血尿を呈し，20〜30％は急性腎炎症候群，約 20％はネフローゼ症候群を呈する．

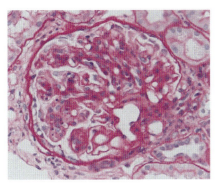

図 3-9　クリオグロブリン腎症（PAS 染色，×20）

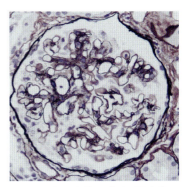

図 3-10　クリオグロブリン腎症（PAM 染色，×20）

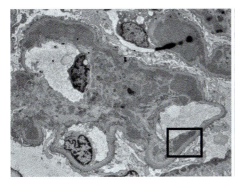
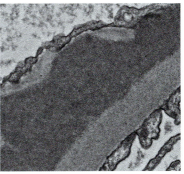

拡大像

図 3-11　クリオグロブリン腎症（電顕所見）

　確定診断は腎生検であり，光顕所見では PAS 染色陽性沈着物を管腔内に認め，管腔内血栓が特徴である（図 3-9）．Ⅰ型 MPGN（膜性増殖性糸球体腎炎）（図 3-10）と診断される症例が 80％である．蛍光所見では IgG，C3 が糸球体毛細血管壁に fringe pattern を呈する．電顕所見では，高電子密度沈着物は幅 10〜30 nm の細顆粒状・線維状・管腔状など多彩な構造を示し（図 3-11），Ⅱ型（dense deposit disease）で最もよく観察される．

5．治療：新しい治療法の実際と効果

　他臓器病変の評価により，病態や重症度に応じて治療方針が選択される．患者の 25〜30％は無症候性であり，この場合は経過観察で，ときに抗ウイルス薬を使用する．皮膚

症状のみで臓器障害を伴っていない場合は，抗ウイルス薬か，ときにステロイドを併用する．臓器障害を伴う血管炎の場合は，抗ウイルス薬，リツキサン®，ステロイドを使用する．B細胞性リンパ腫を合併している場合は，抗ウイルス薬に加えリツキサン®を使用，病状により化学療法を併用する．急速進行型で臓器障害が強く致死性である場合は，血漿交換，ステロイドやリツキサン®を使用し，病状によりシクロホスファミドを使用，落ち着いてから抗ウイルス薬を使用する．腎障害に対しては，一般的に副腎ステロイド薬（ステロイド）やシクロホスファミドが第1選択とされ，血管炎や管内性増殖の改善，クリオグロブリン形成因子である異常な免疫グロブリンの産生抑制などの効果をもたらすと考えられている．

近年はHCV感染合併例では抗ウイルス薬（インターフェロン，リバビリン，テラプレビルなど）が試みられている．ただし，腎機能障害患者では要注意で，クレアチニンクリアランス（Ccr）が50 mL/分以下や透析の場合はリバビリンの使用は推奨されない．また，治療中にも溶血性貧血や腎機能障害に注意が必要である．その他，不応例には抗CD20抗体（リツキシマブ）の投与や，急性腎障害などの重症例には血漿交換（血漿冷却濾過法：クリオフィルトレーション）の併用が効果的であるとされている．

2008年にC型慢性肝炎の難治症例を対象として二重膜ろ過血漿交換（Double Filtration Plasmapheresis：DFPP）の原理を応用してウイルスを除去するvirus removal and eradication by DFPP（VRAD）療法が保険適用となった．現在はgenotype1bの患者のうち，インターフェロン療法施行後のHCV-RNA量が100 kIUmL以上の症例が保健適応となる．分離した血漿を最大30 nmの孔径を有する二次膜を通してウイルスを除去する．現時点ではVRAD療法の効果に関するエビデンスは少なく，保険適応の面からも積極的な導入は難しい状況だが，クリオグロブリンの除去も同時に行うことが可能な治療法であり，リバビリンが使用できないような腎機能低下症例においてもより積極的にウイルス量の減少を図れる治療法の選択肢として，クリオグロブリン血症へ応用も期待されている．

6．予　後

腎障害の臨床像は，D'Amigoらによると蛋白尿単独または血尿を伴って慢性に経過するものが約半数，ネフローゼ症候群，急性腎炎症候群による発症がそれぞれ20％程度にみられ，急性腎障害を呈するものは5％以下である．

その後の経過については，20％程度の症例は寛解と増悪を繰り返し，ESKDにいたるものは10％程度とされるが，悪性リンパ腫などの合併例は予後不良である[2]．

比較的稀な疾患と考えられるが，もっとも頻度の高いⅡ型クリオグロブリン血症は，日常診療において接する機会の多いC型慢性肝炎患者に高率に認められ，治療の遅れは腎予後不良であることはもちろんのこと生命に関わり得る病態であるため，クリオグロ

ブリン血症を疑う所見を見落とさないことが重要である．さらに，抗ウイルス療法を含めた新たな治療法開発に加え，リツキシマブやVRAD療法に関してのさらなるエビデンスの蓄積が期待される．

5 アミロイド腎

1．疫　学

厚生労働省の平成24年のデータによると，すべてのアミロイドーシスの特定疾患認定者は1,804人であった．平成20年が1,323人であったので，5年間で約500人増加している．日本腎臓学会の腎生検レジストリーでは，アミロイド腎症の頻度は1.4％程度である．そのうち約半数の60〜70例がネフローゼ症候群を呈しており，その多くはAL型アミロイドーシスであると予想される．単クローン性免疫グロブリン沈着症（monoclonal immunoglobulin deposition disease：MIDD）の頻度に関しては，米国からは4,000例中20例，10,000例中64例，日本からの成績でも4,800例中16例であり，世界的に腎生検200例に1例（約0.5％）の頻度と予想されている[1]．

2．原因：発症・進展機序

蛋白質はαラセン構造とβシート構造で形成されている．エネルギー状態が変化すると三次構造がほぐれ，βシート構造部分が凝集・重合して線維構造が形成される．アミロイドを形成しやすいβシート構造（アミノ酸配列）をアミロイド前駆蛋白とよび，現在21種類が知られている．

免疫グロブリンは，形質細胞内で14番染色体上にある重鎖遺伝子と2番染色体にあるκ鎖遺伝子，22番染色体にあるλ鎖遺伝子が転写され，重鎖，軽鎖はそれぞれ別のリボソームで合成されるが，その後はシャペロン蛋白によってゴルジ装置に運ばれ重鎖と軽鎖が合体する．それに糖鎖が結合して細胞外に分泌される．通常，重鎖より軽鎖が数倍多く合成され，遊離の軽鎖が血中に分泌されている．これを遊離軽鎖（free light chain：FLC）とよんでいる．最近FLCの測定が可能となり，κ鎖・λ鎖の偏りが検出できるようになった．また，治療の評価にも使用されている．

アミロイド前駆蛋白の性質によって臓器への親和性が異なることが示唆されている．これは，アミロイド前駆蛋白のアミノ酸配列や結合する糖鎖の影響によるものと考えられている．

腎臓，心臓，肝臓，脾臓などの臓器への沈着は，患者ごとに異なる．このことによって臨床所見に大きな差が生じている．その成因として，臨床的には原発性，骨髄腫由来，続発性，遺伝・家族性，内分泌関連，透析などに分類される．さらにアミロイド構成蛋

表 3-9 アミロイドーシスの分類*

アミロイド蛋白	前駆蛋白	臨床病名
Ⅰ．全身性アミロイドーシス		
1．非遺伝性		
AA	血清アミロイド A	続発性/反応性 AA アミロイドーシス
AL	免疫グロブリン L 鎖	原発性あるいは骨髄腫合併 AL アミロイドーシス
AH	免疫グロブリン H 鎖	原発性あるいは骨髄腫合併 AH アミロイドーシス
$A\beta_2M$	β_2-ミクログロブリン	透析アミロイドーシス
ATTR	トランスサイレチン	老人性全身性アミロイドーシス(SSA)
AApoAIV	(アポ)リポ蛋白 AIV	(加齢関連)
ALect2	Leukocyte chemotactic factor 2	(主に腎アミロイドーシス)
2．遺伝性(家族性)		
ATTR	トランスサイレチン	家族性アミロイドポリニューロパチー(FAP)Ⅰ,Ⅱほか
AApoAⅠ	アポリポ蛋白 AⅠ	FAPⅢ
AApoAⅡ	アポリポ蛋白 AⅡ	家族性アミロイドーシス
AGel	ゲルゾリン	FAPⅣ
ALys	リゾチーム	家族性腎アミロイドーシス
AFib	フィブリノーゲン α 鎖	家族性腎アミロイドーシス
AA	(アポ)SAA	家族性地中海熱，Muckle-Wells 症候群
Ⅱ．限局性アミロイドーシス		
1．脳アミロイドーシス		
1) 非遺伝性		
$A\beta$	$A\beta$ 前駆蛋白($A\beta PP$)	Alzheimer 病，脳アミロイドアンギオパチー(CAA)
APrP	プリオン蛋白(PrP)	Creutzfeldt-Jakob 病(CJD)(孤発性，獲得性)
2) 遺伝性		
$A\beta$	$A\beta PP$	家族性 Alzheimer 病，遺伝性 CAA(オランダ型ほか)
APrP	プリオン蛋白(PrP)	遺伝性プリオン病(Gerstmann-Sträussler-Scheinker 病ほか)
ACys	シスタチン C	遺伝性 CAA(アイスランド型)**
ABri	ABri 前駆蛋白	家族性英国型認知症**
ADan***	ADan 前駆蛋白	家族性デンマーク型認知症**
2．内分泌アミロイドーシス		
ACal	(プロ)カルシトニン	C 細胞甲状腺腫瘍(甲状腺髄様癌)に関連
AIAPP	IAPP(アミリン)	Ⅱ型糖尿病，インスリノーマに関連
AANF	心房ナトリウム利尿因子	限局性心房アミロイド
APro	プロラクチン	脳下垂体のエイジング，プロラクチノーマに随伴
AIns	インスリン	医原性
3．限局性結節性アミロイドーシス		
AL	免疫グロブリン L 鎖****	呼吸器，消化管ほかにみられる結節性アミロイド沈着
4．角膜ほかのアミロイドーシス		
AKer	ケラトエピセリン	角膜アミロイドーシス，家族性
ALac	ラクトフェリン	角膜アミロイドーシス
AMed	ラクタヘドリン	高齢者の大動脈および動脈中膜
AOapp	OAAP*****	歯原性腫瘍に随伴
ASeml	セメノゲリン Ⅰ	高齢者の精嚢

*用語は国際アミロイドーシス学会用語委員会(2010 年 4 月, Rome)による(Amyloid 17：101-104, 2010).
**主に中枢神経系に沈着するが，それ以外にも沈着する．
***ADan は ABri と同じ遺伝子(*BRI*)に由来する．
****限局性結節性アミロイドーシスの場合は，アミロイド原性免疫グロブリン L 鎖は血中にはなく，沈着部位で形質細胞クローンによって産生される．
*****OAAP：odontogenic ameloblast-associated protein(歯原性エナメル芽細胞関連蛋白)
(厚生労働科学研究費補助金難治性疾患克服研究事業アミロイドーシスに関する調査研究班．アミロイドーシス診療ガイドライン 2010)

白の種類により，①原発性あるいは骨髄腫に合併する免疫グロブリンL鎖(AL)型，②関節リウマチなどの続発性アミロイドーシスあるいは家族性地中海熱にみられるアミロイドA蛋白(AA)型，③家族性アミロイド多発ニューロパチーの原因である異型トランスサイレチン(異型プレアルブミン)由来のATTR型などに分類される(表3-9)[2]．たとえば，トランスサイレチンが関与する家族性アミロイドポリニューロパチー(FAP)では，心臓と神経が主病変となる．AL型では腎臓に沈着しやすい．

3. 症　状

ネフローゼ症候群をきたす原因としてアミロイド腎症がある．さらに，AL型全身性アミロイドーシスと関連が深いMIDDでもネフローゼ症候群をきたすことがある．

アミロイド沈着部位によりさまざまな腎障害を呈する．AL型では糸球体毛細血管壁への沈着により高度の蛋白尿を生じ，30〜40％はネフローゼ症候群を伴い進行性腎障害を示す．またAA型では糸球体メサンギウムから血管極にかけて結節状に沈着し，糸球体係蹄血管腔の狭小化による腎機能低下を生じやすい．さらに，アミロイド沈着が血管壁，尿細管基底膜，間質に広がり，遠位尿細管障害による尿細管アシドーシスあるいは尿濃縮障害を生じる．

アミロイドーシスの臨床所見は，体重減少，全身倦怠感などである．また多臓器にわたるアミロイド物質の沈着による臓器腫大(肝脾腫，巨大舌，甲状腺腫など)，自律神経障害による起立性低血圧，心筋障害による心不全・不整脈などの諸症状を認める．

4. 診断(病理)

病理学的所見としては，糸球体・血管・間質の淡い好酸性物質の沈着を認め(図3-12)，コンゴーレッド染色にて赤橙色を呈し(図3-13)，偏光顕微鏡で黄緑色に偏光を呈する．さらに組織化学的鑑別として，AL型アミロイドでは過マンガン酸($KMnO_4$)処理によりこの染色性が失われる．電顕では分枝のない錯綜する径8〜10 nmの細線維として認められる(図3-14)．

アミロイド腎症は，①基底膜型(スピクラ形成)，②メサンギウム型(糸球体結節性病変)，③血管型(細動脈沈着)，④尿細管間質型に分類できる．ネフローゼ症候群をきたしやすいのは基底膜型である．

初回の腎生検で微小変化型と診断され，1年後の再生検でスピクラ形成，メサンギウム領域へのアミロイド沈着を認め，初めてアミロイド腎症と診断が確定する場合もある．基底膜型を呈する場合は蛋白尿あるいはネフローゼ症候群を呈するので，腎生検で発見されることが多い．血管型では尿異常により腎機能低下が生じやすいので，診断までに時間を要することがある．一方，組織にすでに沈着したアミロイド線維がネフローゼ症候群の直接的な原因ではない可能性が指摘されている．その根拠として，①治療に

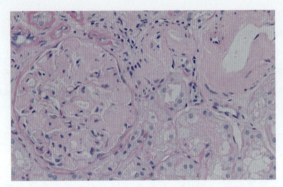

図 3-12 アミロイド腎症（PAS 染色，×20）

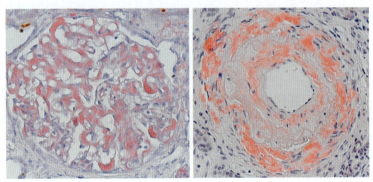

メサンギウム型（糸球体結節性病変）　　　血管型（細動脈沈着）

図 3-13 アミロイド腎症（コンゴーレッド染色，×20）

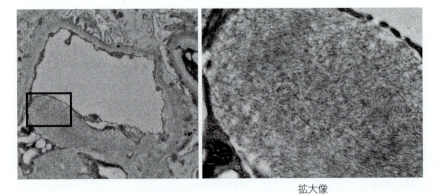

拡大像

図 3-14 アミロイド腎症（電顕所見）

よってネフローゼ症候群を脱し完全寛解に達している患者で腎生検を行っても，糸球体へのアミロイド沈着が消失していないこと，②心機能に関しても，アミロイド沈着が存在しているにもかかわらず，治療に反応して急激に改善すること，などが報告されている．

以上のことから，低・中分子量のアミロイド前駆蛋白が細胞毒性を有している可能性が指摘されている．すでに組織に沈着したアミロイドが消失するには，細胞増殖の回転速度，分解酵素量，前駆蛋白尿量などで規定されている．消化管では比較的早く沈着したアミロイドが消失するが，糸球体の場合は数年かかるとされている．しかし，腎に沈着したアミロイドの消失に関する詳細なデータはない．

MIDD は免疫グロブリンあるいは免疫グロブリンの一部が組織に沈着し，アミロイド線維を形成していないものを指す．尿所見異常があり腎生検で診断されることが多いが，免疫グロブリンの単クローン性の沈着を証明するためには，軽鎖（κ鎖，λ鎖）の偏り，あるいは欠損の有無を検討することは必須である．軽鎖の異常沈着パターンからMIDD を疑うきっかけになる．軽鎖をルーチンにチェックしていないと見逃すことになる．軽鎖に偏りがみられた場合，次に重鎖のサブクラスの偏り（IgG1, IgG2, IgG3, IgG4, IgA1, IgA2）の評価が重要になる．光顕所見は，メサンギウム増殖性腎炎型，膜性増殖性腎炎型，膜性腎症型，結節性病変型がある．特に，結節性病変を呈しコンゴーレッド染色が陰性の場合には可能性が高い．

最近注目されている疾患として MIDD の膜性腎症型がある．蛍光抗体法で軽鎖をチェックしていないと通常の膜性腎症と誤診される可能性があり，膜性腎症の診断を下す際には軽鎖の偏りをチェックして膜性腎症型（MIDD with membranous features）を除外する必要がある．蛍光抗体法により，以下の鑑別を行う．

①light chain deposition disease（LCDD）：γ鎖，α鎖，μ鎖が沈着せず，κ鎖あるいはλ鎖のいずれかが糸球体に沈着している場合で，コンゴーレッド染色陰性のときに診断する．多くは結節性病変に一致しているが，ときにメサンギウムパターンもある．また糸球体基底膜だけではなく尿細管基底膜に沈着することもある．そのような場合には尿細管性アシドーシスを合併する．

②light and heavy chain deposition disease（LHCDD）：たとえば，IgG1-λ の沈着や IgG3-κ の沈着，単クローン性の免疫グロブリンの沈着がみられる．軽鎖の偏りの異常から，重鎖のサブクラスを検討して診断が確定する．多くはメサンギウム増殖性腎炎の像を呈するので proliferative glomerulonephritis with monoclonal IgG deposits という表現もある．

③heavy chain deposition disease（HCDD）：軽鎖（κ鎖，λ鎖）が陰性で重鎖が陽性の場合に診断可能である．病態としては，重鎖のCH1部分が欠損するために軽鎖と結合できない遊離の重鎖が糸球体に沈着する．膜性増殖性腎炎型あるいは結節性病変

型を呈することが多い．

5．治療：新しい治療法の実際と効果[1]
1）AL型アミロイドーシス
　欧米では，高容量メルファラン投与と自家末梢血幹細胞移植が最も標準的に行われているが，わが国ではメルファラン投与前にVAD(vincristine, doxorubicin, dexamethasone)療法を行うことが多い．しかし，高齢者，心機能低下例，および他臓器の障害例で副作用のため実施困難の場合には，メルファランとプレドニゾロン療法やサリドマイド療法などが行われる．
　メルファラン(melphalan：MEL)とデキサメタゾン(dexamethasone：DEX)併用のMD療法が標準治療として行われているが，自家末梢血幹細胞移植(autologous stem cell transplantation：ASCT)が導入されてから，アミロイドーシスの治療法は劇的に変化した．最近，Jimenez-Zepedaらは，78例のASCTで移植関連死は11.5％，血液学的寛解56％，臓器寛解60％と報告している．また，BNP 300 pg/mL以上でtroponin-I 0.07 pg/mL以上の症例では移植後生存率が下がるので，移植適応は両者がそれ以下の値となることを心臓の基準として決めるとよいと報告している[3]．

(1) デキサメタゾン(Dex)
　デキサメタゾンはステロイド骨格の9位にフッ素が結合している．このことによって，ステロイド受容体との結合がコルチゾールの約10倍増強している．さらに骨髄腫細胞のアポトーシスを誘導する作用もある．通常，経口40 mg/日4日間連続投与し，その後休薬し，1カ月に1クールを施行する．

(2) メルファラン＋デキサメタゾン(MDex)
　数年前までは，DNAのアルキル化薬であるメルファランとプレドニンによるMP療法が多発性骨髄腫治療の主流であった．しかし，現在ではメルファランとデキサメタゾンのMDex(あるいはMelDex)に変更されている．それに準じて，MDexがAL型全身性アミロイドーシスの基本的治療になっている．
　完全寛解率は33％であり，67％の血液学的奏効と48％の臓器効果を認め，効果発現までは4.5カ月以内とされている．

(3) 高用量のメルファラン＋自家造血幹細胞移植療法(自家移植療法)
　寛解状態に達すると平均生存期間が54カ月となるが，治療関連死が30％ほどあり，適応症例が限定される．

(4) MDexと自家移植療法との無作為比較試験(RCT)
　両群とも生存期間の中央値は56.9カ月とほぼ変わらなかった．その結果，MDexはUK amyloid治療ガイドラインにおいて，自家移植療法の適応のない患者に対する第1選択治療として推奨されている．

(5) 新規薬剤の併用

近年，多発性骨髄腫に対して有効性が明らかにされた3種(サリドマイド，レナリドミド，ボルテゾミブ)の新規薬剤のALアミロイドーシスに対する有用性が検討されている．3種とも細胞内の過剰蛋白の分解処理を障害し，小胞体ストレスを起こし，異常形質細胞のアポトーシスを誘導する．多くの臨床試験が小規模で，初回治療か再燃時治療かなど病態がさまざまであり，長期臨床経過の成績ではないことも考慮する必要がある．

2) AA型アミロイドーシス

炎症が持続すると血清SAAが高値となり，AA型アミロイドーシスを合併する．その原因として関節リウマチが多かったが，2000年以降生物学的製剤の出現で大幅に減少してきている．炎症性サイトカインのなかでも，特にIL-6のシグナルを抑制するトシリズマブがAA型アミロイド沈着を消失させる可能性が指摘されている[1]．

このIL-6阻害療法は今後のAAアミロイドーシス治療の主流になっていくと予想されている．ただし，現在時点でトシリズマブ(アクテムラ®)はアミロイドーシスに対して保険適応がなく，関節リウマチや全身型若年性特発性関節炎，キャッスルマン病の治療としてのみ保険が適応されている．

3) トランスサイレチン型アミロイドーシス

トランスサイレチンは，四量体を形成しプレアルブミンともよばれている．血漿中のチロキシンの約10%，トリヨードチロニンの約30%が結合する糖蛋白質である．遺伝子異常により不安定化したトランスサイレチンは解離しやすく，異常なβシート構造が重合しアミロイド線維を形成する．

この四量体の解離を抑制してトランスサイレチンを安定化する薬剤として，タファミジスメグルミンが市販されている．さらに，異常なトランスサイレチン産生を抑制するためにRNA interference(RNAi)法も臨床研究中である[1]．

4) MIDD

多発性骨髄腫に準じて行う．

6. 予　後

一般にアミロイド腎の予後は不良で，AA型あるいはAL型ともに平均生存期間は診断後20〜24カ月である．

日本透析医学会の2012年の情報では，アミロイド腎症による透析患者総数は462例であり，新規透析導入患者数は104例であった．すなわち，前記の腎生検レジストリーと合わせて考えると，アミロイド腎症患者の約75%(104/140)はESKDにいたっていることになる[1]．

6 多発性骨髄腫―骨髄腫腎

1. 定義・疫学

多発性骨髄腫は，Bリンパ球が分化した形質細胞（plasma cell）の腫瘍化により過剰に産生された病的なγグロブリンつまり単クローン性蛋白（M蛋白）が，骨髄での造血障害による貧血や骨溶解，また腎機能障害などをきたす疾患である．

多発性骨髄腫は血液系腫瘍の約10％を占め，その発症年齢は高齢ほど増加し，40歳未満の若年での発症例はまれである．日本では，年間人口10万人あたり2〜3人が発症し，年間の多発性骨髄腫による死亡者数は約4,000人前後といわれている．

2. 原因：発症・進展機序

多発性骨髄腫発症の原因には，遺伝的素因や環境因子，年齢・性別などが関与している．近年の報告では，骨髄腫細胞には多くは遺伝子異常が生じており，特に14番遺伝子の転座17短腕欠損などにより予後リスクなどの推測が可能となっている．

骨髄腫による腎障害は，大きく3つに分類される．

1) 尿細管間質障害（狭義の骨髄腫腎）

従来からいわれている，骨髄腫により起こりうる腎障害の機序である．

過剰に産生された単クローン性免疫グロブリン（M蛋白）軽鎖は，特徴として通常アルブミンに反応する尿試験紙法では検出されない分子量22,000のM蛋白―これをベンス・ジョーンズ蛋白（Bence Jones protein：BJP）といい，BJPは糸球体を通過し尿細管において再吸収されている―が過剰に産生されることによって尿細管において円柱が形成され，尿細管の閉塞（cast nephropathy）を起こし，尿細管間質の障害を主座として腎機能低下を示す．

また，特に近位尿細管が障害されることで再吸収能が低下し，尿細管性アシドーシスやアミノ酸や糖，リン酸，重炭酸が尿中に漏出するファンコニー（Fanconi）症候群を呈する．

2) アミロイドーシス（AL型アミロイドーシス）

単クローン性免疫グロブリン軽鎖を前駆蛋白とするアミロイド蛋白が，腎臓をはじめとする臓器に沈着を生じる．骨髄腫の診断基準を満たさない場合は，原発性アミロイドーシスと診断する．

アミロイド蛋白は，軽鎖由来のβシート構造を有する不溶性の線維蛋白で，特定のアミノ酸配列をもつ軽鎖が線維状のアミロイドに変化するものと考えられており，λ鎖のほうがκ鎖よりも前駆蛋白となる頻度が高い．

3）単クローン性免疫グロブリン沈着症

単クローン性免疫グロブリン沈着症（monoclonal immunoglobulin deposition disease：MIDD）は，おもに軽鎖が高頻度に糸球体に沈着を示すため軽鎖沈着症（light chain deposition disease：LCDD）といわれている．詳細は次項で述べる．

3. 症　状

多発性骨髄腫では，多彩な臓器症状をきたす．大きく①形質細胞が腫瘍化した骨髄腫細胞による骨髄の障害と，②骨髄腫細胞により産生される単クローン性免疫グロブリン（M 蛋白）による障害，③骨の障害に分けられる．

骨髄の障害により，正常な造血機能が低下し，著明な貧血をはじめとして汎血球減少，それに伴い感染症へのリスクなどが高まっていく．

M 蛋白の大量産生により，血液の粘性が高くなる過粘稠症候群を呈し，血栓症や腎機能障害の原因となり，M 蛋白を基質としてアミロイドーシス（AL 型アミロイドーシス）を合併すると，神経（自律神経障害，末梢神経障害），心臓（心肥大，心不全，伝導障害），腎臓（腎不全，ネフローゼ症候群），消化管（巨舌，吸収不良，出血）など各臓器症状が出現し，予後は不良である．

骨に関しては，破骨前駆細胞活性化因子（RANKL）を発現させ，溶骨が起こることによって骨破壊が進行して，骨痛や病的骨折・圧迫骨折が出現し，また溶骨に伴う高 Ca 血症も腎機能障害や意識障害をきたす原因となる．

4. 診断(病理)

1）骨髄腫腎（尿細管障害―円柱腎症 cast nephropathy）（図 3-15）

遠位尿細管から集合管にかけて尿細管腔に無構造なヒアリン様物質である円柱（cast）が認められ，典型例では cast を取り囲んでマクロファージ由来と考えられる多核の巨細胞が証明されると診断的価値は高い．

免疫染色では，尿細管中に存在する円柱の中に軽鎖（κ・λ鎖）が陽性となる．

腎機能低下例では，間質の線維化や尿細管上皮細胞の萎縮などが高められる．

2）アミロイドーシス

AL 型アミロイドーシスによる腎障害の診断は，腎組織におけるアミロイドの証明が必要となる．光学顕微鏡所見においては，腎の糸球体毛細血管壁からメサンギウム領域，また細動脈壁に多く沈着する頻度が高いが，尿細管・間質までもアミロイドの沈着を認めることがある．エオジン好性の無構造な沈着物を認め PAS 染色で弱く染まり，コンゴーレッド染色で赤く染まる（図 3-16a）．

偏光顕微鏡の観察において，アミロイドの複屈折のため緑色に見えることも診断における１つの特徴となる（図 3-16b）．

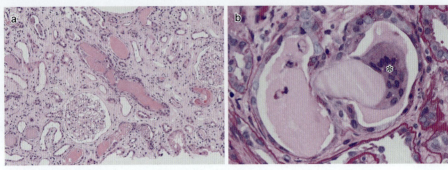

図 3-15 多発性骨髄腫に伴う cast nephropathy
　a：弱拡大像では，尿細管管腔に無構造なヒアリン様の円柱が多く認められる．
　b：強拡大像では，多核巨細胞(＊)が円柱に取り囲まれており，骨髄腫腎の典型例として診断的価値が高い．
　(Nasr SH, et al. Clinicopathologic correlations in multiple myeloma：a case series of 190 patients with kidney biopsies. Am J Kidney Dis 2012；59：786-794)

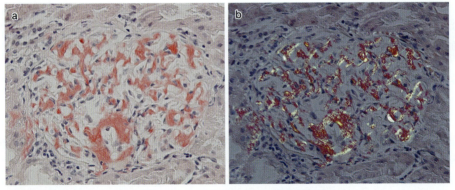

図 3-16 アミロイドーシスのコンゴーレッド染色像(a)と偏光顕微鏡像(b)
　糸球体メサンギウム領域から基底膜に局在してアミロイド蛋白が沈着しており，偏光顕微鏡にて緑色に観察される．

　酵素抗体法では，アミロイドの沈着に一致して軽鎖の所見を認めるが，AL 型アミロイドーシスでは λ 鎖のほうが κ 鎖よりも頻度が高い．
　電子顕微鏡では，アミロイド線維は 7～10 nm 幅の細線維状で分枝がなく，その走行が不規則なパターンを示す(図 3-17)．

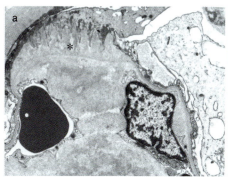
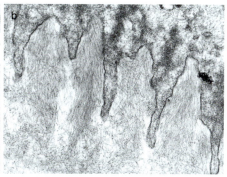

図 3-17 アミロイドーシスの電顕像
細線維状物質(アミロイド)が基底膜からメサンギウム領域にかけて沈着,置換され上皮側へ花弁状スピキュラ(*)を形成している.アミロイド線維幅は約 10 nm で,走行は不規則であることが特徴である(a ×3,000,b ×15,000).

5.治療:新しい治療法の実際と効果

　治療に関しては,化学療法や末梢血幹細胞移植など骨髄腫そのものを治療することと,骨髄腫によって生じた高 Ca 血症や腎不全治療などの支持療法を,その病態に合わせて適切な選択を行うことが重要となる.

1)支持療法

　腎機能悪化を抑制するための体液管理として,脱水や高 Ca 血症に対し十分な輸液を行う.具体的には,高齢者に好発することが多いため,心機能などを評価しながら,尿量を 2 L/日以上を維持する.
　腎保護を目的として重曹の投与により尿のアルカリ化を行う.
　また,保存的治療を施行しても,コントロール不良な高 Ca 血症や腎機能の急激な悪化例に関しては血液透析療法を必要とする.
　血清遊離軽鎖(free light chain)除去を目的とした血漿交換療法の報告例もある.

2)多発性骨髄腫の治療

　薬剤を用いた化学療法と,症例に応じての自家末梢血幹細胞移植治療が中心となる.その治療適応の判断は,International Myeloma Working Group(IMWG)によって定義される臓器障害(高 Ca 血症,腎機能障害,貧血,骨病変など)の基準による病期分類(表3-10)から決定し,症候性の多発性骨髄腫に対して施行する.
　多発性骨髄腫の化学療法に関しては,1960 年代から MP(メルファラン＋プレドニゾロン)を超えるレジメンはなかったため,しばらくは治癒が困難な疾患と認識されていた.その後,ステロイドが大量デキサメタゾンを含む VAD 療法(ビンクリスチン・アド

表3-10 International Myeloma Working Group(IMWG)による骨髄腫診断基準

病型	M蛋白	骨髄形質細胞	臓器障害	腫瘤形成	末梢血形質細胞
MGUS	<3 g/dL	<10%	−	−	−
無症候性骨髄腫	≧3 g/dL	≧10%	−	−	−
症候性骨髄腫	+(血清 or 尿)	+	+	+/−	−
非分泌型骨髄腫	−(血清・尿ともに)	≧10%	+	+/−	−
骨孤立性形質細胞腫	+/−	−	−	骨(1ヵ所)	−
髄外形質細胞腫	+/−	−	−	骨髄外に	−
形質細胞白血病	+/−	+	+/−	+/−	>2,000 ≧20%/WBC

臓器障害
(いずれかを満たす)
1. C 高Ca血症:血清Ca>11 mg/dLまたは基準値より1 mg/dLを超える上昇
2. R 腎不全:血清Cr>2 mg/dL
3. A 貧血:Hbが基準値より2 g/dL以上低下,または10 g/dL未満
4. B 骨病変:溶骨病変または圧迫骨折を伴う骨粗鬆症(MRIやCT)
5. O その他:過粘稠度症候群,アミロイドーシス,年2回を超える細菌感染

リアマイシン・デキサメタゾン)が出現した.2000年代に,一時は妊婦の服用により薬害を起こした薬剤であるサリドマイドによる多発性骨髄腫に対する有効性が報告され,現在までの標準治療の1つとなっている.

近年は,プロテアソーム阻害薬であるボルテゾミブや,免疫調節作用薬であるサリドマイドの神経障害などの副作用を軽減したレナリダマイドなどが使用されている.

また,65歳以下の比較的若年症例は移植適応例とし,上記薬剤併用によるレジメンを選択し治療による寛解導入を目指し,その後,自家末梢血幹細胞移植を行うことが現在の標準的治療となっている.

6. 予 後

腎障害を伴う骨髄腫は,従来の化学療法では予後不良といわれてきたが,近年の新規治療薬の出現により生存期間は大幅に延長し,その予後は改善しつつある.しかし治癒までいたる例は少数と考えられている.最近では予後規定の因子として,血清遊離軽鎖(free light chain)の量や染色体異常も論じられており,17番染色体欠損や4番染色体と14番染色体の転座例などは予後不良とされている.

7 軽鎖沈着症

1．概念・疫学

　軽鎖沈着症（light chain deposition disease：LCDD）は，軽鎖由来のβシート構造を有するアミロイド蛋白ではなく，軽鎖そのものが，腎臓をはじめとした各種臓器へ沈着する病態である．単クローン性免疫グロブリンが骨髄で産生され，各臓器に沈着をきたす単クローン性免疫グロブリン沈着症（monoclonal immunoglobulin deposition disease：MIDD）はその沈着する蛋白により軽鎖沈着症（LCDD），重鎖沈着症（heavy chain deposition disease：HCDD）や，軽鎖と重鎖が混在する軽鎖重鎖沈着症（light and heavy chain deposition disease：LHCDD）に分類される．その頻度としては圧倒的にLCDDが高く，そのなかでも軽鎖はκ鎖が多い．

　軽鎖沈着症は多発性骨髄腫に伴う場合と単独で発症する場合があり，造血機能障害の有無や骨髄中形質細胞の比率，骨病変の有無などの総合的な所見で診断するが，その発症年齢は単独発症例においても多発性骨髄腫と同様に高齢者に多い疾患である．

　PozziらのLCDD 63例の解析[1]によれば，平均年齢58歳で腎機能障害（血清クレアチニン 1.5 g/dL以上）を認めた症例は96％，蛋白尿1 g/日以上を示した症例は84％で，より蛋白尿が多くネフローゼ症候群を呈した症例は40％を占めていた．なかでも65％は初診時で多発性骨髄腫の診断であった．

　Linらの報告[2]でも7：5で男性に多く，腎症発症年齢は55〜60歳で30％は発症時に急性腎障害を呈していた．蛋白尿や腎障害のなかで約半数は血尿，またネフローゼ症候群を呈していた．LCDDの症例の58％は，骨髄腫と診断されている．他の報告も含めると，原疾患の半数以上は多発性骨髄腫に伴い，またマクログロブリン血症などの形質細胞異常に由来するが，20％程度は原疾患の存在が明確でない血清や尿からM蛋白が検出されない軽鎖沈着症も存在する．

2．原因：発症・進展機序

　軽鎖沈着症の原因としては，形質細胞腫あるいは形質細胞異常により産生された単クローン性免疫グロブリン軽鎖が主臓器へ沈着することがあげられる．

　病態の機序として，アミロイドーシスと酷似するものの，一方ではアミロイド線維となり，また一方では細顆粒状沈着物となる理由は，現時点では明確になっていない．軽鎖沈着症では腎糸球体においてメサンギウム細胞と沈着を起こす軽鎖の相互作用や特定の免疫グロブリン軽鎖の配列との関連性が考えられ，サイトカインの影響でメサンギウム細胞の基質産生が亢進し，結節性病変が形成される機序が想定されている．アミロイドーシスの場合は基質蛋白となるのがλ鎖の頻度が高く，対して軽鎖沈着症の場合はκ

鎖が多いことなども，その要因の1つと考えられている．

3. 症　状

多くは高度の蛋白尿で指摘され，ネフローゼ症候群を示す症例も少なくない．

また顕微鏡的血尿を呈する．初診時に血清クレアチニン上昇がみられる症例は慢性腎不全に移行するリスクが高い．

骨髄腫腎と同様，軽鎖の尿細管間質への沈着や cast nephropathy をきたす場合は，尿細管障害による尿細管性アシドーシスやファンコニー症候群を呈し，また急速な腎機能低下を惹起する．

単クローン性免疫グロブリン軽鎖は腎臓への沈着が最も多く，それ以外にも心臓や肝臓などにも沈着することもあり，消化管の吸収障害による栄養状態の悪化，肝腫大により肝機能低下，心肥大，致死的不整脈や心不全，自律神経障害などの重篤な臓器症状を示す．

4. 診断（病理）

1）光学顕微鏡

最も特徴的な所見は，メサンギウム基質への沈着物の貯留により，結節性硬化（nodular glomerulosclerosis）病変（図 3-18）である．軽症例では，メサンギウム基質増生のみの場合もあるが，臨床的にネフローゼ症候群を示すような進行例では，しばしば糸球体基底膜（GBM）へも軽鎖が沈着し，さらに進行すると分葉化を示す．

アミロイドーシスとの鑑別点としては，軽鎖沈着症では糸球体内への沈着が主体であり，コンゴーレッド染色は陰性となる点と偏光顕微鏡による解析が重要となる．

また，糸球体の結節性硬化病変は，糖尿病腎症における結節性変化との鑑別も必要となるが，その違いとして糖尿病腎症の場合は，糸球体や尿細管などの基底膜の肥厚は伴わないことが特徴となる．

間質性病変では，尿細管基底膜の肥厚も特徴的であり，特に遠位尿細管や集合管上皮細胞への沈着・肥厚を認める．

2）蛍光抗体法

現在は，軽鎖の酵素抗体法検査も可能であり，糸球体毛細血管壁とメサンギウム基質（結節性病変部）に軽鎖沈着を認める（図 3-19）．AL 型アミロイドーシスと対照的に，κ 鎖のほうが λ 鎖より頻度が高い（κ 鎖：λ 鎖＝6：1）．また，沈着部位の傾向として，κ 鎖の場合はメサンギウム領域を中心に沈着し，λ 鎖の場合は糸球体基底膜や尿細管基底膜への沈着が主体となる．

3）電子顕微鏡

特徴的な変化は，細顆粒状で無構造の物質が糸球体基底膜（GBM）内皮側に帯状に沈

7. 軽鎖沈着症

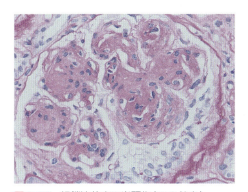

図 3-18　軽鎖沈着症の光顕像（PAS 染色）
　メサンギウム領域の結節性硬化，糸球体毛細血管係蹄の分葉化ならびに細胞性半月体の形成がみられる．

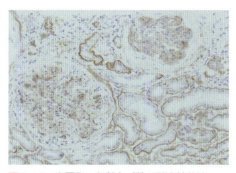

図 3-19　光顕像：軽鎖（κ 鎖）の酵素抗体法
　糸球体メサンギウム領域の結節性病変や尿細管基底膜への κ 鎖の沈着を認める．

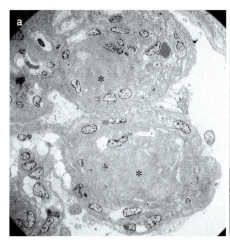

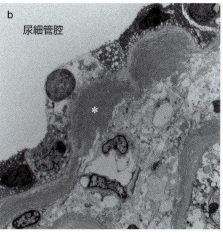

図 3-20　軽鎖沈着症の電顕像
　a：糸球体．メサンギウム領域に無構造な沈着物（＊）を認める（×1,000）．
　b：尿細管．近位尿細管基底膜外側への沈着物（＊）を認める（×2,000）．

着を起こし，メサンギウム基質の領域まで及ぶ．また，尿細管基底膜外側や細動脈内皮化の領域にも同様に沈着所見を認める（図 3-20）．

5. 治　療

　基本的には，多発性骨髄腫や形質細胞腫などを基礎疾患にもつ場合はその診断基準に

COLUMN

MGUS とは？

　われわれ腎臓内科医は，他医からの紹介や他科からのコンサルトにおいて，血清クレアチニン軽度上昇例や蛋白尿などの尿所見異常をもつ患者を診る機会が多い．特に高齢者の初診では，全身の診察や一般検査とともに，腎臓病の原因を調べるために腎臓の大きさや尿路系の異常の鑑別のための画像診断や，腎臓病を合併する疾患の合併を調べるために，高血圧や糖尿病の有無，膠原病，血管炎のマーカーとなる ANCA や抗糸球体基底膜（GBM）抗体などの検査とともに，骨髄腫腎の鑑別も含め，血清免疫電気泳動の検査を一般的に行っている．

　そのとき，単クローン性免疫グロブリン（M 蛋白）陽性となった場合には，次のステップとして骨髄腫腎の鑑別が必要であり，血液内科医へコンサルトし，骨髄生検を施行する．そのような経過のなかで MGUS と診断される症例が，ときに存在する．

　MGUS（monoclonal gammopathy of undetermined significance）とは，日本語訳すると「意義不確定な単クローン性高免疫グロブリン血症」となり，骨髄腫の診断基準を満たさないものの，骨髄腫などの前駆病変といわれている．具体的には，多発性骨髄種の診断に用いられている International Myeloma Working Group（IMWG）の提唱した診断基準[1]の一項目に分類されている．

　①単クローン性免疫グロブリン（M 蛋白）量：3 g/dL 未満
　②骨髄内の形質細胞の比率：10％以下
　③他の B 細胞増殖性疾患（骨髄腫，リンパ腫，マクログロブリン血症，アミロイドーシス）の否定
　④臓器障害（腎臓は血清 Cr 2 mg/dL 以下）がない，つまり無症候性であること

であり，そのため治療の適応にもならず大多数は経過観察となる．

　では，はたして MGUS と診断された場合にどのように対処すべきなのか？
　骨髄腫への進展リスクになるのであろうか？

　Kyle らの MGUS 症例 1,384 例との長期追跡研究[2]によると，多発性骨髄腫と関連疾患（リンパ腫，原発性アミロイドーシス，マクログロブリン血症，慢性リンパ性白血病，形質細胞腫など）へ進展する累積確率は 10 年で 12％，20 年で 25％，25 年で 26％と，骨髄腫および関連疾患への進展は年 1％の確率で起こると報告されている．しかし，平均 72 歳の高齢者の長期研究ゆえ他疾患での死亡率（25 年で 76％）もふまえると，骨髄腫への進展リスクが高いとはいえない．

　IMWG は，MGUS の進展リスクは，診断時の血清 M 蛋白量とそのタイプによるといわれている．M 蛋白量 0.5 g/dL 以下に対し，1.5 g/dL 以上では 2 倍，2.5 g/dL 以上では 4.6 倍に増大し，また，M 蛋白が IgA 型または IgM 型のタイプの場合は，IgG 型に比較し約 2 倍進展リスクが高かったと報告している．

　また，血清遊離軽鎖（free light chain）の κ/λ 比（正常 0.26～1.65）の異常，つまり高値であれば κ 鎖の，低値であれば λ 鎖の過剰を示しモノクローナルな増殖を意味することとなる．この FLCκ/λ 比異常を認める例は，正常例に比較し，20 年間の観察で 3.5 倍の進展リスクを示した[3]．

　これらの報告をもとに MGUS と診断された症例においては，25 年後も進展リスクの増加が存在する以上は，一般的な検査とともに進展リスク（M 蛋白定量，タイプ，FLCκ/λ 比）の評価などを行いながら，3～6 カ月ごとの定期的な検査を行うべきと考える．

文献
1) The International Myeloma Working Group. Criteria for the classification of monoclonal gammopathies, multiple myeloma and related disorders ; a report of the International Myeloma Working Group. Br J Haematol 2003 ; **121** : 749-757.
2) Kyle RA, et al. Long-term study of prognosis in monoclonal gammopathy of undetermined significance. N Engl J Med 2002 ; **346** : 564-569.
3) Rajkumar SV, et al. Serum free light chain ratio is an independent risk factor for progression in monoclonal gammopathy of undetermined significance. Blood 2005 ; **106** : 812-817.

応じた治療(前項を参照)に準ずる．基本的には，MP(メルファラン＋プレドニゾロン)やビンクリスチン，シクロホスファミドなどの免疫抑制薬による化学療法が中心となり，血漿交換療法や血液透析の併用を行うことが多い．

6. 予　後

　腎生検による診断後の1年生存率は89％，5年存率は70％，腎生存率はそれぞれ67％，17％である．

　軽鎖沈着症の予後としては，診断時(腎生検)に腎機能低下が存在すれば，腎組織の障害も進行しており，高頻度に慢性腎不全へ進行する．また，組織学的に軽鎖による cast nephropathy の合併の有無により，予後が異なることが報告[1]され，合併例では90％以上が末期腎不全にて透析療法を要した．cast nephropathy を伴う場合は，急性の腎機能低下を示すことが多く，骨髄腫や形質細胞腫などの基礎疾患をもっている可能性が示唆される．

　また腎機能低下や蛋白尿をきたし腎生検によって診断される例が多いが，その時点で多臓器への沈着を認め，肝腫大や心肥大，神経障害などを合併しており，直接的な死因としては悪液質や心不全によるものが多い．

　近年では，原疾患となる骨髄腫に対する化学療法として新規薬剤が登場し，末梢血幹細胞移植などの新たな治療法が確立され，より早期から積極的な治療を行うことにより，腎障害の進行が抑制され，ひいては生命予後の改善につながるものと期待されている．

8　IgG4 関連腎臓病

1. 概念・疫学

　IgG4 関連疾患(IgG4 related disease：IgG4-RD)は，リンパ球と IgG4 陽性形質細胞の著明な浸潤と線維化による臓器の腫大や結節，肥厚性病変を認める疾患と定義される．病変は多臓器に認められ，障害を受けた臓器によって多彩な臨床病態を呈する．IgG4-RD は，単一臓器障害もあれば多臓器障害のこともあり，時間的多発性の特徴も有するため，経過も症例ごとに異なっている．

　IgG4-RD は，障害臓器ごとに命名された多彩な疾患から構成され，おもなものとして自己免疫性膵炎(autoimmune pancreatitis：AIP)，硬化性胆管炎，間質性肺炎，ミクリッツ(Mikulicz)病(涙腺)，リーデル(Riedel)甲状腺炎，後腹膜線維症などがあげられる．

　IgG4-RD のなかで，病変の主体が腎臓であるものを IgG4 関連腎臓病(IgG4 related

kidney disease：IgG4-RKD）という．わが国における 2009 年の IgG4-RD による受療者数は約 9,000 人であるが，そのうち IgG4-RKD 患者は 57 人であった．IgG4-RKD の平均発症年齢は 65 歳，男女比は 1：0.15～0.36 と報告されている．IgG4-RD 全体でも中高年男性に好発し，AIP，硬化性胆管炎，肺病変も同様の傾向を示すが，ミクリッツ病は女性に好発する（男女比 1：1.3）．わが国における IgG4-RKD の発症率に地域差はないと考えられ，米国との比較でも差は認められない．

2. 原因：発症・進展機序

　IgG4-RKD，IgG4-RD ともに原因は明らかとなっていないが，共通して認められる知見は，血清 IgG および IgE の上昇を伴う IgG4 の高値であることから，主として免疫学的な機序によるものと考えられている．関連する事象から病因に対する示唆がなされている．

　気管支喘息，アトピー性皮膚炎などのアレルギー性疾患では，アレルゲンに対する Th2 細胞が活性化され，IL-4，IL-5，IL-9，IL-13 が分泌される．これらのサイトカインの作用により，アレルゲンに特異的な IgE の産生と好酸球の増多が生じる．蠕虫感染者では血中 IgG4 が高く，アレルギー発症が抑制されている．また，減感作療法が効果的であったアレルギー患者は，アレルゲンに対する IgE 存在下でも，IgG4 抗体が産生されているという知見や，高濃度の猫アレルゲンに曝露されると IgG4 が産生され，アレルギーが抑制されるなどの報告も存在する．

　これらの IgG4 産生および特異的 Th2 反応を抑制する因子として，免疫抑制性サイトカインである IL-10，TGF-β と制御性 T 細胞（Treg）が考えられている．Treg は，$CD4^+$ $CD8^-$ 胸腺細胞が T 細胞受容体（TCR）を介し自己抗原を強く認識することにより転写因子 Foxp3 を発現し分化した nTreg と末梢ナイーブ CD4 細胞が TGF-β 存在下に TCR を介して刺激を受け，転写因子 forkhead box P3（Foxp3）の発現によって分化する iTreg に分類される．現在のところ，IgG4-RD では Th2 反応が iTreg を誘導し，IL-10 が分泌されることにより IgG4 が産生されると推測されている．

　ミクリッツ病患者の唾液腺では，IL-4，IL-5，IL-10 の発現が亢進し，組織内のサイトカイン・ケモカインバランスは Th2 優位である．また，Treg 由来のサイトカインと Foxp3 の発現が増強しており，Th2・Treg による免疫反応がミクリッツ病の病態形成に重要であることが示唆される．IgG4-RD の自己免疫性膵胆管炎の組織においても，Th2 由来サイトカイン（IL-4，IL-5，IL-13）と Treg 由来サイトカイン（IL-10，TGF-β）優位であり，Treg が病巣周囲に浸潤する．IgG4-RKD の腎組織においても，Th2・Treg 由来のサイトカイン産生が優位であることが明らかになっている．

　IgG4-RD の自己免疫膵炎の研究では，癌遺伝子 K-*ras* の変異が膵臓・胆管・胆嚢にみられることが報告されているが，K-*ras* 変異を生じている組織周囲には，IgG4 産生形質

細胞と Treg の浸潤がみられる．K-*ras* 変異を契機に特異な免疫反応が生じていることが示唆される．

3. 症　状

　IgG4-RKD の自覚症状は乏しい．糸球体病変を伴い高度の蛋白尿が存在する場合には，浮腫がみられることがある．IgG4-RD も同様に全身症状に乏しく，臓器腫大による圧迫・閉塞によるものが主体となる．IgG4-RKD と診断された患者の約 80％は先行する IgG4-RD の腎外病変の精査や経過観察中に発見されており，先行する IgG4-RD なしに IgG4-RKD と診断されたのは約 20％で，半数は腎機能低下，残りは腎画像異常，検尿異常で見つかっている[1]．

　尿所見で蛋白尿と血尿が陽性であっても軽症例が多い．尿細管性蛋白尿として，尿中 $β_2$ミクログロブリン，NAG（*N*-acetyl-*β*-D-glucosaminidase）活性，$α_1$ミクログロブリンが尿細管間質性腎炎を反映して増加していることもあるが，画像的に結節性病変が主体で尿細管間質性腎炎が限局的である症例では，尿細管性蛋白尿が増加しないこともある．

　血液検査所見では，免疫グロブリン上昇，低補体血症，抗核抗体陽性所見が過半数の症例で認められる．血中 IgG・IgG4 レベルの上昇は顕著であるが，血中 IgM・IgA は正常ないし軽度上昇にとどまる．アレルギー性反応として，血中 IgE 上昇，好酸球増多所見が一部の症例に認められる．IgG4-RKD あるいは IgG4-RD の病勢のマーカーとして血清 IgG4 は有用である．

4. 診断（病理）

　日本腎臓学会から「IgG4 関連腎臓病診療指針」が制定されている（**表 3-11**）．臨床の場では，IgG4-RKD が疑われた場合，アルゴリズム（**図 3-21**）と付記事項（**表 3-12**）を使って診断を行う．

　アルゴリズムのなかで重要な鑑別点は，「腎に特徴的な画像所見がある」「腎尿細管に特徴的な組織所見がある」の 2 つである．特徴的な画像所見（CT）として，造影可能な腎機能の場合，腎実質のくさび状もしくは類円形の多発性造影不良域があげられる（**図 3-22a**）．また，造影不良な単発性腎腫瘤として認められることもある（**図 3-22c**）．造影が不可能な場合，腎機能と不釣り合いなびまん性の腎腫大（**図 3-22b**）が特徴的な所見である．また，腎盂の病変として内腔不整を伴わない腎盂壁の肥厚（**図 3-22d**）がみられる．

　特徴的な組織所見は，著明なリンパ球・形質細胞浸潤と線維化を伴う間質性腎炎で，病変と非病変部の境界が明瞭である（**図 3-23a**）．　線維化も特徴的な所見（storiform fibrosis）がみられる（**図 3-23b**）．免疫染色では，著明な IgG4 陽性形質細胞（IgG4$^+$，CD138$^+$）の浸潤が認められる（**図 3-23c**）．IgG4-RKD の 27～39％の症例で，尿細管間

表 3-11　IgG4 関連腎臓病診断基準

1. 尿所見，腎機能検査に何らかの異常を認め，血液検査にて高 IgG 血症，低補体血症，高 IgE 血症のいずれかを認める．
2. 画像上特徴的な異常所見（びまん性腎腫大，腎実質の多発性造影不良域，単発性腎腫瘤（hypovascular），腎盂壁肥厚病変）を認める．
3. 血液学的に高 IgG4 血症（135 mg/dL 以上）を認める．
4. 腎臓の病理組織学的に以下の 2 つの所見を認める．
    a．著明なリンパ球，形質細胞の浸潤を認める．ただし，IgG4 陽性形質細胞が IgG4/IgG 陽性細胞比 40%以上，あるいは 10/hpf を超える．
    b．浸潤細胞を取り囲む特徴的な線維化を認める．
5. 腎臓以外の臓器の病理組織学的に著明なリンパ球，形質細胞の浸潤と線維化を認める．ただし，IgG4 陽性形質細胞が IgG4/IgG 陽性細胞比 40%以上，あるいは 10/hpf を超える．

Definite：　1）＋3）＋4）a，b
　　　　　　2）＋3）＋4）a，b
　　　　　　2）＋3）＋5）
　　　　　　1）＋3）＋4）a＋5）
Probable：　1）＋4）a，b
　　　　　　2）＋4）a，b
　　　　　　2）＋5）
　　　　　　3）＋4）a，b
Possible：　1）＋3）
　　　　　　2）＋3）
　　　　　　1）＋4）a
　　　　　　2）＋4）a

付記：
1. 臨床上鑑別を要する疾患をあげる．Wegener 肉芽腫症，Churg-Strauss 症候群，extramedullary plasmacytoma など
2. 画像診断において鑑別を要する疾患をあげる．悪性リンパ腫，腎癌（尿路上皮癌など），腎梗塞，腎盂腎炎（稀に Wegener 肉芽腫症，サルコイドーシス，癌の転移など）
3. 診断のためのアルゴリズムで疑いとなる症例（図 3-21）は診断基準では，準確診群もしくは疑診群に分類される．

（IgG4 関連腎臓病ワーキンググループ報告．IgG4 関連腎臓病診療指針．日腎会誌 2011；53：1062-1073）

質性腎炎とともに糸球体病変が認められ，膜性腎症を呈することが多い．

5．治療：新しい治療法の実際と効果

　IgG4-RKD に対する治療方針は一定のコンセンサスが得られたものではないが，初期治療としての副腎皮質ステロイド薬の有用性は明らかである．腎機能が低下した IgG4-

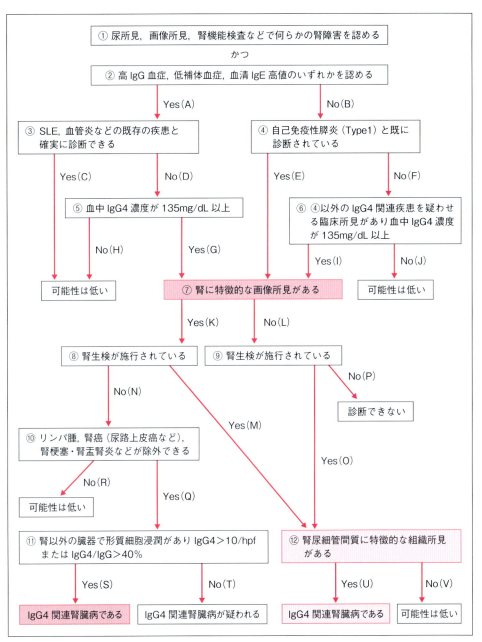

図 3-21　IgG4-RKD 診断のためのアルゴリズム
(IgG4関連腎臓病ワーキンググループ報告. IgG4関連腎臓病診療指針. 日腎会誌2011；53：1062-1073)

表 3-12　IgG4-RKD 診断のためのアルゴリズム―付記

1. IgG4 関連腎臓病は，腎実質病変，腎盂病変を対象とする．
2. ①の尿所見には尿蛋白，血尿のほかに NAG 高値，$β_2$ ミクログロブリン高値，$α_1$ ミクログロブリン高値を含む．
3. ②高 IgG 血症，低補体血症，高 IgE 血症の少なくともどれか 1 つを認める．
4. ③の鑑別すべき既知の疾患には全身性エリテマトーデス(SLE)，血管炎(Churg-Strauss 症候群，Wegener 肉芽腫症)，クリオグロブリン血症があげられる．ただし，診断基準を満たした場合でも完全に IgG4 関連疾患が否定されるわけではなく，非典型例では血清 IgG4 濃度を測定することが望ましい．
5. ④の自己免疫性膵炎は，過去に報告された診断基準に基づいて診断される．
6. ⑥の④以外の IgG4 関連疾患を示唆する所見として，胆管病変(硬化性胆管炎)，肺病変(間質性肺炎，炎症性偽腫瘍)，後腹膜病変(後腹膜線維症)，大動脈(周囲)病変(炎症性大動脈瘤)，リンパ節病変(肺門・縦隔リンパ節腫大)，涙腺・唾液腺病変(慢性硬化性涙腺炎，慢性硬化性唾液腺炎)，肝臓病変(炎症性偽腫瘍)がある．
7. ⑦腎に特徴的な画像所見がある．(原則として造影 CT で評価するが，造影剤使用可能かどうかは腎機能を十分に配慮して決める．) a. 腎実質の多発性造影不良域．b. びまん性の腎腫大，c. 単発性腎腫瘤(hypovascular)，d. 内腔不整を伴わない腎盂壁の肥厚性病変
8. ⑩類似の画像所見を呈し除外すべき疾患として，悪性リンパ腫，腎癌(尿路上皮癌など)，腎梗塞，腎盂腎炎の除外が必要である．特に悪性腫瘍との鑑別には細心の注意を払う．(稀に Wegener 肉芽腫症，サルコイドーシス，癌の転移などでも類似の画像を呈することがある．)
9. ⑫腎尿細管間質に特徴的な組織所見がある．
    a. 著明なリンパ球と形質細胞の浸潤
    　(ただし IgG4 陽性形質細胞は IgG4/IgG 陽性細胞比 40%以上あるいは 10/hpf を超える．)
    b. 浸潤細胞を取り囲む特徴的な線維化
    c. その他の役立つ所見：
    　肯定的な所見：腎被膜を越える病変，好酸球浸潤，境界明瞭な病変，高度の線維化
    　否定的な所見：壊死性血管炎，肉芽腫性病変，好中球浸潤，高度の尿細管炎

丸囲み番号はアルゴリズム(図 3-21)の番号に対応する．
(IgG4 関連腎臓病ワーキンググループ報告．IgG4 関連腎臓病診療指針．日腎会誌 2011；53：1062-1073)

　RKD では，副腎皮質ステロイド薬による治療が勧められる．治療開始はなるべく早期であることが望ましい．腎機能正常例では，自然軽快の可能性もあるため，無治療で経過を観察する際は，治療開始のタイミングを逃さないため注意深い観察が必要である．
　標準的な治療法として，経口プレドニゾロン(PSL)0.6 mg/kg/日程度で開始し，効果がみられた場合 2〜4 週で減量を始める．PSL 10 mg/日以下からは減量を慎重に行い，維持量を 2.5〜10 mg/日程度とする．維持療法期間は，自己免疫性膵炎と同様 3 年程度を目安とする．経過の観察項目として腎機能，腎画像，血清 IgG・IgG4，補体価(CH_{50})，尿所見があげられる．腎外病変のスクリーニングも定期的に行う．再燃のマーカーとし

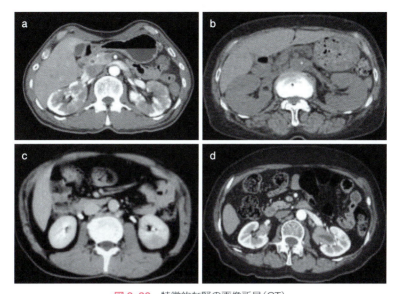

図 3-22　特徴的な腎の画像所見（CT）
（IgG4 関連腎臓病ワーキンググループ報告．IgG4 関連腎臓病診療指針．日腎会誌 2011；53：1062-1073．許諾を得て掲載）

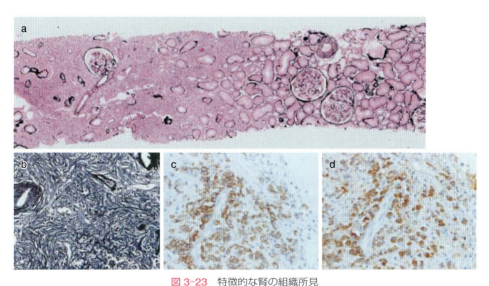

図 3-23　特徴的な腎の組織所見
（IgG4 関連腎臓病ワーキンググループ報告．IgG4 関連腎臓病診療指針．日腎会誌 2011；53：1062-1073．許諾を得て掲載）

て血清 IgG4 の上昇および血清補体価の低下は重要である.

　IgG4-RKD の治療に関する後方視的な研究によれば, 副腎皮質ステロイド薬による IgG4-RKD 患者の腎機能保持効果は, 開始後 1 カ月でほぼ決定され, 回復した腎機能は副腎皮質ステロイド少量投与下で比較的維持が可能であることが判明した. 一方, IgG4-RKD では副腎皮質ステロイド薬が奏効するものの, 腎障害が進行した症例では治療によって改善しない部分も存在することが示された.

6. 予　後

　IgG4-RKD 43 例に対する 3 年間の観察中に, 死亡は 4 例存在し, うち 2 例は悪性腫瘍関連死であった. 腎予後の点では, 回復した腎機能は維持療法下で維持され, 末期腎不全への移行は 1 例のみであった. しかしながら, IgG4-RKD の長期予後は不明である.

9　Immunotactoid glomerulopathy(ITG)

1. 概念・疫学

　1977 年に Rosenmann と Eliakim は, 免疫グロブリンおよび免疫複合体からなるコンゴーレッド陰性の線維状沈着物が糸球体に認められるネフローゼ症候群の症例を報告した. 1980 年には同様の症例を Schwartz らが電子顕微鏡で観察し, コンゴーレッド陰性かつクリオグロブリン陰性の沈着物が微小管状の構造物として平行に並んでいることを観察し, immunotactoid glomerulopathy(ITG) とした.

　1992 年になり Alpers は, ITG には臨床的に異なる性質があり, 沈着物の大きさや構造が異なる 2 つの疾患群からなることを提唱し, fibrillary glomerulonephritis(FGN) と狭義の immunotactoid glomerulopathy(ITG) に分類した. 一方, ITG と FGN を臨床所見および検査所見から明確に分類することはできないという報告もある. 電子顕微鏡による病理診断上, 線維のサイズから, 30 nm 以上を ITG とし, 30 nm 未満を FGN と便宜的に分けることも行われている.

　わが国における ITG/FGN の頻度は希少であり, 諸外国の腎生検の頻度では 0.5〜1% 程度であるとされる. 電子顕微鏡による観察で沈着物の線維サイズが 30 nm を境にした分類による米国での報告では, ITG(線維の平均サイズ 38.2 ± 5.7 nm, $n=6$)患者の年齢は 44〜86 歳(平均 66.3 歳), FGN(平均サイズ 20.1 ± 0.4 nm, $n=61$)患者の年齢は 28〜81 歳(平均 56.8 歳)に分布していた. 男女比は ITG/FGN のいずれにおいても女性に多かったが(83%/61%), 有意な差はみられなかった. わが国の ITG($n=12$)では男性のほうが多かった.

2. 原因：発症・進展機序

　免疫グロブリンおよびその構成成分を主とする均一な物質が生体内で産生され，分子間相互作用によって結晶化し，糸球体内に線維性構造物として沈着して発症すると考えられている．

　腎生検検体から糸球体を単離し，質量分析法で糸球体沈着物の内容を検討した報告では，アミロイドーシス，ITG，FGN，クリオグロブリン血症で沈着物を構成する蛋白質の種類と量が異なることが示された．アポリポ蛋白 E(ApoE)，血清アミロイド P 成分(SAP)，免疫グロブリン C 領域がおもな成分であり，アミロイドーシスおよび ITG では，この 3 成分がすべてみられ，アミロイドーシスでは ApoE の比率が高く，ITG では免疫グロブリン C 領域が高いことが特徴であった．また，FGN では SAP を欠き，クリオグロブリン血症では免疫グロブリン C 領域のみがみられ，ApoE，SAP の両者は欠損していた．

　糸球体の濾過機能の異常が線維様物質の形成と沈着を誘導することも考えられている．糸球体の濾過障壁の維持に必須である CD2-associated protein(CD2AP)のノックアウトマウスでは，ITG 様の表現型が認められる．これは，糸球体足細胞の機能不全が一因と推測されている．

3. 症　状

　ほぼ全例で蛋白尿が認められ，65～70％がネフローゼ症候群を呈する．顕微鏡的血尿が 70～80％でみられる．高血圧も 60～70％程度でみられ，診断時に明らかな腎機能低下があることも多い．ITG/FGN に特異的な症状および一般的な検査所見はなく，なかには低補体血症や抗核抗体陽性症例も存在し，鑑別診断が困難な疾患である．

4. 診断(病理)

　確定診断には，腎生検による病理診断が必須である．光学顕微鏡による観察では，ITG/FGN には差異はなく，均一な periodic acid-Schiff's reagent(PAS)陽性の物質がメサンギウム領域および糸球体毛細血管壁にみられる．この沈着物は腎以外では認められず，クリオグロブリン血症やアミロイドーシスなどの疾患との鑑別点となる．組織型は，膜性増殖性糸球体腎炎(MPGN)が 70％程度であり，次いでメサンギウム増殖性腎炎，膜性腎症がそれぞれ 15％前後の割合でみられる．少数ではあるが，半月体形成性腎炎を呈する患者も存在する．

　ITG では蛍光抗体法でモノクローナルな IgG と免疫グロブリン軽鎖(L 鎖)(κ ないし λ)および補体 C3 がメサンギウム領域と糸球体毛細血管壁に顆粒状に観察される．FGN では，オリゴクローナルな IgG(IgG1 および IgG4)がメサンギウム領域にまだらに染色され，糸球体毛細血管壁に顆粒状ないし線状に認められる．

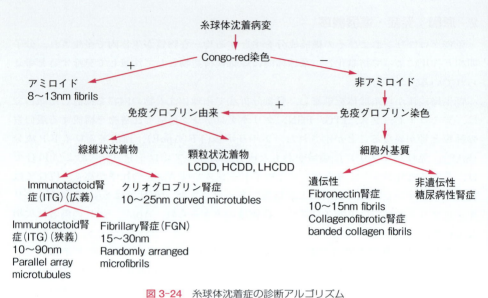

図 3-24 糸球体沈着症の診断アルゴリズム
(伊藤由美ほか．パラプロテイン血症による腎障害．Nephrology Frontier 2009；8：151-156)

ITGとFGNの鑑別は，電子顕微鏡による観察で行われる．ITGの沈着物は外径10〜90 nmの管状構造物で，メサンギウム領域と糸球体内皮細胞下に平行かつ束状に並んでみられる．一方，FGNの沈着物は，高電子密度の細顆粒状の無構造な基質のなかに，太さが15〜30 nmの直線状の線維構造物が不規則に並んでメサンギウム領域と糸球体基底膜内に認められる．

他の糸球体沈着症との鑑別は，図 3-24 のアルゴリズムによって行うことができる．

5．治療：新しい治療法の実際と効果

ITGの1/3以上で，monoclonal gammopathyやB細胞性白血病，非ホジキンリンパ腫などのリンパ増殖性疾患が基礎疾患として存在することが多く，基礎疾患に対する化学療法により尿蛋白の減少や腎機能の改善が見込まれる．基礎疾患に対する分子標的薬による治療でITGが寛解したとの報告もみられ，今後，治療薬としての比重が増加していくと思われる．

基礎疾患が存在しないITG/FGNに対しては，副腎皮質ステロイド薬単剤，免疫抑制薬，副腎皮質ステロイド薬＋免疫抑制薬，血漿交換療法などが行われているが，完全寛解となることはほとんどなく，治療反応性は乏しいと考えられる．

FGNに対する従来の副腎皮質ステロイド薬や免疫抑制薬の効果は乏しいとされるが，

抗 CD20 抗体製剤であるリツキシマブの有効性が報告されている．

6．予　後

　ITG の腎予後 5 年が 56％，10 年が 24％であるが，生命予後は 10 年で 83％と比較的良好との報告がある．

　FGN は ITG に比べて予後不良とされるが，腎機能が比較的保持される群と急速に悪化する群に分けられる．約 50％が 2 年以内に ESKD にいたるとされるが，早期に診断され腎機能が低下していない FGN に対しては，リツキシマブ治療による進行抑制が期待される．

10　リポ蛋白腎症（リポ蛋白糸球体症）

1．概念・疫学

　脂質代謝異常と腎疾患との関わりについては古くから知られ，家族性Ⅲ型高脂血症で認められる，糸球体内に巨大化した泡沫細胞の集簇を伴う糸球体リピドーシスなどが報告されてきたが，脂質異常症（高脂血症）に伴う全身的な障害の部分症状として考えられている．これに対して，リポ蛋白糸球体症（lipoprotein glomerulopathy：LPG）は，1998 年に斎藤らによって，その疾患概念が報告された比較的新しい糸球体疾患である．LPG はリポ蛋白が糸球体血管内に血栓状に沈着し，きわめて特異的な糸球体障害をきたす疾患である．

　わが国を中心とし，香港を含む中国，台湾など東アジアの諸国や，フランスやイタリア，米国など世界各国で約 150 症例が報告されている．アポ E 遺伝子異常が起こり，異常リポ蛋白が生成され，その異常リポ蛋白が糸球体に蓄積することが原因と考えられ，これまでに LPG に関わる APOE 遺伝子変異は 15 種に達し多型性を呈している（表 3-13）．

　そのなかで代表的なのは APOE-Sendai と APOE-Kyoto であるが，APOE-Sendai は東日本に限局して分布し，特に宮城県や山形県に多くみられる．これに対して，APOE-Kyoto は東日本から西日本にいたる国内の各地域のほか，中国や台湾，さらにはフランスや米国など多種多様な地域や人種で発見されている[1,2]．

2．原因：発症・進展機序

　LPG の病因として最も重要なのはアポ E 遺伝子異常で，変異の形態はその大半がミスセンス変異であるが，アミノ酸欠失や重複例なども認められている．常染色体優性遺伝の形式をとるが，LPG 遺伝子異常保持者において腎症を発症していない保因者が比較的

表 3-13 リポ蛋白糸球体症におけるアポ E 変異

変異同位	アミノ酸変異
ApoE-Sendai	Arg145→Pro
ApoE-Kyoto	Arg25→Cys
Apo E1	Gly156-Gly173 欠失
ApoE-Tokyo/Maebashi	Leu141-Lys143 欠失 or Arg142-Leu144 欠失
Apo E2	Arg158→Cys
ApoE-Tsukuba	Arg114→Cys
ApoE-Okayama	Arg150→Gly
ApoE-Kanto	Asp151 重複
ApoE-Osaka/Kurashiki	Arg158→Pro
ApoE-Chicago	Arg147→Pro
ApoE5	Glu3→Lys
ApoE-Guangzhou	Arg150→Pro
ApoE-Hong Kong	Asp230→Tyr
ApoE-Modena	Arg150→Cys
ApoE-Las Vegas	Ala152→Asp

多く見つかっており，腎症を発症する浸透率は低いとされている．

　APOE-Sendai，APOE-Chicago，APOE-Guangzhou，APOE-Osaka/Kurashiki でみられるアルギニンからプロリンへの置換では，蛋白質のαヘリックス構造の弛緩が起こるため，LDL 受容体結合部位が大きく変形し，糸球体におけるリポ蛋白のクリアランスの低下が起こると考えられている．一方，APOE-Kyoto にみられるアルギニンからシステインへの置換では，変異の部位が LDL 受容体結合部位ドメインとは離れており，結合の低下を主病因とすることは難しいと考えられている．変異結合部位が蛋白の表面に露出しており，蛋白分子の変異部位同士が S-S 結合などを行って，凝集塊を形成する可能性が考えられている[1]．

　LPG の腎組織像では，異常な糸球体毛細血管の拡張と拡張血管内腔をほぼ充填するリポ蛋白血栓が認められる．糸球体係蹄内に充満したリポ蛋白血栓は毛細血管壁を拡張させ，内皮細胞障害を通して，メサンギウム細胞増殖，ボーマン嚢との癒着，糸球体硬化病変へと進行していくと考えられている．

3. 症 状

　経過が緩徐であり，発症当初は自覚症状がない．検尿での蛋白尿で発見されることが多いが，ネフローゼ症候群から腎不全にいたる症例も少なくない．一方，血尿はほとんど認められず，高血圧，肥満，肝障害，発疹などの全身症状も，基本的には本症の病態

とは無関係と考えられている．また，脂質異常症でしばしば観察される弓状の角膜混濁，黄色腫，アキレス腱肥厚，動脈硬化は，通常 LPG では明らかでない．

4．診断（病理）

確定診断は，腎生検におけるリポ蛋白血栓を含む特徴的な病理所見と，遺伝子検査から得られるアポ蛋白 E の変異でなされる（表 3-14）．

表 3-14　リポ蛋白糸球体症の診断基準

1. 蛋白尿で発症，しばしばネフローゼ症候群を呈する．血尿は通常認められない．
2. 糸球体血管腔は，光学顕微鏡で淡染色性のリポ蛋白を主体とする巨大な血栓状沈着物（リポ蛋白血栓）により，著しく腫大する．
3. 電子顕微鏡所見では，石垣状あるいは砂状の顆粒が糸球体血管腔に充満している．
4. 血漿アポ E が高値であり，III 型高脂血症を示すが，家族性 III 型高脂血症ほど著明ではない．
5. 家族内発症がみられ，特異的なアポ蛋白変異を伴っている．

（斉藤喬雄．脂質代謝異常による腎障害―リポ蛋白糸球体症からの展開．Annual Review 腎臓 2013．東京：中外医学社，2013．p.274-281）

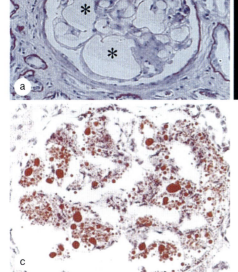

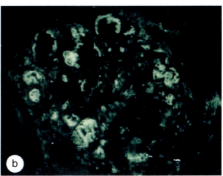

図 3-25　LPG の病理組織像
　a：光学顕微鏡所見（PAS 染色，200 倍）
　b：蛍光抗体法によるアポ E の沈着（200 倍）
　c：オイルレッド O 染色による脂肪染色所見（300 倍）

（Saito T, et al. Impact of lipoprotein glomerulopathy on the relationship between lipids and renal diseases. Am J Kidney Dis 2006；47：199-211．許諾を得て掲載）

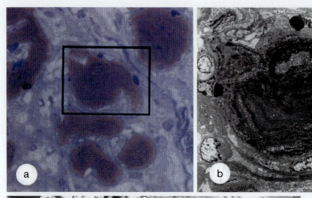

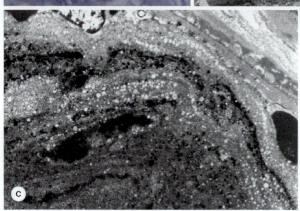

図3-26 LPGの病理組織像（拡大）
a：ズダンによる脂肪染色所見（400倍）
b：電子顕微鏡所見（1,600倍）
c：電子顕微鏡所見（6,500倍）
(Saito T, et al. Impact of lipoprotein glomerulopathy on the relationship between lipids and renal diseases. Am J Kidney Dis 2006；47：199-211. 許諾を得て掲載)

　光学顕微鏡では，層状構造の無構造物質により糸球体係蹄腔が著しく拡張する．無構造物質はPAS淡染性，マッソン染色にて淡い青灰色，HE染色にてエオジンに淡染する．凍結切片では蛍光抗体法によりアポBやアポEの沈着が，ズダンやオイルレッドO染色により血栓状の脂質滴の沈着が糸球体係蹄内に認められる．電子顕微鏡では，糸球体の沈着物はさまざまな大きさの顆粒が層状，同心円状に配列されている．このような物質はリポ蛋白血栓とよばれ，その存在はLPGの診断には欠かせない所見である（図3-25，3-26)[3]．

　また脂質生化学上，ほとんどの症例でトリグリセリド（TG）優位の脂質異常を示し，超遠心法によるリポ蛋白分析では超低比重リポ蛋白（VLDL）と中間比重リポ蛋白（IDL）が高値である．Ⅲ型脂質異常症の特徴を示すことが多く，その程度は予後にも影響する．また，血清アポE値は正常上界の2倍以上である．

5. 治　療
1）脂質代謝改善薬
　ステロイド薬，免疫抑制薬，抗凝固薬などネフローゼ症候群に対する通常の治療は無効である．

　LPGでは脂質異常症を示すことが多いため，これまで脂質代謝改善薬による治療が試みられてきた．HMG還元酵素阻害薬（スタチン）では有効性を示す報告はないが，フィブラート，ニセリトロールでは尿蛋白の減少と経時的腎生検におけるリポ蛋白血栓の消失が報告されている．LPGではIII型脂質異常症の特徴である血清TGやVLDL・IDLの増加が認められ，フィブラートやニセリトロールなどによりこれらの脂質異常を改善することが，現時点では最も有効な治療法と考えられる．しかし，フィブラートの多くが腎排泄性であり，腎機能低下時には血中濃度が上昇し横紋筋融解症などを引き起こす可能性があり，使用には注意が必要である．

2）アフェレーシス療法
　異常リポ蛋白の除去に有効と考えられ，LDL吸着や二重膜濾過によるアフェレーシス療法も行われているが，効果は一過性のもので，必ずしも有効とはいえない．ただ最近，中国からは，ブドウ球菌のprotein Aによる免疫吸着療法にて尿蛋白の減少とリポ蛋白血栓の消失がみられたとの報告がある．またイタリアからも，わが国で使用されているデキストラン硫酸充填型ではなく，ヘパリン充填型カラムを用いたLDLアフェレーシスにて完全寛解にいたった症例の報告もある．

11 糖尿病腎症（糖尿病性腎臓病）

1. 疫　学
　国民健康栄養調査による報告（2016年）では，糖尿病が強く疑われる症例は，1,000万人と推定されており，年々増加してきている．糖尿病人口の増加に伴い，その細小血管障害の1つである腎症も増加してきている．

　日本全国の糖尿病専門医療機関に受診中の2型糖尿病患者約8,900名を対象にしたJapan Diabetes Data Management 10（JDDM10）によると，微量アルブミン尿32％，顕性腎症あるいは腎不全は10％と報告されている．この結果は，世界33カ国の2型糖尿病患者約24,000名を対象に行われた横断的研究（DEMAND Study）の結果と比較すると，微量アルブミン尿を有する割合がやや少ないが，約半数の2型糖尿病患者が腎症に罹病していると考えられる（図3-27）．

　また，わが国の2型糖尿病を対象とした前向きコホート調査であるJapan Diabetes Complications Study（JDCS）による報告では，腎症の発症は6.7人/1,000人年とされてい

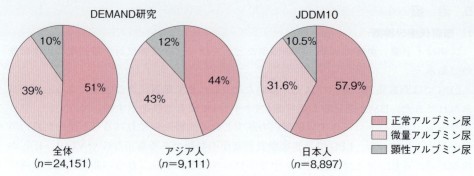

図3-27 2型糖尿病患者におけるアルブミン尿
(Parving HH, et al. Kidney Int 2006;69:2057-2063, Yokoyama H, et al. Diabetes Care 2007;30:989-992より作成)

る．経年経過に伴う腎症の罹患率に関しては，2型糖尿病では罹病期間を正確に診断することが困難であることもあり，多くは1型糖尿病において報告されている．欧米の報告では，1940年代の頃に発症した患者と比較すると，罹病期間に伴う累積腎症発症率は治療の進歩もあり，近年になるにつれて劇的に改善している．

Diabetes Control and Complication Trial（DCCT）やCollaborative Studyなどの研究が報告された1990年代の中期以降は，腎症の治療として厳格な血糖コントロールやアンジオテンシン変換酵素（ACE）阻害薬，アンジオテンシンⅡ受容体拮抗薬（ARB）を用いた血圧コントロールが普及し，糖尿病患者で微量アルブミン尿を有する患者の有病率は改善されてきた．その一方で，糸球体濾過量（GFR）が低下している患者の有病率はむしろ増加傾向となっており，疾患の本質が変化してきている可能性が考えられる．また，1990年以降は糖尿病患者における腎疾患の罹患率は不変であり，顕性アルブミン尿を呈する1型糖尿病患者における末期腎不全（ESKD）発症の累積発症率は改善していないという報告もある[1]．

わが国においては糖尿病腎症からESKDにいたる症例は，1998年以降は慢性糸球体腎炎に代わり，透析導入原因疾患の第1位になっている．2016年の新規透析導入患者39,344人の約43％は糖尿病腎症であり，2011年以降は現在，透析治療を受けている人数でも第1位となっている．

新規透析導入患者数が近年は横ばい傾向にある理由としては，治療の進歩により透析導入までの期間が延長されている可能性が考えられる．現在の腎症治療法が根本的なものでないことを考慮すると，今後，再び増加していく可能性も十分に考えられる．

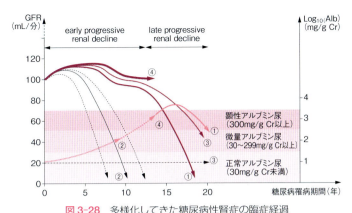

図 3-28　多様化してきた糖尿病性腎症の臨症経過

①albuminuria-centered model（classical model）
②GFR-centered model（new model）
③normoalbumiuric renal insufficiency
④macroalbuminuric stable renal function

①のように顕性アルブミン尿が出現後，腎機能が低下するlate progressive renal declineが古典的な腎症の臨症経過と考えられていた．しかし，②のように正常・微量アルブミン尿のstageからすでに腎機能が低下するearly progressive renal declineを示すタイプのものも存在することが明らかになってきた．また，early declinerのなかでもGFR低下速度の個体差は大きいことも明らかにされた．さらに，亜型として③のように正常アルブミン尿のままGFRのみ低下するものや④のように顕性アルブミン尿に進展しても正常GFRの一群も存在し，腎症の病態は以前考えられていたより多様化してきたことが明らかになってきている．

2. 原因：発症・進展機序

　高血糖によって引き起こされる細胞内代謝異常（ポリオール経路亢進，プロテインキナーゼC活性化，酸化ストレス亢進），レニン-アンジオテンシン系（RAS）の関与を含む糸球体内血行動態異常，AGEs（advanced glycation end-products）蓄積，TGF-βなど線維化の調節障害，遺伝子異常などのほか，最近では慢性微小炎症など多様な因子が複雑に関与しながら発症すると考えられている．

　これまでの糖尿病腎症の進展過程（図 3-28）は，アルブミン尿の増減を中心として考えられていた．すなわち，糖尿病性腎症の典型例では，まず微量アルブミン尿が出現し，顕性蛋白尿の出現，腎機能の急速な低下を経てESKDにいたる．しかし，慢性腎臓病（CKD）の概念が普及して，推算糸球体濾過量（eGFR）の計算式を用いることができるようになると，アルブミン尿とGFRの程度は必ずしも一致して変動するわけではなく，顕性アルブミン尿を呈することなくGFRが低下する一群が存在することが明らかになった．このため，米国腎臓財団のKidney Disease Outcomes Quality Initiative（K/DOQI）は腎生検に基づく病理所見を診断の必要条件とせず，糖尿病がその発症・進展に

関与すると考えられるCKDを糖尿病性腎臓病(DKD)と命名し，糖尿病性腎症を包括する概念として捉えている[2]．

また，微量アルブミン尿の進展過程においては，これまでの臨床研究から，顕性アルブミン尿に進展するよりも正常アルブミンへの寛解・退縮が高いことが明らかになっている[3]．この傾向は1型・2型の両タイプの糖尿病でみられ，RAS薬の投与とは必ずしも関連しないことも明らかになった．つまり，以前は微量アルブミン尿の出現は，その後の顕性アルブミン尿出現の予測因子であり，顕性アルブミン尿まで出現するようになるとpoint of no returnとよばれ，もはや腎症は寛解・退縮しないと考えられていたが，治療の進歩により進展過程は様変わりしてきた．

一方，GFRの低下に関しては，以前は顕性アルブミン尿を呈するようになるとGFRの低下が始まると考えられていたが，1型糖尿病を対象とした観察研究では，正常・微量アルブミン尿を呈する時期から，すでにおのおの10%，30%が通常より速い速度で腎機能が低下(decliner)する一群が存在することも明らかになっている[4]．

3. 症　状

糖尿病腎症の症状は病期により異なる．

糖尿病腎症病期分類(**表3-15**)によれば，腎症前期(第1期)は腎症のない状態であり，いわゆる糖尿病である．血糖コントロールが不良の場合には，体重減少，全身倦怠感，口渇感などの症状が出現する．これらの症状はすべての病期で出現する可能性がある．

早期腎症期(第2期)では，尿中に微量アルブミン尿が出現するものの腎症特有の臨床症状は特にみられない．

顕性腎症期(第3期)となり，蛋白尿が持続しネフローゼ症候群をきたしてくると，浮腫(pitting edema)や高血圧などの症状を呈する．

腎不全期(第4期)になると，他の原疾患の場合と同様に脱力感，食欲不振，嘔気，嘔吐，貧血，溢水症状などの腎不全症状を呈する．糖尿病腎不全患者では，特に全身浮腫や心不全を併発しやすい．

透析療法期(第5期)では，透析療法中であり，糖尿病網膜症による失明や虚血性心疾患，感染症などを合併するリスクが高くなる．

4. 診断(病理)

糖尿病腎症は臨床病理学的概念であり，糖尿病(高血糖の持続)に伴い慢性的に進行する腎障害を包括する．確定診断は腎生検により行われるべきであるが，すべての糖尿病患者に腎生検を行うことは困難である．このため，臨床経過と検尿，腎機能検査，画像検査，他の糖尿病性細小血管合併症(網膜症，神経症)の有無などを総合的に判断して診断を行う．具体的には，2型糖尿病では発症時期が不明である場合が多いが，細小血管

表 3-15 糖尿病性腎症病期分類(改訂)[注1]

病期	尿アルブミン(mg/gCr) あるいは 尿蛋白値(g/gCr)	GFR(eGFR) (ml/分/1.73 m^2)
第1期(腎症前期)	正常アルブミン尿(30未満)	30以上[注2]
第2期(早期腎症期)	微量アルブミン尿(30〜299)[注3]	30以上
第3期(顕性腎症期)	顕性アルブミン尿(300以上) あるいは 持続性蛋白尿(0.5以上)	30以上[注4]
第4期(腎不全期)	問わない[注5]	30未満
第5期(透析療法期)	透析療法中	

注1:糖尿病性腎症は必ずしも第1期から順次第5期まで進行するものではない.本分類は,厚労省研究班の成績に基づき予後(腎,心血管,総死亡)を勘案した分類である.

注2:GFR 60 ml/分/1.73 m^2 未満の症例はCKDに該当し,糖尿病性腎症以外の原因が存在し得るため,他の腎臓病との鑑別診断が必要である.

注3:微量アルブミン尿を認めた症例では,糖尿病性腎症早期診断基準に従って鑑別診断を行った上で,早期腎症と診断する.

注4:顕性アルブミン尿の症例では,GFR 60 ml/分/1.73 m^2 未満からGFRの低下に伴い腎イベント(eGFRの半減,透析導入)が増加するため注意が必要である.

注5:GFR 30 ml/分/1.73 m^2 未満の症例は,尿アルブミン値あるいは尿蛋白値に拘わらず,腎不全期に分類される.しかし,特に正常アルブミン尿・微量アルブミン尿の場合は,糖尿病性腎症以外の腎臓病との鑑別診断が必要である.

【重要な注意事項】本表は糖尿病性腎症の病期分類であり,薬剤使用の目安を示した表ではない.糖尿病治療薬を含む薬剤特に腎排泄性薬剤の使用に当たっては,GFR等を勘案し,各薬剤の添付文書に従った使用が必要である.

(2013年12月糖尿病性腎症合同委員会)
(糖尿病性腎症合同委員会.糖尿病性腎症病期分類の改訂について. http://www.jsn.or.jp/academicinfo/ckd/dm_nephro.pdf)

合併症は神経症,網膜症,腎症の順に発症する場合が多いので,他の細小血管合併症がない場合には,ほかの腎疾患の合併を考える.

通常,蛋白尿が出現するまでには,5年以上要する.また検尿では,蛋白尿が主体であり,高度の血尿は伴わない.蛋白尿は陰性でもアルブミン尿を測定して30 mg/gCr以上であれば早期腎症と診断する.GFRは腎症前期や早期腎症では低下している場合よりも,むしろ正常ないし高値(hyperfiltration)となっている場合が多い.

画像診断(超音波,CT)では,腎臓はやや肥大する場合が多いことが特徴である.典型

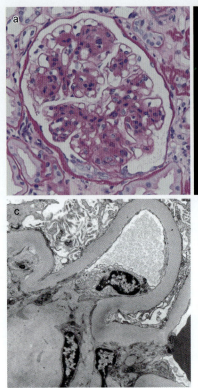
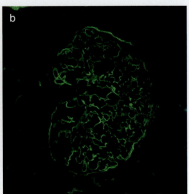

図 3-29 糖尿病腎症の病理組織学的所見
　a：光学顕微鏡所見(PAS 染色)．びまん性病変が最も多く，メサンギウム基質の増生・拡大と糸球体毛細血管壁の肥厚が認められる．
　b：蛍光抗体法．係蹄壁に IgG が線状に認められる．
　c：電子顕微鏡所見．糸球体基底膜の肥厚が認められる．

的な糖尿病腎症では，末期腎不全(ESKD)にいたっても腎臓は萎縮しない．
　病理組織学的所見(図 3-29)では，糖尿病性糸球体硬化症をきたした結節性病変や輸出細動脈の硝子化は比較的特異的な所見である．このほか，特異的ではないが，びまん性病変や滲出性病変は糸球体硬化症の所見として認められる．蛍光抗体法では IgG やアルブミンが糸球体毛細血管壁に沿って線状に染色されるのが特徴である．電子顕微鏡では，糸球体や尿細管基底膜の肥厚とメサンギウム基質の増加がみられる．

5. 治療：新しい治療法の実際と効果

　血糖・血圧・脂質コントロールを含む多角的強化療法は，早期腎症の進展抑制や心血管病(CVD)発症抑制に有用である．
　血糖管理においては，初期の厳格な血糖コントロール(HbA1c 7.0％未満)は，その後の予後にも強く関わることが示されている(レガシー効果)．進行した腎症であっても，膵移植により血糖コントロールが長期にわたり行われると，組織学的にも改善すること

COLUMN

自然発症動物モデルのヒトとの類似点，臨床応用への活用とは？

　試験管内実験(*in vitro*)で得られた結果をすぐにヒトに当てはめる（臨床応用に結び付ける）ことは通常困難なため，疾患モデル動物（実験動物）を用いた生体内実験(*in vivo*)が必要不可欠となる．モデル動物はヒトと異なり，遺伝素因や環境素因をある程度均一にすることが可能であるため，比較的少数で検討できる利点もある．実際，糖尿病の研究のみならず，種々の疾患の病態成因の解明や治療法開発のためにモデル動物が用いられ，現在の医療技術の進歩に貢献してきた．

　糖尿病モデル動物は自然発症動物と人為的に作成された動物に分類される．自然発症動物は先天的あるいは遺伝的〔突然変異やあるフェノタイプ（肥満，高血糖など）を有する動物を選択交配する〕に作成されたものである．このモデルでは，疾患発症における遺伝的背景を研究する際に有用である．人為的に糖尿病を誘発させるモデルとしては，ストレプトゾトシンやアロキサンなどの薬剤によるもののほか，高カロリー食，感染によるものが用いられている．人為的モデルでは，糖尿病の自然経過を検討することができないことが欠点である．

　自然発症動物の一例として，肥満2型糖尿病のモデルマウスのKK-A^{y}マウスについて紹介する．KK-A^{y}マウスは，肥満，高血糖，高インスリン血症のいわゆる糖尿病のフェノタイプに加えて，アルブミン尿，糸球体毛細血管基底膜肥厚や細胞外基質の増加など，ヒト糖尿病腎症に類似した病態を示すモデル動物である[1]．また，おのおののフェノタイプは複数の遺伝的要因によって規定されていることも明らかにされている[2]．しかし，残念なことにヒト糖尿病腎症とは異なり，長期間経過観察しても腎機能の悪化はみられない．このことから，本モデルは早期腎症モデルマウスとして扱うことが適切であると考えられる．現時点では，自然経過で腎機能が低下する糖尿病モデルは存在しない．

　また，モデル動物で得られる結果がいつもヒトに当てはまるわけではないことに留意する必要がある．いわゆる動物種差があることである．実際，モデル動物をAという薬剤を用いて治療した場合には著効しても，ヒトでは効果が認められない場合に遭遇する．このことより，動物モデルを用いる場合には，ヒトとの類似点や相違点を認識したうえで，実験目的に最もふさわしいモデル動物を使用することが重要である．

文献
1) Ito T, et al. Glomerular changes in the KK-A^y/Ta mouse : a possible model for human type 2 diabetic nephropathy. Nephrology 2006 ; **11** : 29-35.
2) Aoki T, et al. Identification of quantitative trait loci for diabetic nephropathy in KK-A^y/Ta mice. J Nephrol 2012 ; **25** : 127-136.

が報告されていることから，いずれの病期においても血糖のコントロールは重要である．ただし，厳格な血糖コントロールに伴う低血糖は死亡率を上げる可能性があるため，個々の患者のリスクに応じた血糖コントロールに努める必要がある．

　血糖降下薬に関しては，腎機能の保たれている糖尿病患者においてSGLT2阻害薬が心血管イベント（特に心不全）の発症リスクを低下するのみならず，腎機能低下抑制にも有用であることが報告されている．このことから，腎機能低下が進行した糖尿病性腎臓病や糖尿病のない慢性腎臓病に対して第Ⅲ相国際臨床試験が進行中であり，今後の適応

拡大が期待される．また，GLP-1作動薬においても持続性アルブミン尿の新規発症を抑制することが示されている．

高血圧があれば，RAS（ARB，ACE阻害薬）を第1選択薬とし，130/80 mmHg未満を目標にコントロールする．食塩制限（3〜6 g/日）は，単独でも薬剤併用下でも有用である．正常血圧であっても微量アルブミン尿を認める場合には，保険適応外になるがRASを使用することが推奨される．

新しい治療法としては，NF-E2 related factor 2（Nrf2）を活性化することにより，抗酸化や抗炎症作用を発揮するバルドキソロンメチルが注目されている．本薬は当初，心不全などの心血管イベントが増加することが危惧されていた．しかし，心血管イベントリスクの高い患者を除外し低用量を投薬することで安全に腎機能を改善させることが報告されている．このことから，現在，わが国では第Ⅲ相試験が糖尿病合併を伴うStage 3-4 CKD患者を対象として進行中である．

6. 予　後

2型糖尿病を対象としたUKPDSのサブ解析によると，糖尿病腎症の病期（微量アルブミン尿→顕性アルブミン尿→腎不全・透析）が1段階進行するよりも死亡のリスクのほうが高く，その多くは心血管死であることが示されている．また，糖尿病腎症で透析導入された症例の5年生存率は約50％と，慢性糸球体腎炎により透析導入された症例に比べて不良である．

12　痛風腎

1. 疫　学

高尿酸血症は成人男性の20〜30％にみられるcommon diseaseである．一方，持続する高尿酸血症が原因で生じる痛風は，1960年以前は非常にまれであった．しかし，食生活の欧米化や飲酒量の増加に伴い，現在では欧米と比較して大差なく，30歳以降の男性約1.7％程度が痛風である．日本全国では約100万人，その予備軍も含めると500万人以上にのぼるといわれている．一般に女性の尿酸値は男性より低いが，男女ともに血清尿酸値が7 mg/dL以上になれば高尿酸血症と診断される．

わが国の慢性透析療法の現況（2016）によると，痛風腎（urate nephropathy）が原疾患と考えられる透析患者の割合はわずか0.2％（72人）と報告されている．しかし，痛風腎の多くは糖尿病や高血圧などの生活習慣病を合併している場合が多いと思われるため，痛風腎あるいは高尿酸血症を原疾患とした患者数は，実際にはもっと多いことが推察される．

2. 原因：発症・進展機序

　痛風は高尿酸血症が持続すると，血中に溶解できなかった尿酸塩結晶を形成して，関節に沈着すると急性関節炎（痛風）を惹起する．尿酸塩結晶が腎臓の髄質に蓄積した場合，痛風腎と診断される．このほかにも尿酸塩結晶が沈着して発症する疾患としては，痛風結節や尿路結石がある．

　痛風腎の発症・進展の機序は，高尿酸血症および高尿酸尿症に伴い尿酸塩結晶が尿細管腔および間質に析出することが原因の1つと考えられている．尿細管腔内の尿酸濃度が高くなり，かつ尿が酸性に傾く腎髄質を中心に尿酸塩の沈着が生じる．引き続いて周囲間質の炎症と上向性のネフロン変性が惹起される．

　尿酸はその約70％が腎臓，残り30％が腸管より排泄されるため，腎機能低下が進行すると高尿酸血症が発症する．このため，以前は高尿酸血症の多くは腎機能障害に伴う単なる結果と考えられ，腎疾患の進展に関与しているか否かは明らかではなかった．しかし，近年の観察研究では，尿酸高値は高血圧の発症に関与しているのみならず，腎機能低下の独立した危険因子であることが報告されている．また，CKD患者を対象にした小規模の介入試験においても，アロプリノールによる治療は，腎機能低下速度を遅延のみならず心血管リスクの改善をきたすことも示されている．

　高尿酸血症が高血圧や腎障害に影響を与える機序として，尿酸の内皮細胞障害が関わっている可能性が考えられている．血管内皮細胞において，尿酸は，活性酸素やアンジオテンシンⅡ産生を惹起することによりNO（一酸化窒素）低下，ミトコンドリア機能障害や細胞のアポトーシスをきたすことが報告されている．また，尿酸は血管平滑筋細胞においてMCP-1やPDGFなどのケモカインを誘導して炎症と細胞増殖を惹起する．これらのことは，尿酸が血中では強い抗酸化作用をもち，細胞内では内皮細胞障害を惹起する両側面を説明するうえでも理にかなっている[1]．

3. 症　状

　突然，第1中足趾節（MTP）などの関節が腫脹し，激烈な疼痛と熱感が出現する（痛風発作）．多くは1週間から10日程度で症状は改善し，消失する．このような発作を繰り返していると，足首や膝の関節まで腫脹する．さらには関節周囲や手足，耳たぶなどに痛風結節とよばれる結節が出現するようになる．腎臓では，尿路結石ができやすくなり，疼痛や血尿が出現する．また，腎髄質がおもに障害されるため，初期では蛋白尿はあまりみられず，遠位尿細管障害でみられる尿の濃縮力低下がおもにみられる．

4. 診断（病理）

　痛風は高尿酸血症（7.0 mg/dL以上）が持続する結果，血中に溶解できなかった尿酸が結晶形成して，関節内に沈着して生じる急性関節炎（痛風）である．

表 3-16　痛風関節炎の診断基準

1. 尿酸塩結晶が関節液中に存在すること
2. 痛風結節の証明：化学的もしくは偏光顕微鏡検査で尿酸結晶が存在する
3. 以下の項目のうち 6 項目以上ある
    a）2 回以上の急性関節炎の既往がある
    b）24 時間以内に炎症がピークに達する
    c）単関節炎である
    d）関節の発赤がある
    e）第一中足趾節関節の疼痛または腫脹がある
    f）片側の第一中足趾節関節の病変である
    g）片側の足関節の病変である
    h）痛風結節（確診または疑診）がある
    i）血清尿酸値が高い
    j）X 線上の非対称性腫脹がある
    k）発作が完全な寛解がある

（日本痛風学会・核酸代謝学会治療ガイドライン作成委員会．高尿酸血症・痛風の治療ガイドライン　ダイジェスト版．2002．p.3 より改変）

　診断は，一般に痛風の診断基準（表 3-16）を用いて行われる．痛風腎は，狭義には痛風症例において，尿酸結晶が尿細管間質の腎髄質主体に沈着している場合に診断されるが，広義には痛風症例において臨床的になんらかの腎障害を認めるときに痛風腎と診断する．その結果，腎機能が低下し，最終的に末期腎不全にいたる．

　画像診断では，尿酸は X 線透過性物質であるため，写真に写らない．腹部超音波で皮髄境界部から髄質にかけてエコー輝度の高い部分が確認できると尿酸塩が腎臓に沈着している可能性が疑われる．確定診断には腎生検が必要になるが，沈着は巣状であるため証明は困難である．典型例では，腎髄質機能が早期から障害されるため，フィッシュバーグ（Fishberg）濃縮試験による尿浸透圧低値や尿比重低下は有用である．

　痛風腎は，高尿酸血症が原因となり発症する疾患の 1 つである．このほかにも，高尿酸血症が原因で腎障害をきたす疾患としては，化学療法などで細胞崩壊が急速に起こり，溶解度を超えた尿酸塩結晶が尿細管腔や集合管を閉塞することにより生じる急性腎障害もある．最近では，高尿酸血症が腎臓への尿酸塩沈着を介さずに，腎血管障害や間質障害をもたらすことも明らかになり注目されている．

5．治療：新しい治療薬の実際と効果

　高尿酸血症の治療を行うことによって，痛風発作の予防および腎障害の進行抑制が認められる．

　治療方針（図 3-30）としては，第一に乱れた生活習慣（過食，飲酒過多，運動不足，高

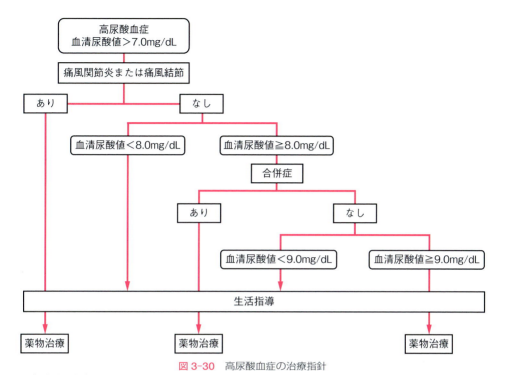

図3-30 高尿酸血症の治療指針

(日本痛風学会・核酸代謝学会ガイドライン改訂委員会. 高尿酸血症・痛風の治療ガイドライン 第2版 2012年追補ダイジェスト版. 2012. p.11)

プリン体食)の改善を行う．浮腫や高血圧の治療で用いられる利尿薬は，血清尿酸値を上昇させるため，使用には注意が必要である．痛風発作や痛風結節を認める症例では，血清尿酸値に関わりなく，薬物療法の適応になる．尿路結石の保有例や既往症があれば，尿酸生成抑制薬を用い尿中尿酸排泄を抑制する．理論的に6 mg/dL以下まで低下させれば尿酸は血中に溶解するので，この値を1つの治療目標値とする．痛風発作や痛風結節を認めない症例では，腎障害や尿路結石などの合併症があれば8 mg/dL以上から，また合併症がなくても血清尿酸値9 mg/dLでは治療を開始する．

尿酸降下薬は作用機序の違いにより，尿酸排泄促進薬と尿酸生成抑制薬に分類される．腎障害や尿路結石の保有例や既往症では，尿酸生成抑制薬であるアロプリノール，フェブキソスタット，トピロキソスタットが適応となる．ただし，腎機能低下例では，アロプリノールの活性代謝産物であるオキシプリノールの血中濃度が上昇し副作用を呈する頻度が高くなるため，腎機能の程度に応じて減量が必要となる．

一方，フェブキソスタットとトピロキソスタットは，いずれも肝排泄の薬剤であり，

腎機能障害を有する患者においても使用可能である．

　尿酸排泄促進薬は，糸球体で濾過された尿酸を近位尿細管で再吸収するトランスポーターである URAT1(Urate transporter 1)を阻害することにより，尿中に尿酸を排泄する．このため，腎機能低下時には血清尿酸低下作用は減弱する．

　本薬の使用時には尿路結石の発現に注意し，必要に応じ尿アルカリ化薬(重曹，クエン酸ナトリウムなど)を併用する．

　尿路結石の予防には，尿量確保(1.5 L/日)や尿 pH 6.0 以上として尿中尿酸濃度を 50 mg/dL 以下に保つことが有用である．また，痛風発作時には非ステロイド性抗炎症薬(NSAIDs)短期間大量投与が行われる場合が多いが，腎機能低下時には腎機能増悪の可能性が高いため，避けることが望ましい．

6. 予　後

　痛風患者の予後は，以前は腎不全によるものが多かったが，最近では治療法の進歩により，痛風腎による腎不全患者は劇的に減少してきている．一方，高尿酸血症・痛風に合併する高血圧，糖尿病，脂質異常症が原因で発症する心血管障害は増加してきているので，予後改善には尿酸管理のみならず生活習慣病全般にわたる治療が必須である．

文献

ループス腎炎
1) Hochberg MC. Updating the American College of Rheumatology revised criteria for the classification of systemic lupus erythematosus. Arthritis Rheum 1997；**40**：1725.
2) 日本透析医学会統計調査委員会．図説 わが国の慢性透析療法の現況．東京：日本透析医学会，2013．p.11.
3) Weening JJ, et al. The classification of glomerulonephritis in systemic lupus erythematosus revisited. Kidney Int 2004；**65**：521-530.
4) 長田道夫ほか．ループス腎炎病理診断の新しい分類 ISN/RPS 2003年改訂分類の要点と診断マニュアル．日腎会誌 2004；**46**：383-395.

HIV 腎症
1) Bigé N, et al. Presentation of HIV-associated nephropathy and outcome in HAART-treated patients. Nephrol Dial Transplant 2012；**27**：1114-1121.
2) Atta MG, et al. Antiretroviral therapy in the treatment of HIV-associated nephropathy. Nephrol Dial Transplant 2006；**21**：2809-2813.
3) Burns GC, et al. Effect of angiotensin-converting enzyme inhibition in HIV-associated nephropathy. J Am Soc Nephrol 1997；**8**：1140-1146.

肝炎ウイルスと腎障害（A型・B型肝炎ウイルス）
1) 岡本 健ほか．A型肝炎に伴う腎障害の発症要因に関する検討．日本救急医学会雑誌 1994；**5**：129-136.
2) Trepo C, Guillevin L. Polyarteritis nodosa and extrahepatic manifestations of HBV infection：the case against autoimmune intervention in pathogenesis. J Autoimmun 2001；**16**：269-274.
3) Takekoshi Y, et al. Free "small" and IgG-associated "large" hepatitis B e antigen in the serum and glomerular capillary walls of two patients with membranous glomerulonephritis. N Engl J Med 1979；**300**：814-819.
4) 武越靖郎．全身感染症に伴う腎疾患（ウイルス性肝炎に伴う腎症）．腎臓病学の診断アプローチ，第38回日本腎臓学会学術記念．東京：日本腎臓学会，1995．p.40-41.

肝炎ウイルスと腎障害（C型肝炎ウイルス）
1) Ohta S, et al：Clinicopathologic features of glomerular lesions associated with hepatitis C virus infection in Japan. Clin Exper Nephrol 1997；**1**：216-224.
2) Agnello V, et al. A role for hepatitis C virus infection in type Ⅱ cryoglobulinemia. N Engl J Med 1992；**327**：1490-1495.
3) Yamabe H, et al. Hepatitis C virus-associated glomerulonephritis without hepatitis C virus in the blood. Am J Kidney Dis 2005；**46**：e65-e69.
4) Johnson RJ, et al. Hepatitis C virus-associated glomerulonephritis. Effect of alpha-interferon therapy. Kidney Int 1994；**46**：1700-1704.
5) Roccatello D, et al. Long-term effects of anti-CD20 monoclonal antibody treatment of cryoglobulinaemic glomerulonephritis. Nephrol Dial Transplant 2004；**19**：3054-3061.
6) 日本透析医学会．透析患者のC型ウイルス肝炎治療ガイドライン．透析会誌 2011；**44**：481-531.

クリオグロブリン血症に伴う腎病変
1) Ferri C. Mixed cryoglobulinemia. Orphanet J Rare Dis 2008；**3**：25.
2) Dammacco F, Sansonno D. Therapy for hepatitis C virus-related cryoglobulinemic vasculitis. N Engl J Med 2013；**369**：1035.

アミロイド腎
1) 今井裕一, 菅憲広. アミロイド腎症と Monoclonal Immunoglobulin Deposition Disease (MIDD). 日腎会誌 2014；**56**：493-499.
2) 厚生労働科学研究費補助金難治性疾患克服研究事業アミロイドーシスに関する調査研究班. アミロイドーシス診療ガイドライン 2010.
3) Jimenez-Zepeda VH, et al：Autologous stem cell transplant is an effective therapy for carefully selected patients with AL amyloidosis：experience of a single institution. Br J Haematol **164**：722-728, 2014.

多発性骨髄腫―骨髄腫腎
1) The International Myeloma Working Group. Criteria for the classification of monoclonal gammopathies, multiple myeloma and related disorders；a report of the International Myeloma Working Group. Br J Haematol 2003；**121**：749-757.
2) Nasr SH. Clinicopathologic correlations in multiple myeloma：a case series of 190 patients with kidney biopsies. Am J Kidney Dis 2012；**59**：786-794.
3) 清水一之. 多発性骨髄腫治療の最新動向. Annual Review 血液 2014. 東京：中外医学社, 2014. p.163-171.

軽鎖沈着症
1) Pozzi C, et al. Renal disease and patient survival in light chain deposition disease. Clin Nephrol 1995；**43**：281-287.
2) Lin J, et al. Renal monoclonal immunoglobulin deposition disease：the disease spectrum. J Am Soc Nephrol 2001；**12**：1482-1492.

IgG4 関連腎臓病
1) Nishi S, et al. Clinicopathological findings of immunoglobulin G4-related kidney disease. Clin Exp Nephrol 2011；**15**：810-819.

リポ蛋白腎症（リポ蛋白糸球体症）
1) 斉藤喬雄ほか. リポ蛋白糸球体症における新たな展開. 日腎会誌 2013；**55**：1314-1319.
2) 斉藤喬雄. 脂質代謝異常による腎障害―リポ蛋白糸球体症からの展開. Annual Review 腎臓 2013. 東京：中外医学社, 2013. p.274-281.
3) Saito T, et al. Impact of lipoprotein glomerulopathy on the relationship between lipids and renal diseases. Am J Kidney Dis 2006；**47**：199-211.

糖尿病腎症
1) De Boer IH, et al. Temporal trends in the prevalence of diabetic kidney disease in the United States. JAMA 2011；**305**：2532-2539.
2) KDOQI, KDOQI clinical practice guideline and clinical practice recommendations for diabetes and chronic kidney disease. 2007；**49**：S12-154.
3) MacIsaac RJ, et al. 'Progressive diabetic nephropathy. How useful is microalbuminuria?：contra'. Kidney Int 2014；**86**：50-57.
4) Krolewski AS, et al. Progressive renal decline as the major feature of diabetic nephropathy in type 1 diabetes. Clin Exp Nephrol 2014；**18**：571-583.

痛風腎
1) Yu MA, et al. Oxidative stress with an activation of the renin-angiotensin system in human vascular endothelial cells as a novel mechanism of uric acid induced endothelial dysfunction. J Hypertens 2010；**28**：1234-1242.

第4章 腎の血管障害

1 良性腎硬化症

1. 概念

　腎硬化症(benign nephrosclerosis)とは，高血圧によって生じる腎障害の総称である．経過が緩徐な良性腎硬化症と，高度の高血圧とともに急速に臓器障害が進行する悪性腎硬化症に分類される．遺伝的素因，肥満，脂質異常症，耐糖能異常，喫煙なども疾患の病態に影響する．

2. 臨床症状・予後

　良性腎硬化症としての特徴的な自覚症状はない．緩徐な糸球体濾過量(GFR)の低下により血清クレアチニン値の上昇を認める．尿検査では，無症候性蛋白尿が主たる所見であり，尿蛋白量は1 g/日以下のことが多い．尿沈渣はほぼ正常で，尿所見がまったく正常なこともある．高血圧性網膜症や左室肥大，画像上の腎萎縮を認める．

　中年の男性高血圧患者を対象としたMultiple Risk Factor Intervention Trial (MRFIT)研究では，血清クレアチニン値が2倍となり2 mg/dL以上となる頻度は，7年間で0.2%と報告されている．また，血圧が末期腎不全への進行の唯一の独立した予測因子であると報告されている．

3. 成因・病態

　高血圧の持続により動脈・小動脈の内膜が肥厚し輸入細動脈は硝子化する．そのため糸球体は虚血に陥り，最終的には糸球体硬化に陥る．

　糸球体の循環障害は傍糸球体装置のレニン産生・分泌を促し，レニン-アンジオテンシン-アルドステロン(RA)系の亢進によって生じたアンジオテンシンⅡは腎内の細動脈を収縮させ循環障害を増悪させる．障害を免れた糸球体は肥大するため，濾過面積は増加し輸入細動脈は拡張する．糸球体内圧は体血圧に依存するため糸球体高血圧，糸球体過剰濾過を誘発する．

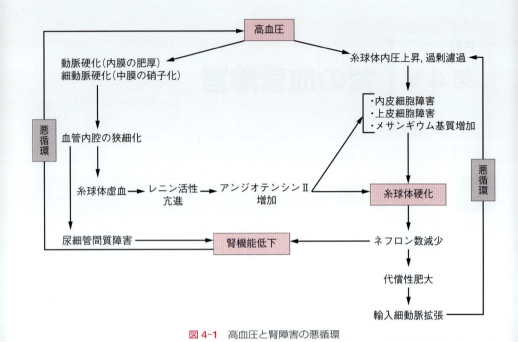

図 4-1　高血圧と腎障害の悪循環

　このような血行動態の異常により，上皮・内皮・メサンギウム細胞の障害が起こり糸球体硬化に陥っていく．硬化した糸球体が増加すると，残存糸球体への負荷がかかり，さらに腎障害が増悪する．腎障害が進行すると，体液量の増加や交感神経系の活性化などにより血圧が上昇する．高血圧の増悪は，さらなる腎障害を惹起する（高血圧と腎障害の悪循環）（図 4-1）．

4．腎組織所見

　初期にみられる変化は輸入細動脈の硝子様変性である．これは脂質に富んだ血漿蛋白が内膜から中膜に貯留し濃縮したものと考えられている．補体の沈着，血管平滑筋の肥大・肥厚・線維化を伴っている．弓状動脈から小葉間動脈にかけては内膜が肥厚する．このような病変が進行すると，最終的に血管内腔が狭窄する．糸球体の虚血性変化として，係蹄が虚脱し糸球体硬化にいたる．

5．治　療

1）降圧目標

　腎硬化症への降圧療法の効果を検討した大規模研究は，アフリカ系米国人を対象とし

たAfrican American Study of Kidney Disease and Hypertension(AASK)研究のみであり，日本人のエビデンスはない．AASK研究で用いられた腎硬化症の診断基準は，「二次性および悪性高血圧を除く高血圧歴を有し，高度な蛋白尿(2.5 g/日以上)および糖尿病や慢性糸球体腎炎などの基礎疾患を伴わない」とされている．

AASK研究では，降圧により腎機能障害の進行が抑制できることが示されただけではなく，降圧治療による抗尿蛋白効果が腎機能障害の進行を抑制する独立した因子であることが示されており，アンジオテンシン変換酵素阻害薬(ACEI)やアンジオテンシンⅡ受容体拮抗薬(ARB)などのRA系阻害薬の使用が推奨される．

よって，日本腎臓学会のCKD診療ガイドラインでは，蛋白尿陽性の腎硬化症における降圧目標を130/80 mmHg未満としている．しかし，蛋白尿を認めない症例では厳格降圧の優位性は証明されておらず，尿蛋白陰性の腎硬化症では降圧目標を140/90 mmHg未満としている．

2) 降圧薬の選択

降圧薬の選択は蛋白尿の有無によって異なり，尿蛋白陽性例では前述のようにRA系阻害薬が第1選択薬となる．しかし，AASKのみならず，ALLHAT，LIFE，TRASCENDといった大規模臨床研究のサブ解析では，RA系阻害薬の尿蛋白陰性症例における優位性は示されず，尿蛋白陰性腎硬化症においては，RA系阻害薬，Ca拮抗薬，利尿薬が第1選択薬となる．

前述のように，まずは十分な降圧と抗蛋白尿効果が期待できる薬剤選択がなされるべきであるが，薬物療法以外に減塩食，腎機能障害の程度に応じた蛋白制限食などの食事療法も必要である．

2 悪性腎硬化症

1. 概 念

悪性腎硬化症(malignant nephrosclerosis)とは，悪性高血圧の経過中にみられる腎障害のことで，高度の高血圧とともに急速に腎機能障害が進行し，しばしば高血圧性脳症，急性左心不全などを併発する．

悪性高血圧には特発性悪性高血圧と本態性高血圧の経過中に発症する二次性悪性高血圧がある．

2. 臨床症状

血圧は230/130 mmHg以上に急激に上昇することが多い．眼底検査では，Keith-Wagner分類のIII度以上の所見を認め，視力障害をきたす．血尿，蛋白尿を認め，急速な腎機能障害を呈する．血圧が脳血流の自動調節域の上限を超えると，頭蓋内圧亢進による頭痛，悪心，嘔吐，ときに意識障害，痙攣発作などの脳症がみられる．血栓性微小血管障害を併発すると，貧血，血小板の減少，LDHの上昇，ハプトグロビンの低下，さらには末梢血中に破砕赤血球を認める．RA系が亢進していることが多い．

3. 成因・病態

著しい血圧上昇により血管内皮細胞が障害され，弓状動脈から輸入細動脈にかけてフィブリノイド壊死に陥る．レニン産生が著明に亢進するが，これは，血管障害に伴う糸球体血流量の低下と高度の高血圧による圧利尿から生じた循環血漿量の減少が原因である．レニン活性の亢進に伴い，アンジオテンシンIIが増加し，血圧をさらに上昇させる．高度の高血圧では，内皮細胞障害から血管内凝固が促進され，血栓性微小血管障害（TMA）を合併する場合がある（図4-2）．

4. 腎組織所見

輸入細動脈の内膜が破壊され血管透過性が亢進し，フィブリンや血漿成分が血管壁内へ滲出する．これは本疾患に最も特徴的な所見であり，フィブリノイド壊死とよばれる．壊死を起こした周囲に細胞浸潤がみられることもある（壊死性細動脈炎）．また小葉間動

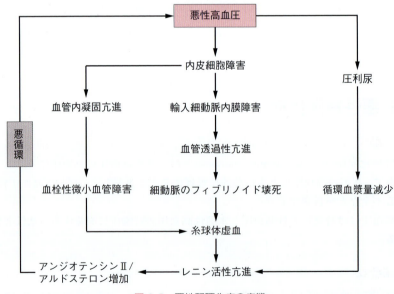

図4-2 悪性腎硬化症の病態

脈は線維性増殖性病変により内膜が著明に肥厚し，タマネギ殻様病変（onion skin appearance）とよばれる．糸球体に生じたフィブリノイド壊死により，半月体形成や内皮細胞の壊死・脱落により血栓性微小血管障害の所見を呈することもある．

5. 治　療

悪性高血圧はただちに，あるいは数時間以内に降圧療法を開始する．急速に正常域まで下げると重要臓器の虚血をきたす危険がある．治療開始から2時間以内の降圧幅は治療前血圧の20～25％以内にとどめ，収縮期血圧160～170 mmHg，拡張期血圧100～110 mmHg前後を目標とする．降圧に伴い脳虚血に陥りやすいので，用量を調節しやすいニカルジピン，ベラパミル，ニトログリセリンなどの静注薬を用いる．

急性期以降は，腎障害の進展を抑制するため，良性腎硬化症と同様の血圧コントロールを行う．

3 腎動脈狭窄

1. 概念・疫学

腎動脈狭窄（renal artery stenosis）とは，腎動脈の主幹部あるいは主要分岐部の狭窄をいう．問題となるおもな病態は，腎動脈狭窄による腎の灌流低下に起因する二次性高血圧であり，腎血管性高血圧である．

腎血管性高血圧は，全高血圧患者の1％を占め，冠動脈疾患や脳血管疾患の患者の剖検例では約10％に存在するといわれる高頻度な疾患である．腎動脈狭窄から腎虚血を生じ虚血性腎症にいたる症例も多く，また動脈硬化の進行から心血管合併症も多いことが知られている．

2. 原因：発症・進展機序

原因を表4-1に示す．原因が腎動脈そのものの病変による内因性と，腎外病変による外因性に分類される．

腎動脈狭窄の原因として最も頻度が高いのは粥状硬化症であり，約90％を占め，高齢者の男性に多くみられる．その多くは全身の動脈硬化を合併している．狭窄部位はおもに腎動脈入口部，および近位側1/3にみられ，両側性も約20～30％に認められる．次いで若年から中年にみられる線維筋性異形成の頻度が高く，原因は不明であるが先天性素因と考えられている．おもに腎動脈遠位2/3と分枝に好発する．さらに，わが国では大動脈炎症候群の頻度が第3位を占め，若年女性に多くみられる．

腎血管性高血圧の発症機序は，腎灌流圧低下によりレニン-アンジオテンシン-アルド

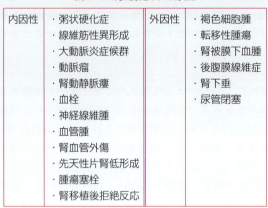

表 4-1　腎動脈狭窄の原因

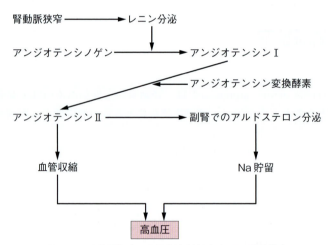

図 4-3　腎動脈狭窄による腎血管性高血圧の発症機序

ステロン系が亢進し，高血圧が生じる（図 4-3）．ただし，慢性期あるいは両側性の腎動脈狭窄では腎機能低下による体液貯留のためにレニン分泌が抑制され，むしろ容量依存性の高血圧となることもある．

3. 症　状

　高血圧による症状とともに腹部血管雑音を聴取する．部位は心窩部正中線より数 cm 患側寄りに最強点を有し，収縮期あるいは連続性雑音である．日常診療では見逃される

ことも多く，治療抵抗性高血圧やレニン-アンジオテンシン（RA）系阻害薬での腎機能増悪の結果，診断にいたることも多い．腎血管性高血圧症が疑われる患者像を表 4-2 に示す．

4．検　査

　腎血管性高血圧症において，血漿レニン活性は高値を呈することが多いが，20％の患者では正常範囲内であり，また一部の本態性高血圧の患者でも上昇が認められる．カプトプリル負荷試験は，アンジオテンシン変換酵素阻害薬であるカプトプリルを投与することにより，本症のようなレニン依存性高血圧では著明な降圧をもたらすとともに，レニン分泌の過大反応を示す．

　試験方法，診断基準を表 4-3 に示す．カプトプリル負荷レノグラムでは患側腎の第 1 相（血管相）の立ち上がりの遅延，第 2 相の延長・低下，第 3 相の遅延がみられる．腎シ

表 4-2　腎動脈狭窄による腎血管性高血圧が疑われる患者像

・30 歳以下発症の高血圧，または 55 歳以上発症の重症高血圧
・増悪する高血圧，利尿薬を含む 3 剤以上を投与しても抵抗性の高血圧，悪性高血圧
・ACE 阻害薬または ARB 開始後の腎機能の増悪
・説明のつかない腎萎縮または腎サイズの左右差（1.5 cm 以上）
・突然の説明のつかない肺水腫
・腎代替療法患者を含む説明のつかない腎機能障害
・腹部の血管雑音
・末梢動脈疾患などの他の血管疾患
・低 K 血症

（日本高血圧学会治療ガイドライン作成委員会．高血圧治療ガイドライン 2014．東京：ライフサイエンス出版，2014）

表 4-3　カプトプリル負荷試験

試験方法 　①早朝空腹時に 1 時間安静臥床後，対照採血を行う 　②カプトプリル 50 mg 内服させる 　③安静臥床後 1，2 時間後に血漿レニン活性を測定する
陽性基準 　①負荷後の血漿レニン活性が 12 mg/mL/時以上となる 　②血漿レニン活性の絶対値が 10 mg/mL/時以上増加する 　③血漿レニン活性の増加率が 150％以上（ただし，血漿レニン活性の前値が 3 ng/mL/時以下の場合は 400％以上）である 以上 3 つの基準が満たされれば陽性である

ンチグラムでは，患側腎への放射性物質の取り込みの低下と腎の縮小がみられる．この検査では，分腎機能，腎血流の左右差も評価できる利点がある．

しかし，これらの機能的検査は後述の画像を中心とする形態学的診断との精度の比較から，現在はスクリーニングとしては適さないとの見解が主流であり，補助的に使用されることが望ましいとされている．

5. 診断（病理）

腎動脈狭窄は，腎血管性高血圧の疑いから病歴に基づき推測され，臨床検査によって指摘され，画像診断により確認される．腎血管性高血圧症の診断のフローチャートを図4-4 に示す．

腎動脈超音波ドプラ法は，廉価で非侵襲的であり腎の形態的かつ機能的診断を行うことができることから，第一に考慮されるべき検査であり有用性も高い．特に，収縮期最高血流速度（peak systolic velocity）を指標とすると，感度84〜98％，特異度62〜99％と高い精度が得られるとされる．しかしながら超音波法は技術習得に時間を要し，評価が検者の技術力に影響されやすいという欠点もある．また肥満や腸管ガスにより腎動脈の描出が困難な場合や，片側の腎動脈が2本以上ある亜型の場合などでは診断精度が劣る．

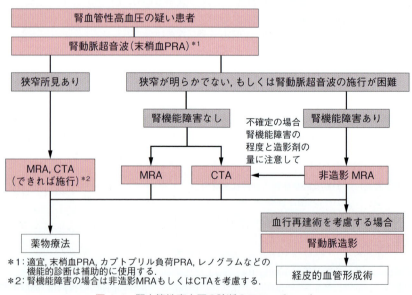

図 4-4　腎血管性高血圧の診断のフローチャート
（日本高血圧学会治療ガイドライン作成委員会．高血圧治療ガイドライン2014．東京：ライフサイエンス出版，2014）

MRアンジオグラフィ(MRA)やCT血管造影(CTA)は，腎動脈超音波が施行しえない場合に考慮され，腎動脈超音波で狭窄が考えられた場合でも形態的に確認する際に使用される．ガドリニウム造影MRAは腎動脈造影と比較して，感度90～100％，特異度76～94％であり，スクリーニングでの有用性は高い．単純MRAは感度，特異度とも低下するが，造影MRと同等の検出力があるとの報告もあり，使用装置などに依存する度合いが大きいことに留意する必要がある．また，腎機能低下例(eGFR＜30 mL/min/1.73 m^2)では，腎性全身性線維症(nephrogenic systemic fibrosis：NSF)の危険性からガドリニウムの使用を避けるべきである．

　multidetector CTを用いたCTAの感度は91～92％，特異度は99％とされ，腎動脈の詳細な情報が短時間で得られる．しかし，腎機能低下時のヨード造影剤使用のリスクと放射線被曝などが問題となる．また石灰化病変があると狭窄を過大評価することがある．

　腎動脈超音波，MRA，CTAなどの非侵襲検査によって確定診断にいたらず，経皮的血管形成術の適応が検討される場合には，カテーテルを用いた大動脈造影，あるいは左右の選択的腎動脈造影が推奨される．血管造影で認められた動脈狭窄が高血圧の原因か否かの診断は，狭窄部位前後の圧較差が30 mmHg以上あることを確認するか，腎動脈造影にて75％以上の狭窄，狭窄後性拡張，側副血行路の有無で確認する．

　病理は，それぞれの原因疾患により異なる．粥状硬化によるものは全身性の粥状硬化の部分症であり，アテローム形成により腎動脈の狭窄が起こる．線維筋性異形成によるものは，主として中膜の線維増生により動脈は数珠状を呈する．大動脈炎症候群によるものは，中膜・外膜の肉芽腫性増殖性炎症，内膜の線維化により内腔狭窄が起こる．

6．治療：新しい治療法の実際と効果

　腎血管性高血圧症を有する腎動脈狭窄に対して，治療の柱は薬物による降圧療法と経皮的腎動脈形成術(percutaneous transluminal renal angioplasty：PTRA)，および動脈硬化リスクの軽減である．降圧薬治療単独と降圧薬治療にPTRAを併用することを比較した大規模臨床試験から，降圧薬治療単独はPTRA併用とほぼ同等の降圧効果と腎機能保護効果を認めている．

　片側性の腎動脈狭窄に起因する高血圧に対しては，RA系阻害薬の使用に注意する．アンジオテンシン変換酵素(ACE)阻害薬は，他の降圧薬よりも降圧薬単独，PTRA併用の両群で生命予後，腎機能予後の改善に関連するとの報告や，ACE阻害薬かアンジオテンシンⅡ受容体拮抗薬(ARB)の処方を受けていた患者群でそれ以外の降圧薬群に比較し心不全入院，透析導入，致死率においてリスクが低いとの報告がある．しかし，急性腎障害による入院を増加させたとの報告もあり，一定の割合の患者で急速に腎機能障害が進行したり，過度の降圧になったりするリスクは常に存在するため，RA系阻害薬使用時には，少量から開始し，過度な降圧や高カリウム血症，腎機能の増悪などに注意し

ながら用量を調節する必要がある.

　腎機能が急速に悪化した場合には投与を中止し，他の降圧薬に変更する．両側性の腎動脈狭窄に対しては，明らかに急速な腎機能増悪を招くリスクが高く，原則としてRA系阻害薬は禁忌である．目標血圧達成まで，Ca拮抗薬，利尿薬，β遮断薬なども加えて，多剤併用療法を行うべきである．また，動脈硬化を有する患者においては，併せて禁煙，糖尿病や脂質異常症の管理，抗血小板薬投与などが行われる．

　血行再建術では，まずPTRAが考慮される．線維筋性異形成に対しては初期成功率も高く，手技的に困難でなければ第1選択となる．長期予後も比較的良いが，再狭窄をきたすことも少なくない．

　粥状硬化による腎動脈狭窄の場合には，バルーンのみのPTRAでは初期成功率も低く，再狭窄率も高かったが，ステント使用により治療成績は向上し，腎機能や血圧の改善を認めたとの報告がある（図4-5）．

　両側性の腎動脈狭窄患者においては，PTRAが降圧薬単独治療に比べ降圧効果が有意に高かったとの報告や，降圧薬減量の面で優れていたという報告もある．またPTRAでは高血圧治癒がみられ，降圧薬治療単独よりも有効な対象は存在すると考えられる．

　慢性腎臓病（CKD）合併腎動脈狭窄に対する血行再建術は，降圧薬治療と比較して腎機能への影響に差は認められていない．血行再建術による治療が不良である因子として，蛋白尿1g/日以上，腎萎縮（腎長径7cm未満），高度腎実質疾患，高度のびまん性腎内小動脈病変，血清クレアチニン3.0〜4.0mg/dL以上，腎機能障害が進行性でないこと，血行再建時のアテローム塞栓症の発生があげられる．血行再建後の腎機能の安定化と改

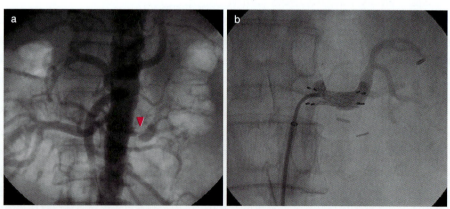

図4-5　腎動脈狭窄に対する腎動脈造影，経皮的血管形成術およびステント留置術
　　a：腎動脈造影．左腎動脈分岐部近傍に狭窄（▼）があり，post stenotic dilatationがみられる．
　　b：選択的左腎動脈造影（PTRA＋ステント留置後）．

善に関連する因子としては，両側性の腎動脈狭窄，単腎の腎動脈狭窄，進行性の腎機能低下があげられている．

現状では，血行動態的に有意な腎動脈狭窄を有し利尿薬を含む3種類以上の降圧薬を投与しても目標血圧を得られない治療抵抗性高血圧，増悪する高血圧，悪性高血圧，原因不明の片側萎縮腎を伴う高血圧，突然発症した原因不明の肺水腫，繰り返す心不全，不安定狭心症，線維筋性異形成を有する患者，また両側の腎動脈狭窄患者，機能している単腎の腎動脈狭窄を伴う進行性慢性腎疾患患者のような症例に対しては，PTRAを考慮してもよい．

PTRAが困難な場合や薬物治療に抵抗性などの一部の症例においては，外科的治療も選択肢である．PTRAと外科的治療とを比較検証したところ，開存率や予後はほぼ同等もしくは有用性を認める報告もあるが，致死率の高さを指摘する報告もある．現在では腎摘やバイパス術などの外科的治療は世界的にも減少しており，まずはPTRAを考慮すべきである．

無症候性の腎動脈狭窄に対しては，両側性の場合や機能している可能性のある片腎（腎長径7 cm超）は，PTRAを考慮してもよい．機能している可能性のある腎において，片側性の腎動脈狭窄に対するPTRAの有用性は確立されていない．

7．予 後

狭窄の原因，部位，範囲，高血圧の持続期間，腎機能などにより予後は異なる．前述のように線維筋性異形成によるものではPTRAの成績も良く，予後良好なことが多い．粥状硬化によるものでは，全身の血管合併症を有しており，予後は必ずしも良好ではない．また大動脈炎症候群によるものでは，完治は困難なことが多い．

腎血管性高血圧において，PTRAと降圧薬単独治療を受けた患者間で生命予後の差は明らかではない．一般に，腎機能低下例および他の心血管疾患合併例では，PTRA後の生命予後と臨床経過が劣るとされている．

4　腎動脈瘤

1．概念・疫学

動脈壁の器質的変化による動脈内腔の拡張を動脈瘤といい，それが腎動脈系に生じたものを腎動脈瘤（renal artery aneurysm）という．比較的まれな疾患であり，剖検例で認められる頻度は約0.01％程度と報告されている．大半は片側腎にのみ認められる．

2. 原因：発症・進展機序

　先天性，動脈硬化症，外傷，動脈炎（結節性多発動脈炎など），妊娠などが原因として知られている．
　動脈硬化性の場合には，動脈硬化により内膜表面にアテローム沈着や潰瘍の形成，出血，中膜の石灰化，線維筋性異形成などの動脈壁の変化が起こり，これに過剰な圧が加わり動脈瘤が形成される．一方，妊娠に合併する動脈瘤の場合，妊娠による内分泌的変化が内膜を中心とする動脈壁の脆弱性を生ずるとともに，妊娠子宮により大動脈の圧迫・変位がみられた結果，腎動脈への圧負荷の亢進が生じ，動脈瘤が形成されるとされている．

3. 症　状

　多くは無症状であるが，血尿，高血圧，腎部の腫瘤などがみられることがある．動脈瘤破裂をきたすと側腹部痛や血圧低下，ショック状態となる．

4. 診断（病理）

　臨床検査では，まれに血尿が発見の動機となることがあるが，多くの場合，異常はみられない．
　確定診断は腹部大動脈，選択的腎動脈造影であるが，近年ではMRAでも十分描出可能である．他に腹部超音波検査での低エコー域（＋カラードプラによる血流の確認），腎・尿管・膀胱部単純撮影（KUB）での石灰化，単純CTでもlow density mass，MRIでlow intensity area としてみられる．

5. 治療：新しい治療法の実際と効果

　保存的にインターベンショナルラジオロジー（interventional radiology：IVR）による塞栓術を行う．塞栓物質としてはゼラチン，エタノール，スチールコイル，detachable balloonなどが種々開発されている．
　また降圧療法を行う，あるいは外科的に動脈瘤切除術，血行再建術を施行する．その際，手術方法として，体外腎手術後に自家腎移植を行う方法も応用される．症例によっては腎部分切除術，腎摘出術も必要となることがある．手術適応としては，臨床症状を有する例，動脈瘤の増大傾向を認める例，動脈壁の非石灰化あるいは不完全石灰化例，大きさが1.5 cm以上ある例，妊娠の可能性がある例があげられている．

6. 予　後

　合併症として動脈瘤破裂がある．予後は動脈瘤の大きさ，部位，形状によって異なるが，適切な治療がなされれば良好である．

5 腎動静脈瘻

1．概念・疫学

　腎動脈系と腎静脈系がなんらかの原因により障害され，異常な交通が生じた状態を腎動静脈瘻（renal arteriovenous fistula）という．わが国の統計では先天性が多く，性別では女性に多い．経皮的腎生検後の合併症としての腎動静脈瘻がしばしば発症するが，多くは自然閉鎖するとされ，有症状の腎動静脈瘻は約0.3～4％と報告されている．

2．原因：発症・進展機序

　原因により先天性，後天性，特発性に分類されている．
　先天性はさらに画像所見からcirsoid type（腎動静脈瘻を形成する血管が腎内動脈枝以下であり，瘻の数は無数である．画像上，血管腫様にみえる）とaneurysmal type（腎動静脈瘻を形成する血管がきわめて太い．瘻の数は少ないが大きい）に分類されている．
　後天性の原因としては経皮的腎生検後，腎外傷，腫瘍，感染，腎動脈瘤の破裂，腎部分切除術・腎摘出術後の腎動静脈結紮不全などが知られている．

3．症　状

　先天性のcirsoid typeの主訴は，ほとんどが肉眼的血尿である．その他，顕微鏡的血尿，側腹部痛，腰痛，腹部血管雑音，高血圧がみられる．なお，無症状であることもある．動静脈瘻が大きい場合は，心拍出量が増加し，心不全症状が認められる．

4．診断（病理）

　臨床検査では，血尿や貧血がみられることがある．
　確定診断は選択的腎動脈造影による．腎動脈の拡大や蛇行，血管腫様所見，腎静脈の拡張などが認められれば，診断が可能である（図4-6）．その他，腹部超音波ドプラ法，CT，MRIも診断に有用である．

5．治療：新しい治療法の実際と効果

　腎内のcirsoid typeの腎動静脈瘻の場合や腎生検後の腎動静脈瘻の場合，自然治癒も期待できるので経過を観察する．しかしながら，肉眼的血尿がみられる場合やコントロール不良の高血圧がみられる場合，腎機能が低下する場合，瘻孔が大きく心不全症状がみられる場合は治療を要する．
　以前は腎摘出術，腎部分切除術，瘻支配動脈結紮術，血行再建術などの外科的治療がおもになされていたが，IVRの進歩により選択的瘻支配動脈塞栓術が第1選択となって

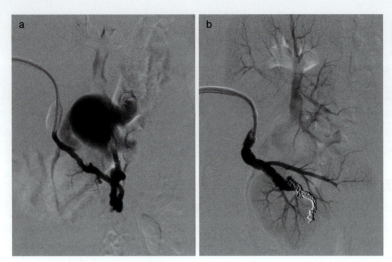

図 4-6　腎動静脈瘻の血管造影所見
　a：選択的腎動脈造影．左腎動脈造影にて動静脈瘻を認め，流出静脈の瘤状の拡張を認める．
　b：選択的腎動脈塞栓術を行い，動静脈瘻は消失している．

いる（図 4-6）．

6．予　後

瘻孔部の血管が選択的に塞栓されれば，塞栓による梗塞範囲も限局され完治する．ただし，再開通が起こることがある．

6　腎梗塞

1．概念・疫学

腎梗塞（renal infarction）は，片側もしくは両側の腎動脈本幹やその分岐に，塞栓や血栓による循環障害が急性もしくは慢性に生じ，その末梢側が虚血・壊死に陥る疾患である．

50〜70 歳に好発し，男女比は 2：1 である．片側性に生じることが多く，解剖学的に大動脈からの分岐が鋭角である左腎動脈にやや多い．両側性の腎梗塞は約 20％に発症する．

2. 原因：発症・進展機序

腎梗塞のおもな原因を表 4-4 に示す．

心疾患に関連した塞栓症は，急性閉塞のおもな原因であり，70〜80％を占める．心房細動などの不整脈や心弁膜症，心臓手術などにより生じた血栓のほか，感染性心内膜炎の疣贅も原因となる．外傷にも合併し，虚血に伴い急激に腎機能障害をきたすことが多い．

慢性閉塞の原因としては，アテローム性動脈硬化症や線維筋性異形成があげられる．梗塞部位は，腎の被膜を底辺とする楔状の壊死層をつくり，先端は腎深部へ向かう．その周辺には白血球浸潤と出血層がみられ，最終的には瘢痕化する．

3. 症　状

症状は，発症様式や梗塞の程度により異なる．

急性の完全閉塞では，激しい臨床症状を呈することが多く，突然の側腹部痛，発熱，嘔気，嘔吐が出現し，血尿や尿量の低下を伴うことがある．尿路結石や急性腎盂腎炎との鑑別が特に重要であり，画像的に結石や水腎症の有無，尿検査にて膿尿の有無を確認する．

慢性閉塞や梗塞が小さい場合は無症状であることが多く，画像診断や剖検で偶然発見されることが多い．そのため，原因疾患の既往がある際には，腎梗塞を疑うことが早期発見につながる．

表 4-4　腎梗塞のおもな原因

塞栓症
・心房細動，心弁膜症，心臓手術，左心室壁在血栓
・感染性心内膜炎
・悪性腫瘍の動脈浸潤，左房粘液腫
・脂肪塞栓
血栓症
・外傷
・腎動脈血管操作後
・腎動脈瘤
・血管炎（大動脈炎症候群，多発動脈炎）
・腎移植後
・線維筋性異形成
その他
・大動脈解離の腎動脈への波及

血液検査所見では，白血球の上昇のほか AST，ALT，LDH などの逸脱酵素の上昇を認める．LDH が最も感受性が高いとされており，顕著に上昇する．

4. 診断（病理）

　造影 CT による診断が最も有効であり，楔状の非造影域を認める．皮質が被膜に沿って帯状に造影される所見（rim sign）は，被膜動脈の側副血行によるもので，腎梗塞の約 50％ に出現する．腎梗塞発症から約 8 時間以降に出現し，1 週間以降ではほぼ全例に認められるという報告がある．ただし，この所見は，急性皮質壊死や急性尿細管壊死などでもみられることがある．

　血管造影は最も直接的な検査で，急性期の診断能に優れており，継続して選択的腎動脈内線溶療法を行うことができるため有効である．

　また，腎血流シンチグラフィ，超音波ドプラ，腹部 MRI による評価も補助診断として有効である．

　おもな画像所見を表 4-5 に示す．

　肉眼的には急性期には黄白色，慢性期には白色を呈する．梗塞部位は，底部を皮質に

表 4-5　腎梗塞のおもな画像所見

- 腹部造影 CT：楔状の非造影域（図 4-7），rim sign
- 腎動脈造影：閉塞部位の欠損像
- 腎血流シンチグラフィ：梗塞部位の欠損像
- 超音波ドプラ：梗塞領域の血流の途絶
- 腹部 MRI：梗塞部の皮髄境界不明瞭

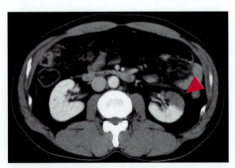

図 4-7　腹部造影 CT：楔状の非造影域
　　　　矢頭：左腎梗塞部

向けた楔状を呈する．

組織学的には，壊死・瘢痕化がみられる．梗塞の発生直後には，梗塞中心部の糸球体係蹄や傍尿細管毛細血管に著明なうっ血を生じている．その後，糸球体内の赤血球の溶血と尿細管細胞が変性し，周辺には著明な好中球浸潤が認められる．また，梗塞周囲ではより早期から好中球浸潤を生じ，強い尿細管壊死となる．壊死層には線維芽細胞が浸潤し，線維性瘢痕組織に置換される．さらに外層では，部分的に急性尿細管壊死が起こるが，尿細管上皮細胞は次第に再生する．一部の糸球体に分節性硬化をきたす．

5．治療：新しい治療法の実際と効果

保存的療法と外科的療法がある．

保存的には，抗凝固療法としてヘパリンやワルファリンを用いる．抗凝固療法は，再発予防の観点からも重要である．血栓塞栓症が疑われる急性期には，ウロキナーゼや組織プラスミノゲン活性化因子(tissue plasminogen activator：t-PA)を用いた血栓溶解療法が行われる．t-PA はウロキナーゼよりも血栓親和性が高い．血栓溶解療法は出血性合併症の危険もあるため，事前に脳出血の既往や出血性病変の有無を確認する必要がある．近年は全身投与に代わって，カテーテルを用いた t-PA の選択的腎動脈内投与の有効性が報告されている．t-PA は，半減期が約6分と短いため抗血小板薬や抗凝固薬を併用する．

血栓除去術や腎血管形成術などの外科的治療は，両側性腎梗塞や単腎例で高度の腎機能障害を伴う際に適応となる．その他，レニン-アンジオテンシン系(renin-angiotensin system：RAS)の亢進により高血圧が合併している場合には RAS 阻害薬が有効である．また，急性腎障害をきたした際には血液透析も有効である．

6．予　後

急性腎不全をきたした患者や，多臓器病変を有する患者は予後不良である．また，腎予後は梗塞のサイズによりさまざまである．心疾患などを原因疾患に有する場合は，その疾患自体が予後を大きく左右する．

7　腎静脈血栓症

1．概念・疫学

腎静脈血栓症(renal vein thrombosis)は，凝固能が亢進した状態や腎静脈外部からの圧迫などにより，腎静脈内に血栓を発症する疾患である．
成人ではネフローゼ症候群に合併することが多く，ネフローゼ症候群のなかでは膜性

腎症に多くみられる．その頻度は5〜64％と報告により幅があるものの，比較的高率に合併する．次いで膜性増殖性糸球体腎炎（20〜40％），微小変化型ネフローゼ症候群（20〜26％），巣状分節性糸球体硬化症（0〜29％）の順に頻度が高い．現在は予防治療の普及により，実際の頻度はより低いと考えられる．

小児期には，高度の脱水や先天的な凝固異常が原因となることが多い．

2. 原因：発症・進展機序

腎静脈血栓症のおもな原因を表4-6に示す．

ネフローゼ症候群に代表される凝固能の亢進による過凝固状態のほか，循環動態の異常によるもの，外傷や腫瘍による圧迫，薬剤性など二次的にも発症する．本稿では，おもにネフローゼ症候群における腎静脈血栓症の発症・進展機序について述べる．

通常，生体内では凝固線溶系と血小板系がバランスをとり血栓形成を予防しているが，ネフローゼ症候群では，これらのバランスが崩れることにより血栓が生じる．

発症には以下の4段階の機序が関わる．

①凝固能の亢進：大量の蛋白尿排泄による，低アルブミン血症となり，その代償機構として肝臓での蛋白合成が亢進する．その際，血栓形成に関わる第Ⅴ・Ⅶ・Ⅷ因子，von Willebrand因子，フィブリノゲンの産生も亢進し，凝固能が亢進する．

②凝固抑制の低下：第Ⅸ・Ⅹ・Ⅻ因子，プロトロンビン，アンチトロンビンⅢ（ATⅢ）などの凝固阻止因子や，第Ⅴ・Ⅷ因子を不活化するプロテインCやプロテインSの尿中喪失が蛋白合成を上回るため，凝固反応の抑制が低下する．

③線溶系の低下：プラスミノゲンや組織プラスミノゲン活性化因子（t-PA）は，線溶系の主要な因子であり尿中への喪失のほか，血中アルブミンの低下によりこれらの機能が低下するため，線溶系の低下が促進される．

表4-6 腎静脈血栓症の原因

過凝固状態
・ネフローゼ症候群（膜性腎症，膜性増殖性糸球体腎炎など）
・血栓性素因（先天性凝固阻止因子欠損症，抗リン脂質抗体症候群など）
・薬剤性（ステロイド，シクロスポリン，経口避妊薬など）
循環動態の異常
・脱水，膠質浸透圧低下
・圧迫（腫瘍，動脈瘤，腎移植後，後腹膜線維症など）
血管内皮障害
・外傷，カテーテル操作，血管炎，腎移植後の拒絶反応，腎癌の浸潤

④**血小板凝集能の亢進**：ネフローゼ症候群において，von Willebrand 因子が増加するため血小板粘着能が増加する．また，高 LDL-C 血症により血管内皮細胞障害が，低アルブミン血症によりトロンボキサン A_2 の活性が増強され，血小板凝集能が亢進する．さらに，低アルブミン血症に伴う膠質浸透圧の低下が血液濃縮をきたすほか，治療で用いる利尿薬，ステロイド薬，シクロスポリンも血栓形成を助長する．

3．症　状

　急性発症の場合には，突然始まる強い腰痛や腹痛など強い症状を伴う．これに比べ慢性の経過をたどった場合には，代償的に側副血行路が発達するため症状に乏しいことが多い．

　尿所見としては，顕微鏡的血尿や蛋白尿がみられる．腎機能は変化しない症例から増悪する症例までさまざまである．

4．診断（病理）

　画像診断としては，静脈性腎盂造影，CT，MRI，超音波ドプラ，腎血流シンチグラフィ，デジタルサブトラクション血管造影（digital subtraction angiography：DSA）などがあげられる．血栓は腎内静脈から主幹部へ，もしくは下大静脈から腎静脈へ広がる．多くは両側性であるが，片側性もみられる．

　肉眼的には，急性発症で完全閉塞が生じれば腎臓はうっ血し，出血性梗塞をきたすこともある．慢性炎症で不完全閉塞であれば側副血行路が発達し，腎機能は保たれる．

　組織学的には間質の浮腫・線維化，尿細管の変性・萎縮がみられる．糸球体では，基底膜の肥厚がみられることがある．

5．治療：新しい治療法の実際と効果

　治療の原則は，血管内脱水や過凝固状態などの原因除去である．ただし，下大静脈血栓塞栓症や肺血栓塞栓症に進展する可能性があるため，無症状であっても抗凝固療法の適応となる．特に膜性腎症や血清アルブミン値が 2.0 mg/dL 以下の高リスク症例では，予防的に抗凝固療法を検討する．

　抗凝固療法としては，未分化ヘパリンを持続的に静脈投与し，活性化部分トロンボプラスチン時間（APTT）を 2.0〜2.5 倍程度にコントロールする．近年，出血の副作用が少ない低分子ヘパリンの有効性も報告されている．急性期に抗凝固療法を行ったのちに，PT-INR 2.0〜2.5 を目標に経口のワルファリン投与へ切り替え，原因が除去されるまで投与を継続する．

　また，ウロキナーゼや t-PA を用いた線溶療法も有効であるが，全身性の線溶療法は脳出血をはじめとする出血性合併症を伴う可能性があり，腎静脈内へ局所投与を行う．

抗凝固療法や線溶療法に抵抗性のある症例では，血栓除去や血行再建術などの外科的治療も検討される．

6. 予　後

慢性の経過をたどった場合は，側副血行路の発達により腎機能は保持されることが多い．急性発症や両側性静脈血栓症の際には，腎機能が急激に悪化し透析療法が必要となることもある．重症例に合併する肺梗塞の発症が，生命予後を左右する．

文　献

腎動脈狭窄〜腎動静脈瘻
1) 日本高血圧学会治療ガイドライン作成委員会．高血圧治療ガイドライン2014．東京：ライフサイエンス出版，2014．
2) 循環器病の診断と治療に関するガイドライン（2005-2008年度合同研究班報告）．末梢閉塞性動脈疾患の治療ガイドライン．Circ J 2009；**73**（Suppl Ⅲ）．

各論
第5章 妊娠と腎

1 正常妊娠時の腎生理

1. 形態的変化

　腎血流と間質液の増加を反映し，両腎とも妊娠中に約1cm増大する．腎臓容量は30%まで増加するとの報告があるが，組織学的な変化やネフロン数の増加は伴わない．

　妊婦の約80%に，腎盂・腎杯・尿管の拡張が，特に右腎側でみられる．

　原因としては，①プロゲステロン濃度上昇による平滑筋の弛緩，②骨盤漏斗靱帯（卵巣提索）内を走行する血管の拡張により骨盤上縁で尿管が機械的圧迫を受けることや，子宮拡大による尿管の伸展・ねじれ・外側への変位による機械的閉塞などがあげられる．

　右腎側にみられやすい原因として，S状結腸による子宮の右旋，右腸骨動脈との交差による尿管のねじれ，右卵巣動脈に近接していることなどが考えらえる．

　尿管拡張や水腎症は，妊娠中の生理学的所見であり病的な意義はないが，これによる尿停滞は妊婦の尿路感染症の原因となっている可能性がある．分娩後6～12週で生理的拡張所見は正常に戻るが，尿の停滞は分娩後12週を過ぎても持続している場合がある．

2. 機能的変化

1）腎血行動態

　腎血漿流量（renal plasma flow：RPF）は妊娠初期から増加し，RPFは妊娠20週で最大となり，50～85%増加する．妊娠末期に近づくにつれてRPFは低下し，分娩後にもとに戻る．RPFの増加は，腎血管抵抗の低下と心拍出量増加による．

　糸球体濾過量（glomerular filtration rate：GFR）も妊娠初期から上昇しはじめ，ピーク時には40～65%増加する．上昇は妊娠36週まで持続し，分娩3カ月後には妊娠前値まで低下する．輸入細動脈と輸出細動脈ともに血管抵抗が低下するため糸球体毛細血管圧は変わらない．そのためGFR増加は，おもにRPF増加に伴うものである．GFRが増加することにより，血清クレアチニン濃度は平均0.4 mg/dL，sBUNはおよそ8～10 mg/dL低下する．

妊娠時の血管抵抗の低下とRPFの増加を引き起こすメカニズムは，十分に解明されていないが，アンジオテンシンⅡ，ノルエピネフリン，バソプレシン(AVP)のような血管収縮物質に対する反応性の低下が考えられる．正常妊娠における一酸化窒素(NO)合成増加も全身および腎血管の拡張と血圧低下に関与している．

黄体から分泌されるレラキシンは，妊娠中にはヒト絨毛性ゴナドトロピン(hCG)に反応して胎盤から大量に分泌される．レラキシンは腎臓においてエンドセリンやNO産生を増加させる．その結果，腎血管を拡張させ，輸入・輸出細動脈血管抵抗を低下させることにより腎血流とGFRが増加する．

2) 尿細管機能

①糸球体で濾過され，近位尿細管で再吸収されるグルコースとアミノ酸の尿中排泄が増加する．妊娠に伴うGFR増加により濾過量が増加し，また尿細管における再吸収量の減少が原因と考えられる．

②糸球体で濾過された尿酸はおもに近位尿細管で再吸収・再分泌されるが，妊娠に伴うGFR増加による濾過量増加あるいは尿細管再吸収能低下により尿酸の腎クリアランスが増加する．したがって，血清尿酸値は妊娠初期では25～30%低下し，妊娠22～24週までに2～3 mg/dLまで低下する．妊娠後期になると徐々に尿細管再吸収能は回復し，分娩時には血清尿酸値も非妊娠時レベルに戻る．

③妊娠中のカルシウム(Ca)尿中排泄量は2倍になり，妊娠中は維持される．GFRの増加による濾過量増加と尿細管再吸収能低下が原因と考えられる．

④正常妊娠でも，尿蛋白排泄(低分子量蛋白，アルブミン，尿細管酵素など)は非妊娠時の100 mg/日から180～200 mg/日まで増加する．妊婦において蛋白尿陽性とする基準は24時間尿の定量値で300 mg/日とされている．これは近位尿細管での再吸収能低下とGFR増加に伴う濾過量増加が関与している．糸球体毛細血管壁のチャージバリアの潜在的変化も蛋白透過性に関与している可能性がある．双胎妊娠では生理的蛋白尿のレベルが300 mg/日を超え，病的蛋白尿との鑑別が困難な場合がある．

3) 浸透圧調節と腎臓におけるナトリウム・水処理

①血漿浸透圧は8～10 mOsm/kg・H_2O低下し，妊娠末期まで持続する．これは口渇およびAVP分泌刺激の浸透圧調節閾値が低下するためと考えられている．

②妊娠後半に一過性尿崩症が出現することがあり，分娩後に寛解する．これは，胎盤で産生されるバソプレシン分解酵素(オキシトシナーゼ)によってAVPの代謝クリアランスが4～6倍増加することが一因である．しかし大部分の妊娠女性では，AVP代謝クリアランスの増加に対する代償として下垂体でのバソプレシン産生が増加しており，血漿バソプレシン濃度は正常範囲であり，多尿は呈さない．

③母体の体液量は正常妊娠中に約8L増加し，その約6Lは細胞外液量の増加である．血管拡張による全身血管抵抗の低下により有効循環血漿量が減少し，レニン-アン

ジオテンシン-アルドステロン系(RAA 系)や交感神経系の活性を刺激し,腎臓でナトリウム(Na)・水が貯留している可能性がある.

4) 酸塩基平衡

妊娠早期に分時換気量が増加し,妊娠末期まで続く.これは,プロゲステロンにより呼吸中枢が直接刺激されるからであると考えられる.これにより PCO_2 は 27〜32 mmHg まで低下し,慢性呼吸性アルカローシスとなる.腎性代償により血漿重炭酸濃度は 18〜22 mEq/L に低下し,pH は 7.42〜7.44 となる.

原因は明らかではないが,妊娠中は血清アニオンギャップがやや減少する.

5) 凝固系の変化

妊娠中に血中エストロゲンが増加すると,第XI因子,第XIII因子以外の凝固因子は増加し,生理的に過凝固の状態となる.また,線溶系では血栓を溶解する働きのある組織プラスミノゲン活性化因子(tissue plasminogen activator:t-PA)が増加しているが,それ以上に t-PA の働きを抑制する活性型 PAI-1(plasminogen activator inhibitor-1)が増加

表 5-1 妊娠末期における各種血液凝固因子の変化

	フィブリノゲン (mg/dL)	血沈 (mm/1時間値)	HPT (%)	AT 活性 (%)	TAT (ng/mL)	Dダイマー (μg/mL)	t-PA (ng/mL)	活性型 PAI-1 (ng/mL)	プロテイン S(%)
コントロール(成人)	200〜400	3〜15	80〜120	80〜125	2.5 以下	0.5 以下	2.5 以下	15 以下	60〜145
妊娠末期	426±82	50	166±28	102±12	10.3±4.7	2.9±2.5	8.3±2.8	52.0±12.8	30.9±9.4

HPT:ヘパプラスチンテスト,AT:アンチトロンビン,TAT:トロンビンアンチトロンビン
(大塚博光.術後の血液凝固,その対策〔血液凝固のメカニズムとその対策シリーズ〕.日産婦誌 2000;52(7):146)

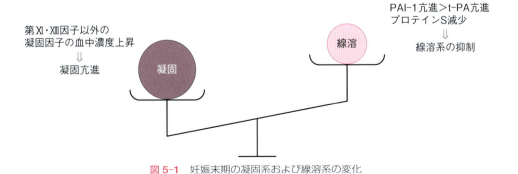

図 5-1 妊娠末期の凝固系および線溶系の変化

し，またプロテインSが減少しているため線溶系は抑制されている．その結果，さらに過凝固にシフトする．これらの変化は妊娠後半期に著明となり，産後1週間で回復するが，分娩に伴う出血に対する生体防御反応といえる（表5-1，図5-1）．

2 妊娠中の注意すべきおもな合併症

1. 妊娠高血圧症候群（pregnancy induced hypertension：PIH）

1）定　義
妊娠20週以降，分娩後12週まで高血圧がみられる場合，または高血圧に蛋白尿を伴う場合のいずれかで，かつこれらの症状が単なる妊娠の偶発合併症によるものではないものをいう．

2）病型分類
（1）妊娠高血圧腎症（preeclampsia）
妊娠20週以降に初めて高血圧が発症し，かつ蛋白尿を伴うもので，分娩後12週までに正常に復する場合をいう．

（2）妊娠高血圧（gestational hypertention：GH）
妊娠20週以降に初めて高血圧が発症し，分娩後12週までに正常に復する場合をいう．

（3）加重型妊娠高血圧腎症（superimposed preeclampsia）
①高血圧症（chronic hypertension）が妊娠前あるいは妊娠20週までに存在し，妊娠20週以降蛋白尿を伴う場合．
②高血圧と蛋白尿が妊娠前あるいは妊娠20週までに存在し，妊娠20週以降，いずれか，または両症状が増悪する場合．
③蛋白尿のみを呈する腎疾患が妊娠前あるいは妊娠20週までに存在し，妊娠20週以降高血圧が発症する場合．

（4）子癇（eclampsia）
妊娠20週以降に初めて痙攣発作を起こし，てんかんや二次性痙攣が否定されるもの．痙攣発作が起こった時期により，妊娠子癇，分娩子癇，産褥子癇とする．

3）症候による亜分類
（1）重症，軽症の病型分類
表5-2参照．

（2）発症時期による病型分類
妊娠32週未満に発症するものを早発型（early onset type：EO），妊娠32週以降に発症するものを遅発型（late onset type：LO）とする．

表 5-2 妊娠高血圧症候群における重症，軽症の病型分類

	血圧	蛋白尿
軽症	血圧がいずれかに該当 ①収縮期血圧　140 mmHg 以上で 160 mmHg 未満 ②拡張期血圧　90 mmHg 以上で 110 mmHg 未満	原則として 24 時間尿を用いた定量法で判定 300 mg/日以上 2 g/日未満*
重症	血圧がいずれかに該当 ①収縮期血圧　160 mmHg 以上 ②拡張期血圧　110 mmHg 以上	2 g/日以上 随時尿を用いる場合は複数回の新鮮尿検査で連続して 3+(300 mg/dL)以上

*試験紙法の検査しかできない場合，連続して 1+ 以上(30 mg/dL 以上)で蛋白尿とみなす．
(日本高血圧学会高血圧治療ガイドライン作成委員会編．高血圧治療ガイドライン 2014．東京：日本高血圧学会，2014．p.100 より作成)

4）成　因

正常妊娠ではトロホブラストが脱落膜に浸潤してラセン動脈の血管壁の平滑筋をトロホブラストで置き換えることにより，血管壁は収縮性が低下し拡張する．最終的には，トロホブラストは脱落膜から子宮筋層まで浸潤して動脈壁を置き換える．しかし妊娠高血圧症候群ではトロホブラストの浸潤は脱落膜までであり，このラセン動脈壁の置換不全による胎盤形成不全が起こり(first step)，子宮胎盤循環不全，低酸素状態，酸化ストレスを生じる．また低酸素状態となった絨毛細胞から放出される抗血管新生因子〔可溶性 fms 様チロシンキナーゼ 1(sFlt-1)，可溶型エンドグリン(sEng)〕により血管内皮細胞障害を引き起こす(second step)．この 2 つの段階を経て妊娠高血圧症候群を発症するという仮説が主流となっており，これを two step theory という．

5）疫　学

①PIH の発症頻度は全妊婦の 7〜10％を占めている．
②妊娠高血圧腎症(preeclampsia)は全妊娠の約 4％に出現し，初産では 1.5〜2 倍に頻度が上がるとする報告がある．
③妊娠高血圧は，全妊娠の約 6％に出現する．
④子癇は preeclampsia の 0〜0.6％の頻度で出現するが，重症 preeclampsia では 2〜3％に子癇発作が出現する．

6）危険因子

①妊娠前母体側危険因子：高年齢(特に 40 歳以上)，高血圧・腎疾患・糖尿病・肥満・抗リン脂質抗体陽性などの合併，家族歴に PIH・高血圧(特に本態性)・2 型糖尿病を有する妊婦．
②妊娠関連危険因子：nulliparity(immune maladaptation あるいは母体適応能の未熟性)，PIH の既往，5 年以上に及ぶ次回妊娠間隔の延長，多胎妊娠，妊娠初期母体血

圧 130/80 mmHg 以上，妊娠初期平均血圧 90 mmHg 以上，尿路感染症，歯周病など．

7) 病態生理

正常妊娠では妊娠初期から血圧が下降し始め，20 週以降徐々に上昇し，35 週頃には妊娠前の血圧に回復する．

妊娠高血圧症候群では，胎盤形成不全により生じた血管内皮障害は血管平滑筋の収縮・拡張の調節を障害し末梢血管抵抗上昇による高血圧を発症し，血管平滑筋収縮因子〔エンドセリン，トロンボキサン A_2（TXA_2）など〕の増加や血管弛緩因子〔プロスタサイクリン（PGI_2），一酸化窒素（NO）〕の減少による血管攣縮のため，さらなる血管内皮細胞障害の進行を認める．血小板凝集作用をもつ TXA_2 の増加と血小板凝集抑制作用をもつ PGI_2 や NO の減少は，血液凝固能亢進による過凝固状態をつくる．

以上より，血管内皮細胞障害は母体では高血圧，蛋白尿の原因となり，胎児では子宮内胎児発育遅延（intrauterine growth restriction：IUGR）や胎児機能不全などの誘因となる．

8) 発症予測

①血清尿酸値の上昇：妊娠 24〜28 週の血清尿酸値が 3.5 mg/dL 以下の場合，pre-eclampsia の発症がみられないことが指摘されており，発症に先行して血清尿酸値が上昇する．

②ヘマトクリットの上昇：妊娠発症 28 週目でヘマトクリットが 38％以上を示した妊婦の約 20％には，妊娠後期に preeclampsia が認められたとする報告がある．

③尿中カルシウム（Ca）排泄低下：preeclampsia では腸管からの Ca 吸収が低下し，尿細管での再吸収が増加しており，妊娠 24 週の尿中 Ca 排泄が 12 mg/dL または 195 mg/日以下では preeclampsia の発症が多いとする報告がある．また，尿中 Ca/クレアチニン比が 0.10 以下で発症をある程度予知できる．

④血管新生因子の低下と抗血管新生因子の増加：血中の抗血管新生因子 sFlt-1・sEng の上昇，尿中の血管新生因子 PlGF の低下が指標になる．また sFlt-1/PlGF 比が高いことは，診断に有効であるとされている．

9) 病理

①光学顕微鏡所見：糸球体内皮細胞の腫大（endotheliosis）を糸球体全体に認めるのが特徴で，それにより係蹄内腔は狭小化している．また糸球体毛細血管壁の肥厚，二重化も認められる．重症になると内皮細胞の腫大が顕著になり，分節状に血栓を形成する（thrombotic microangiopathy）．傍糸球体装置の過形成と顆粒細胞の増生も認められる．

分節状硬化や糸球体血管極・係蹄に硝子化，係蹄内腔に foamy cell を認めたり，係蹄が尿細管極部へ脱出する glomerular tip lesion などの巣状糸球体硬化症の病変

がみられることがある．
②蛍光抗体法所見：IgMおよびフィブリノゲンやフィブリンが糸球体毛細血管内皮細胞側に沿って観察される．
③電子顕微鏡所見：糸球体内皮細胞の著しい腫大により糸球体係蹄内腔は狭小化しており，内皮側の浮腫性拡大を認める．糸球体基底膜は厚くなり，基底膜内側の拡大した浮腫部分にメサンギウム間入が観察される．上皮細胞は腫大し，胞体には空胞化がみられる．

10) 臨床像

妊娠20週以降に高血圧，蛋白尿，末端臓器障害を新たに発症する．妊娠34週以降にこれらの症候がみられることが多いが，10%は妊娠34週以前にみられ，5%は分娩後にみられることがある．preeclampsiaは常位胎盤早期剝離，急性腎不全，脳出血，肝不全，肺水腫，播種性血管内凝固症候群（DIC），子癇への進展のリスクがある．

11) 治　療

(1) 軽　症

血圧を不適切に下降させると子宮胎盤循環における血液灌流量の減少につながり，胎児の発育不全が懸念される．基本的に薬物治療は必要ない．塩分（食塩）制限については，急激な減塩は勧めらないが，妊娠前から減塩指導されている場合は継続して減塩することは問題ないとされている．

(2) 重　症

血圧160/110 mmHg以上をもって薬物治療を開始する．重症高血圧では脳血管，心臓，腎などの母体臓器障害を防ぐために降圧療法が必要になる．降圧目標については確かなエビデンスはないが，収縮期血圧160 mmHg未満，拡張期血圧110 mmHg未満，ないしは平均血圧で降圧幅を15～20%以内にするというのが一般的である．

(3) 緊急症

収縮期血圧180 mmHg以上あるいは拡張期血圧120 mmHg以上を認めた場合は，高血圧緊急症と診断し治療を開始する．緊急に降圧が必要と判断した場合は静注薬を用いる．

降圧薬の選択

①妊娠20週未満では，第1選択薬としてメチルドパ，ヒドララジン，ラベタロールとする．
②妊娠20週以降では，上記3剤に長時間作用型ニフェジピンを加えた4剤が第1選択薬となる．
③1剤で十分な効果が得られない場合は2剤併用を考慮する．その場合，異なる降圧作用機序の組み合わせが望ましく，妊娠20週未満ではメチルドパとヒドララジン，あるいはラベタロールとヒドララジンが推奨される．妊娠20週以降では交感神経抑

制薬のメチルドパかラベタロールのいずれかと，血管拡張薬のヒドララジンか長時間作用型ニフェジピンのいずれかの併用が推奨される．
④降圧不十分な場合は2剤もしくは3剤の併用を考慮するが，それでも降圧効果が乏しい場合は静注薬(ニカルジピン，ニトログリセリン，ヒドララジン)への変更を考慮する．その際には胎児心拍モニタリングを行う．
⑤他のβ遮断薬，Ca拮抗薬の使用については，患者に説明しインフォームドコンセントをとり，医師の責任のもと使用する．
⑥妊娠の可能性のある女性と妊婦に対しては，アンジオテンシン変換酵素(ACE)阻害薬，アンジオテンシンⅡ受容体拮抗薬(ARB)のいずれも，原則として使用しない．

12) 発症予防

PIHを予防する決定的な方法はない．低用量アスピリンについては，妊婦および胎児で安全性が確認されており，ハイリスク妊婦に対しては投与されることがあるが，予防効果に関する結論は得られていない．

2. 妊娠関連急性腎不全

1) 腎前性
①産科的出血：前置胎盤，胎盤早期剝離，分娩後出血など．
②妊娠悪阻による循環血漿量低下．

2) 腎 性

(1) 血栓性微小血管症(thrombotic microangiopathy：TMA)
①preeclampsia：1.5～2%が急性腎障害を呈するとの報告がある．
②HELLP症候群：溶血(Hemolysis)，肝酵素上昇(Elevated Liver enzymes)および血小板減少(Low platelet)をきたす疾患で，preeclampsiaの重症型と考えられている．妊娠の0.17～0.85%で，重症preeclampsiaの10%に発症すると報告されており，妊娠30週以降に認めることが多い．根本的治療はターミネーション(妊娠の終了)である．
③急性妊娠脂肪肝(acute fatty liver of pregnancy：AFLP)：妊娠後期の急速進行性の肝不全を呈する妊娠特有の疾患であり，その発症頻度は1/5,000～1/10,000である．悪心，嘔吐，倦怠感，上腹部痛が典型的症状であり，肝酵素とビリルビンの上昇，高アンモニア血症，低血糖を認める．低アンチトロンビンⅢ活性(<60%)は例外なく認められるが，血小板減少は高度ではない．DICはよく合併する．腎障害の機序は不明であるが，血清クレアチニン2～3 mg/dL程度の上昇がみられることが多いとされる．治療はターミネーション(妊娠の終了)で，通常腎機能は回復する．
④血栓性血小板減少性紫斑病(thrombotic thrombocytopenic purpura：TTP)：血小板減少，溶血性貧血，腎機能障害，発熱，動揺性精神神経症状を伴う疾患として知ら

れているが，病期が進行しないとこれらの古典的5徴がそろわないとされている．von Willebrand因子切断酵素であるADAMTS13(a disintegrin-like and metalloproteinase with thrombospondin type 1)活性著減により診断される．

　*ADAMTS13*遺伝子異常による先天性TTP〔Upshaw-Schulman症候群(USS)〕と後天性TTPがあり，後天性TTPはIgG型抗ADAMTS13インヒビターによりADAMTS13活性が低下する．後天性TTPは原発性(特発性)と二次性に分類され，二次性ではADAMTS13活性は著減していない例がほとんどで，妊娠に伴うTTPもこれに含まれる．先天性TTPであるUSSでは，小児期発症(early-onset type)と成人期発症(late-onset type)があり，代表的なlate-onset typeの発症因子が妊娠である．治療はUSSの場合は新鮮凍結血漿(fresh frozen plasma：FFP)輸注によるADAMTS13の補充，後天性TTPの場合は早期に血漿交換を行う．

⑤溶血性尿毒症症候群(hemolytic uremic syndrome：HUS)：血小板減少，溶血性貧血，急性腎不全を3徴とする疾患である．志賀毒素産生大腸菌(Shiga toxin-producing *Escherichia coli*：STEC)によるものが90%以上である．それ以外で，補体第2経路の制御因子の異常によって発症する非典型HUS〔atypical HUS(aHUS)〕がある．aHUSのほとんどは分娩後に発症するとされている．治療は血漿交換であるが，補体C5に対するモノクローナル抗体であるエクリズマブも効果が期待される．

(2) 敗血症
感染流産，腎盂腎炎，子宮内膜炎，絨毛膜羊膜炎など．

(3) 腎後性
尿路の閉塞：腎結石，膨張した妊娠子宮による両側尿路閉塞など．

第6章 尿細管間質性腎炎

各論

　尿細管間質は腎の80％を占める領域である．尿細管間質障害は，その原因が何であれ，糸球体障害と比べ，糸球体濾過量（GFR）の低下とより強い相関関係を示すことが知られている．尿細管間質障害を食い止めることが腎機能保護へとつながる可能性があり，近年注目されている．

　尿細管間質性腎炎は，その経過から急性と慢性に分けられ（表6-1），また，その原因からWHOにより詳細な分類がなされている（表6-2）．

　本項では，急性尿細管間質性腎炎については最も多くを占める薬剤性を中心に述べる．

表6-1 急性および慢性尿細管間質性腎炎の特徴

1．急性尿細管間質性腎炎
①急性の発症で急性腎不全（しばしば非乏尿性）を呈することが多い
②病歴上，先行した感染症，薬剤服用があることが多い
③発熱，発疹，関節痛，肉眼的血尿のほか急性腎不全を示す症状がある
④検査所見として，腎機能障害（血清尿素窒素やクレアチニンの上昇），各種炎症所見，血尿，尿中低分子蛋白（α_1およびβ_2ミクログロブリン）やNAGの増加が認められる
⑤画像診断で，腎は萎縮せずむしろ腫大傾向を示す
⑥腎生検では，間質の浮腫や小円形細胞浸潤，尿細管変性・壊死および尿細管炎の所見が観察される
2．慢性尿細管間質性腎炎
①尿所見には明らかな変化が認められないまま，徐々に腎機能が低下して慢性腎不全に至る
②尿濃縮力の低下，尿酸性化障害，尿中低分子蛋白（α_1およびβ_2ミクログロブリン）や尿中 N-アセチル-β-グルコサミニダーゼ（NAG）の増加など尿細管障害を示す所見がある
③画像診断で，腎萎縮傾向が認められる
④腎生検では，糸球体の変化に比較して，尿細管の変性・脱落，間質の拡大・線維化が著しい

（大田　健，奈良信雄編．今日の診断基準．東京：南江堂；2007．p.423-424より作成）

表 6-2 WHO 尿細管間質血管病変分類改訂版

a．炎症性尿細管間質性疾患
　1．感染性
　　1）細菌性急性，慢性腎盂腎炎（黄色肉芽腫，マラコプラキア），尿細管間質性腎炎および腎膿瘍
　　2）真菌
　　3）ウイルス（サイトメガロウイルス，アデノウイルス，ポリオーマウイルスなど）
　　4）寄生虫
　　5）結核（乾酪空洞）など
　2．薬剤性
　　1）急性腎毒性尿細管障害（アミノ配糖体薬，セフェム薬，カルバペネム薬，免疫抑制薬など）
　　2）過敏性尿細管間質性腎炎（β-ラクタム薬，キノロン薬，抗結核薬など）
　　3）慢性腎毒性尿細管障害（抗癌剤，鎮痛薬，免疫抑制薬，リチウム，アリストロキア酸腎症など）
　3．免疫異常（抗尿細管基底膜抗体，免疫複合物，細胞性免疫，即時型過敏症）
　　1）抗尿細管基底膜病　2）ループス腎炎　3）Sjögren 症候群　4）IgG4 関連腎症　5）移植腎拒絶反応　6）薬剤（非ステロイド性抗炎症薬）など
　4．全身疾患
　　1）サルコイドーシス　2）抗好中球細胞質抗体（ANCA）関連性腎炎　3）アレルギー性肉芽腫性血管炎（Churg-Strauss syndrome）　4）Wegener 肉芽腫症　5）関節リウマチ　6）Castleman 病など
b．閉塞性尿細管間質性疾患
　1．水腎症　2．逆流性腎症　3．膿腎症　4．乳頭壊死（糖尿病など）
c．代謝性尿細管間質性疾患
　1．高カルシウム性腎症（腎石灰化症）　2．痛風腎　3．オキサローシス　4．低カリウム性腎症
　5．浸透圧性腎症　6．Fabry 病　7．糖原病　8．糖質，脂質，硝子滴変性，胆汁性，鉄，銅など
d．腫瘍性あるいは増殖性尿細管間質性疾患
　1．骨髄腫腎（円柱性腎症，アミロイドーシス）　2．軽鎖沈着症　3．血液疾患などの浸潤
e．糸球体疾患や血管病変などによる続発性尿細管間質病変
f．先天性尿細管間質性疾患
　1．家族性若年性ネフロン癆（遺伝性尿細管間質性腎炎）　2．髄質囊胞症　3．多囊胞腎
g．尿細管輸送障害
h．放射線腎症
i．血管疾患
　1．高血圧　2．血栓，塞栓，梗塞　3．抗リン脂質抗体症候群
j．腎動脈狭窄
k．腎増殖性血管症と血栓性血管症
l．腎血管炎
m．その他

（日本腎臓学会・腎病理診断標準化委員会，日本腎病理協会．腎生検病理アトラス．東京：東京医学社；2010．p.79-82 より作成）

1 急性尿細管間質性腎炎（薬剤性）

1. 疫　学

　間質の炎症は，1860年にBiermerにより初めて報告され，1898年にはCouncilmanにより急性間質性腎炎として報告された．これらの初期の報告の多くは，小児の感染症，特に猩紅熱やジフテリアにおいて発症したものである．

　20世紀に入って感染症が激減し，1940年代に抗菌薬が医療に導入されると，抗菌薬は急性尿細管間質性腎炎の最大の原因となった．薬剤性急性間質性腎炎は1940年代に，スルホンアミドの合併症として最初に報告され，その後，1960年代にはメチシリンやペニシリンによる報告がなされた．その頃から，すべての抗菌薬が原因になりうるとされるようになった．抗菌薬に加え，非ステロイド性抗炎症薬（NSAIDs）が急性尿細管間質性腎炎の主要な原因となり，やがて抗菌薬をしのぐと報告されるようになった．さらに近年，プロトンポンプ阻害薬（proton pump inhibitor：PPI）による急性間質性腎炎の報告が増加している．

　尿細管間質性腎炎（tubulointerstitial nephritis：TIN）は，腎生検全体の1〜3％を占めると報告されている．しかし，急性腎障害（acute kidney injury：AKI）で腎生検をされた症例に限ると，腎生検中の15〜27％をも占め，日本腎生検レジストリー（Japan Renal Biopsy Registry：J-RBR）では，2009〜2010年まででTINは急性が1.5％，慢性が1.8％にみられた[1]．急性TINのうち，薬剤に起因するものは2/3以上を占め，15％が感染，10％が原発性（特発性），4％がTINU（tubulointerstitial nephritis and uveitis syndrome）症候群，残りが全身性疾患によるものとされている[2]．近年，薬剤性の急性TINは増加傾向にあるといわれており，日常臨床でもしばしばみられる．

2. 原因：発症・進展機序

　薬剤性急性TINは，免疫学的機序を介するもの，直接的障害型などに分類される（表6-3）．

1）免疫学的機序を介するもの

　薬剤性急性TINの原因として最も多いのが，薬剤に対するアレルギーが原因となって，急性TINを起こし，急性腎不全にいたる過敏反応に基づく腎障害である．薬剤服用歴が重要であるが，通常，原因薬剤の投与後数日から2週間を経過してから発症することが多く，T細胞が薬剤に対して感作されるのに必要な期間と考えられる．投与量には依存しないと考えられている．本症が出現するのは，原因薬剤を投与された患者の数％のみであること，同一薬あるいは類似薬を投与すると再発すること，皮疹・発熱・好酸球増加といった過敏症状や間質性腎炎および尿細管炎の組織所見を示すことから，アレ

表 6-3　薬剤性尿細管障害の分類と関連薬剤

1. 免疫学的機序を介する障害
   a. 急性尿細管間質性腎炎(過敏反応に基づく腎障害)
      βラクタム系抗菌薬：ペニシリン，合成ペニシリン，セファロシン
      抗結核薬：リファンピシン
      NSAIDs：フェノプロフェン
      ニューキノロン系
      抗てんかん薬
      プロトンポンプインヒビター：オメプラゾール
   b. 慢性尿細管間質性腎炎
      抗潰瘍性大腸炎製薬：メサラジン
2. 直接障害型(量依存性)
   a. 急性障害型
      1) アミノグリコシド系抗菌薬：ゲンタマイシン
         セファロスポリン系抗菌薬
         抗真菌薬：アムホテリシン B
         シクロスポリン A
         抗癌剤：シスプラチン
      2) 腎性尿崩症
         抗躁薬：リチウム
   b. 慢性障害型(量依存性)，間質線維化
      鎮痛薬：フェナセチン(乳頭壊死)
      シクロスポリン A(髄放線域)
      アリストロキア酸
      カドミウム
3. 間接障害型
   a. 腎前性急性腎不全(腎血流減少作用)
      NSAIDs，アンジオテンシン変換酵素阻害薬，アンジオテンシンⅡ受容体拮抗薬，シクロスポリン A，活性型ビタミン D_3，インターフェロンα
   b. 円柱腎症，尿細管閉塞
      腫瘍溶解症候群(抗腫瘍薬)：メトトレキサート
      横紋筋融解に伴うミオグロビン円柱：スタチン製剤，抗ヒスタミン薬：ジフェニルヒドラジン
      ワルファリン
4. 浸透圧性腎症 Osmotic nephrosis
   造影剤，大量γグロブリン療法
5. 低カリウム血症性腎症
   利尿薬(サイアザイド誘導体：フロセミド)
   下剤(ジフェニルメタン誘導体)
6. ファンコニー症候群
   ストレプトゾシン，イホスファミド，テトラサイクリン
7. その他
   エダラボン(フリーラジカル・スカベンジャー)

(城　謙輔. 薬剤性腎障害の病理. 日腎会誌 2012；54：958-971 より作成)

ルギー性の免疫反応による機序が想定される．

　薬剤により，Ⅰ～Ⅳ型アレルギーすべての機序が起こりうるが，T細胞主体のリンパ球浸潤がみられることからも，おもに細胞性免疫反応の関与するⅣ型（遅延型アレルギー）による病変と考えられる．詳細は解明されていないが，薬剤をハプテンとした抗原認識によって生じるアレルギー反応と考えられている．薬剤のような低分子物質は，それ自体が抗原になること（免疫原性）はないが，自己蛋白と結合すると免疫原性をもつものがあり，これをハプテンとよんでいる．薬剤がハプテン化して尿細管ないし間質を構成する蛋白質に結合し，細胞性あるいは液性免疫反応を交えた反応が続発するというものである．また，それ以外に，ハプテン化抗原認識反応だけでは説明できない場合もあることがわかってきた．近年，Pichlerらは，ハプテンによらない機序として，必ずしも薬剤感作を必要としない，非特異的なメモリーT細胞活性化反応であるpharmacological interaction concept（p-i concept）を提唱し，注目されている[3]．

　原因となる薬剤としては，抗菌薬，NSAIDs，そしてPPIによる急性TINの報告が増えている[4]．その他に，アロプリノールなどが多いとされている．

2）直接的侵襲による中毒性

　ある一定量以上の薬剤を使用すると，個体の免疫学的特異性とは関係なく，用量依存的に惹起される障害を中毒性TINという．アミノグリコシド系抗菌薬，抗真菌薬，シスプラチンなどが原因薬剤としてあげられる．また，やせ薬として使用されたChinese herbの主成分であるアリストロキア酸により急性に進行する線維化を主とした間質病変を呈した例が報告されている[5]．これらは，慢性TINの原因にもなりうる．

3. 症　状

　急性TINの特徴を表6-1-1に示す．

　急激な腎不全に伴う乏尿を認め，浮腫を呈することもあるが，非乏尿性も少なくない．尿所見は蛋白尿，血尿などを認めるが，一般に軽度であることが多い．炎症性の腎腫大により，腎被膜の伸展による腰背部痛を認めることがある．薬剤過敏性TINでは，全身過敏症に基づく発熱，皮疹，関節痛の3徴を認めるとされるが，この3徴がすべてそろうのは全体のわずか10％という報告もあり，症状の発現頻度は，報告によりばらつきがある．

　あらゆるβ-ラクタム系抗菌薬は急性TINを誘発させる可能性があるが，メチシリン使用に続発するアレルギーが最も高率であると報告されている．その他に，NSAIDsによる急性TINは，高齢者で，長期間（数カ月～数年）にわたって原因薬剤に曝露されてきた患者に発症しやすいとされている．NSAIDs関連の急性TINでは微小変化型ネフローゼ症候群を高頻度に発症し，典型的な場合は急性TINによる急性腎不全発症と同時に出現する．

4. 診断（病理）

　確定診断には，腎生検による組織診断を要する．ただし，急激に腎不全が進行する場合も多く，腎生検を施行する前に，画像検査，血液・尿所見などから，鑑別診断として，本疾患を念頭におくことが必要である．超音波検査やCTでは，腎は腫大していることが多い．核医学検査（Gaシンチグラム）では，腎におけるびまん性の集積を認める．

　血液検査では，腎機能障害を反映した血清尿素窒素やクレアチニンの上昇に加え，血清IgEの上昇，好酸球増加を認めることがある．また尿中好酸球の検出が診断に有用な場合があるが，必ずしも頻度は高くない．

　尿検査では，近位尿細管の障害によって糸球体から濾過された低分子蛋白が再吸収されないため，尿中排泄が増加する．尿中 β_2 ミクログロブリンや α_1 ミクログロブリンは近位尿細管障害のマーカーとして有用である．

　なお，急性TINでは，眼底検査も必ず行うことが望ましい．特発性急性TINの1つである，ぶどう膜炎を合併するTINU症候群は，通常は両眼性の前眼部ぶどう膜炎で軽症例が多く，ステロイドによく反応する．しかし，後眼部ぶどう膜炎や脈絡膜炎を起こした場合には失明する危険があるため，注意深く鑑別することが必要である．

　腎組織の光顕所見では，間質への炎症細胞浸潤と，これに合併した間質浮腫および尿細管への細胞浸潤（尿細管炎）が認められる（図6-1）．蛍光抗体法所見では，大半の症例では腎組織に免疫グロブリンの沈着は認められない．間質浮腫領域には，フィブリノゲン陽性所見がみられることもある．

　原因薬剤の特定には，薬剤リンパ球刺激試験（drug lymphocyte stimulation test：DLST）も有用であるが，偽陰性や偽陽性もありうるので注意が必要である．

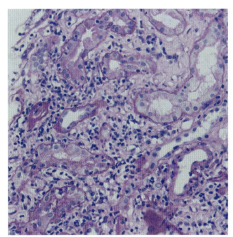

図6-1　薬剤性急性尿細管間質性腎炎（PAS染色）
　間質の炎症性細胞の著しい浸潤，尿細管炎を認める．

5. 治療：新しい治療法の実際と効果

　原因と思われる薬剤をすみやかに中止する．薬剤の中止のみで症状の改善が認められることも多いが，重篤な場合はステロイド療法を行う．ステロイド薬投与については，その有効性が証明されていないが，炎症が進行して間質線維化にいたるのを最小限にとどめ，腎障害を残すことを避ける目的で使用される．被疑薬を中止してから2週間以内にステロイド療法を開始したほうが，そうでない群より腎機能が改善したとの報告もみられる．腎障害が急激に進行する場合には，透析療法を要することもある．

6. 予　後

　薬剤性急性TINは，比較的早期に発見されれば，被疑薬の中止で軽快することもあり，予後はよいとされる．しかし，重篤な場合は，腎障害を残すことも多い．すでに尿細管の破壊性病変や間質線維化が強い症例では，腎障害が残って慢性腎臓病(chronic kidney disease：CKD)となり，その後も十分な腎保護療法が必要となる．一方，TINU症候群は，腎組織所見は著しいが，比較的早期に発見されればステロイド療法に反応することから，予後は比較的良好である．

2 慢性尿細管間質性腎炎

1. 疫　学

　慢性尿細管間質性腎炎(慢性TIN)は，慢性の経過で間質にリンパ球を主体とする細胞浸潤や線維化がみられ，尿細管が萎縮・消失する疾患である．
　発症頻度は，J-RBRでは2009〜2010年までで慢性TINが1.8％にみられたと報告されている．すでに腎萎縮を伴っているものは，腎生検をせずに経過をみる場合もあるため，実際の頻度はもっと多いと考えられる．
　職業環境や公衆衛生の改善，また米国ではフェナセチンの薬局での販売が禁止されたことなどにより，鉛やカドミウムなどの重金属や，フェナセチンによる慢性TINの発症は劇的に減少したとされている．今日では，腎虚血や糸球体疾患に続発して起こるものも増えている．本項では，原発性(特発性)のものに限って解説する．

2. 原因：発症・進展機序

　慢性TINの原因は多様である．原因としては，自己免疫疾患では，サルコイドーシスやSjögren症候群，抗尿細管基底膜(TBM)抗体型腎炎，抗糸球体基底膜(GBM)抗体型腎炎などがある．原発性(特発性)のものでは，ぶどう膜炎を伴うTINU症候群がある．薬剤では，鎮痛薬性腎症，漢方薬による腎症(アリストロキア酸)，躁病薬(リチウム)などがあ

り，そのほかに重金属によるもの（鉛，カドミウム）や，バルカン腎症，代謝性疾患（低カリウム血症，高カルシウム血症，痛風），そして近年報告されたIgG4関連疾患などがある．

慢性TINの初期には，明らかな腎障害が存在しても糸球体は比較的正常であることが多い．間質障害が進行するにつれ，糸球体異常はより明らかとなり，傍糸球体の線維化，分節性硬化，ついには全節性硬化となる．

近年，尿細管間質障害進展・増悪に関与する因子として，低酸素，レニン-アンジオテンシン系（RAS）の活性化，大量の蛋白尿などが報告されている．一方，尿細管間質障害が進展すると，尿細管が閉塞し，尿細管に連続しないatubular glomeruliの形成による糸球体虚脱や硬化，糸球体濾過量（GFR）の低下が引き起こされる．尿細管の萎縮や間質の線維化は，傍尿細管毛細血管を含む間質の血管床を減少させ，慢性虚血や尿細管間質障害がさらに進行するという悪循環を形成する．糸球体障害と尿細管間質障害が互いに関連し合いながら腎障害が進行していく．

3．症　状

慢性TINの特徴を表6-1-2に示す．

多くの症例は無症状で経過し，検診での尿異常や血清クレアチニン高値などで発見されることも多い．25％に尿糖陽性，28％が尿培養陽性であったとの報告もある．尿酸性化障害や尿濃縮障害もよくみられ，多尿，夜間頻尿，口渇などの尿濃縮障害に基づく症状を認めることが多い．低カリウム（K）血症による筋力低下を認めることもある．尿酸を再吸収する尿細管が障害されるため，血清尿酸の上昇はさほど認めないといわれる．貧血が比較的早期からみられることが多いが，間質にあるエリスロポエチン産生細胞が早期に機能低下するためと考えられている．

4．診断（病理）

確定診断は，急性TINと同様に腎生検組織で行うが，すでに進行した症例では腎萎縮を伴うため腎生検が困難な場合や，糸球体病変を合併し診断が困難なこともありうる．

腎組織では，上皮の扁平化を伴う尿細管細胞の萎縮，尿細管の拡大，間質の線維化，尿細間間質への単核球の浸潤，TBMの肥厚などを認める．細胞浸潤は，リンパ球，マクロファージなどからなっている．ときに，好中球，形質細胞，好酸球がみられることもあるが，これらの細胞浸潤は急性TINに比べ明らかではない．肉芽腫を形成する例もあり，類上皮様のマクロファージの浸潤による肉芽腫形成でしばしば多核巨細胞を伴う．薬剤性やサルコイドーシスによるものが多い．

急性TINでは糸球体は正常であることが多いが，進行した慢性TINでは，進展した尿細管間質性障害により，尿細管が閉塞し，atubular glomeruliの形成による糸球体虚脱や硬化を認める．

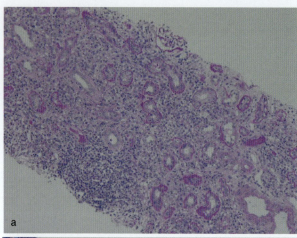
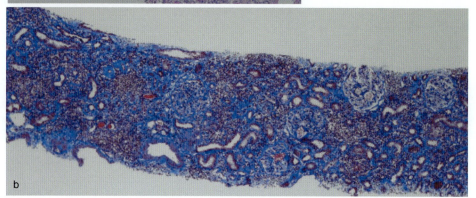

図 6-2 慢性尿細管間質性腎炎（Sjögren 症候群）
　a：間質のリンパ球主体の炎症性細胞浸潤，尿細管炎，尿細管の萎縮を認める（PAS 染色）．
　b：間質の線維化を認める（Masson 染色）．

図 6-2 に Sjögren 症候群による慢性 TIN の組織像を示す．

5. 治療：新しい治療法の実際と効果

　慢性 TIN でも，原因が明らかなものには原疾患に対する治療が基本である．間質線維化の進行を抑える根本的な治療は確立されていない．細胞浸潤が比較的多い症例では，ステロイド療法も考慮するが，急性 TIN と比べると効果は期待できないことが多い．腎障害に対しては，CKD に対する一般的な治療がなされている．食塩や蛋白の摂取制限や，高血圧を伴う場合は RAS 阻害薬などの使用も考慮するべきだが，少量から慎重に投与することが望ましい．一方，尿の濃縮力障害が著しい場合には，水分摂取を促すことや電解質補正などの対策も必要となる．

6. 予　後

　予後は，その疾患固有の病態や腎障害の程度によって決定される．ステロイド反応性のよい TINU 症候群や IgG4 関連疾患などでは，早期に発見し治療が開始できれば予後がよい．また，Sjögren 症候群では，一般的には末期腎不全への移行は少ないとされている．

　しかし，発見時にはかなり進行していることも多いため，すでに慢性化している場合は，尿細管萎縮や間質の線維化へと不可逆的に進展し，慢性腎不全へと進む．CKD としての治療が必要になる．

3　急性腎盂腎炎

　腎臓の感染症は，尿細管間質性腎炎の主要な原因の1つである．以前は TIN とは区別されていたが，病理組織学的に間質への細胞浸潤・線維化を認めるため，近年，TIN として扱われている．

　細菌，ウイルス，真菌などによる直接感染により尿細管間質に炎症を起こす疾患を腎盂腎炎とよぶ．これらは，次の3つの急性腎病変に分けられる．

①古典的な急性腎盂腎炎で実質の炎症が特徴であり，腎臓内の急性の細菌侵入による．
②直接的な感染による急性 TIN であるが，臨床的な画像所見に乏しく，病変が限局しているもの．
③急性 TIN が全身性感染症に対する炎症反応として発症し，微生物の直接侵入によるものではない．臨床的に，この概念は急性薬剤性アレルギー性 TIN に類似しており，過敏症によるものと考えられている．

　感染性 TIN と微生物との関係(表6-4)では，細菌によるものが最も多い．そのほかに，腎移植後のレシピエントの場合，免疫抑制薬の発展によるウイルス感染症が問題となっている．免疫抑制薬，特にカルシニューリン阻害薬が免疫抑制の中心的役割を担うようになってからは，ウイルス感染が主な問題となっており，レシピエントに潜伏感染していたウイルスの再活性化や既感染ドナーからの持ち込みによるものなどがある．このうち，間質性腎炎の原因と指摘されているのは，サイトメガロウイルス，アデノウイルス，ポリオーマウイルス，単純ヘルペスウイルスである．特に，近年，移植腎におけるポリオーマウイルス中の BK ウイルス(polyomavirus BK：BKV)感染が注目されており，下部尿路に潜伏していた BKV が免疫抑制を契機に再活性化され，BKV 腎症を発症する．腎予後は不良で，移植腎に BKV 腎症が起こると，5年以内に約半数が移植腎を喪失すると報告されている．

　本項では，以下，細菌性急性腎盂腎炎を中心に述べる．

表 6-4 感染性尿細管間質性腎炎における微生物

直接感染による急性尿細管間質性腎炎	
細菌	急性腎盂腎炎：最も一般的，*Escherichia coli* 他種：クレブシエラ，プロテウス，緑膿菌，セラチア レプトスピラ 抗酸菌（Mycobacteria）
真菌	急性腎盂腎炎：最も一般的，カンジダ種 他種：クリプトコッカス，アスペルギルス ヒストプラズマ ブラストマイコーシス ノカルジア，放線菌種
リケッチア	*Rickettsia rickettsii* 地中海性斑状熱 Q 熱
ウイルス	サイトメガロウイルス ハンタウイルス アデノウイルス ポリオーマウイルス（特に BK 型） エンテロウイルス 単純ヘルペスウイルス
全身性感染症の反応性急性間質性腎炎	
細菌	ブルセラ種 レジオネラ レプトスピラ エルシニア偽結核症
ウイルス	EB ウイルス ヒト免疫不全ウイルス 川崎病 ルベラウイルス
寄生虫	リーシュマニア トキソプラズマ

（Seshan SV, et al, editors. 重松秀一ほか監訳. 腎疾患の病理アトラス—尿細管間質疾患と血管疾患の WHO 分類. 東京：東京医学社, 2005. p.53-57 より作成）

1. 疫　学

　腎盂腎炎は尿路に侵入した菌が上行性感染を起こし，集合管から腎実質内へ侵入して炎症が惹起されることにより発症する．なかでも，腎盂腎炎は，感染症によるTINのなかで最も多い疾患である．20～30歳代の女性に最も多くみられる．

　尿路感染症の好発年齢には3つのピークがある．

　第一のピークは小児時であり，先天性水腎症，膀胱尿管逆流症(vesicoureteral reflux：VUR)など尿路の先天性奇形を基礎疾患とする慢性複雑性腎盂腎炎が多く，男女差はない．

　第二のピークは性的活動期の女性であり，性交渉による細菌の尿路への侵入頻度が高まるためのもので，単純性尿路感染症の頻度のうち最も多い．

　第三のピークは高齢者であり，男性では前立腺肥大症や前立腺癌などの前立腺疾患，男女共通のものとしての糖尿病，神経因性膀胱，尿路上皮癌などを基礎疾患とする慢性複雑性腎盂腎炎である．

2. 原因：発症・進展機序

　尿路に侵入した菌が膀胱粘膜へ付着・定着し，粘膜組織へ侵入し炎症が惹起されることにより膀胱炎が発症する．さらに上行性に菌が腎まで到達し，集合管から腎実質内へ侵入して炎症が惹起されることにより腎盂腎炎が発症する．そのため，腎盂腎炎が発症する前に，排尿痛，残尿感，頻尿などの膀胱炎による症状を認める場合もある．

　感染の成立にはいくつかの条件が必要であり，細菌側と宿主側に分けられる．本来，尿路上皮は細菌などを排除する機構をもっているが，腎盂腎炎が発症するには，それに逆らって細菌の尿路上皮への付着・侵入することが不可欠である．起炎菌となることの多い尿路病原性大腸菌での検討では，腎盂腎炎では大腸菌が細胞周囲にもつtype I 線毛，P線毛や外毒素などが大きな役割を担うことが報告されている．

　Type I 線毛はTamm-Horsfall蛋白などに結合し，尿路感染症の感染初期に関与し，さらに尿路上皮への侵入にも関与するとされている．一方，P線毛は尿路上皮細胞表面に存在するα-D-galactopyranosyl-(1-4)-β-D-galactopyranosideに結合する．P線毛は，膀胱炎や前立腺炎患者に比べ，腎盂腎炎患者で高率に陽性であったと報告されており，腎盂腎炎の発症に深く関与しているとされている．宿主側の原因としては，外毒素があり，宿主細胞を直接傷害し，付着した細菌が侵入しやすくする役目をもっている．

　発症の誘因としては，排尿我慢，性行為，寒冷曝露，過労などがあげられている．

　尿路感染症は尿流に影響を及ぼす基礎疾患の有無により，単純性と複雑性に分類される．尿路感染症の起炎菌分布は，基礎疾患をもたない単純性尿路感染症と基礎疾患を有する複雑性尿路感染症とで大きく異なる．

　単純性尿路感染症の起炎菌の70～80％はグラム陰性桿菌であり，その大部分が大腸菌

であり，そのほか，腸球菌，肺炎桿菌，プロテウス属などが認められることがある．複雑性腎盂腎炎の起炎菌は，大腸菌，腸球菌，緑膿菌が3大起炎菌とされているが，これ以外にもクレブシエラ属，プロテウス属などのグラム陰性桿菌や，表皮ブドウ球菌，メチシリン耐性黄色ブドウ球菌（methicillin-resistant *Staphylococcus aureus*：MRSA）なども多く認められる．複雑性の場合，これらの菌が複数存在することも多く，さらにキノロン系薬耐性菌，extended spectrum β-lactamase（ESBL）産生菌なども増加傾向にあるため，注意が必要である．

炎症細胞が間質に浸潤することにより間質の線維化をきたし，尿細管間質障害が引き起こされると考えられている．

3．症　状

悪寒戦慄を伴う高熱，腰背部痛，悪心・嘔吐などの消化器症状，全身倦怠感を認める．理学所見として，患側の肋骨脊柱角（costovertebral angle：CVA）の圧痛や叩打痛が特徴である．重症となるとショックを伴うことがあり，血行動態にも注意が必要である．

4．診断（病理）

肉眼的に尿は混濁した膿尿になり，検尿で血尿・細菌尿を認め，尿沈渣では白血球を多数認める．血液検査では，白血球増多，核の左方移動，CRP上昇，赤沈亢進などの炎症所見がみられる．感染症の診断および重症度の判定に，プロカルシトニン（PCT）も有用である．

組織所見では，腎実質に，びまん性の急性炎症細胞，特に多核白血球の浸潤を認め，さまざまな程度の尿細管炎，尿細管壊死，微小膿瘍を伴う．拡張した尿細管が好中球で満たされるのが特徴的である．巨細胞を伴う壊死性肉芽腫は，真菌感染の際にときどき認められる．糸球体と血管には比較的影響が少ない．

急性腎盂腎炎の診断は，症状や血液・尿所見，画像所見でなされるため，腎生検が行われることはあまりない．図6-3に，尿路結石を伴う腎盂腎炎に対し，抗菌薬投与や腎瘻造設を行ったが，感染のコントロールが困難で腎摘を要した症例の腎組織を示す．そのほか，腎移植患者では，拒絶反応と急性腎盂腎炎との鑑別を目的に腎生検を行われることがある．

5．治療：新しい治療法の実際と効果

治療は抗菌化学療法が中心となる．治療を開始する前に，必ず尿検体を採取し，尿の定量培養検査を行っておくことが重要である．

軽症の単純性腎盂腎炎では，経口ニューキノロン系薬または新経口セフェム系薬を投与する．高度な発熱・脱水・食欲不振などを伴う重症例においては，入院加療とし，第

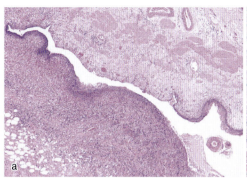
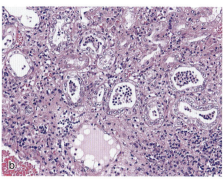

図 6-3 急性腎盂腎炎
a：腎盂尿路上皮ではびらんと炎症像を認め，腎盂は拡大している(PAS 染色)．
b：腎実質において，好中球集簇からなる微小膿瘍形成や，尿細管内の好中球主体の円柱などが認められる(PAS 染色)．

（NPO 法人北海道腎病理センター 小川弥生先生ご提供）

2・第 3 セフェム系注射薬を投与する．腎排泄型の β-ラクタム系やニューキノロン系，アミノグリコシド系は腎臓への臓器移行性に優れている．ただし，このうちアミノグリコシド系は安全域が狭いので，腎機能低下時には投与量などに注意を要する．

　複雑性腎盂腎炎でも，非カテーテル留置例では，単純性尿路感染症と同様の菌が分離されることが多いため，同様の治療を行う．カテーテル留置例では，これまでの治療により，抗菌薬に耐性ができていることが多いため，キノロン系薬耐性菌，EBSL 産生菌，metallo-β-lactamase 産生菌，MRSA などに留意して，抗菌スペクトルが広く抗菌力に優れている薬剤（第 4 世代セフェム系注射薬，カルバペネム系注射薬，キノロン系注射薬）などを投与する．

　単純性・複雑性腎盂腎炎ともに，培養結果と薬剤感受性が判明したら，有効な抗菌薬に変更する．初期治療で治療効果がみられる場合でも，多剤耐性菌の誘導が心配されるため，抗菌スペクトラムの狭い抗菌薬に変更する．複雑性尿路感染症では，抗菌薬による治療と同時に，尿路基礎疾患(尿流停滞や体内異物)，全身疾患(糖尿病や免疫抑制状態)のコントロールを行う必要がある．また，無症候性膿尿・細菌尿に対しては，むやみに抗菌薬を投与するべきでない．漫然とした抗菌薬投与は，多剤耐性菌の分離頻度を高くすることが報告されている．

6．予後(含む慢性化)

　急性腎盂腎炎は，早い時期の受診と適切な加療で治癒させることが必要である．できるだけ早く感染を終息させることが，尿細管間質障害を最小限に食い止めることにもつ

ながる．
　急性腎盂腎炎は再発しやすく，寛解期の生活指導（水分摂取励行，尿意を我慢しない，陰部の清潔保持）が必要である．単純性急性腎盂腎炎から続発的に慢性腎盂腎炎になる例はまれとされているが，急性腎盂腎炎は，再発を繰り返すうちに VUR を生じるようになり，悪循環に陥ることがある．VUR を生じると，慢性の経過で，腎盂・腎実質に慢性炎症，炎症瘢痕形成，萎縮変形，腎機能障害などを呈する慢性腎盂腎炎へと進行する場合があるため，注意を要する．

文献

1) Sugiyama H, et al. Committee for Standardization of Renal Pathological Diagnosis；Committee for Kidney Disease Registry；Japanese Society of Nephrology：Japan Renal Biopsy Registry and Japan Kidney Disease Registry：Committee Report for 2009 and 2010. Clin Exp Nephrol 2013；**17**：155-173.
2) Praga M, González E. Acute interstitial nephritis. Kidney Int 2010；**77**：956-961.
3) Pichler WJ. The p-i concept：pharmacological interaction of drugs with immune receptors. World Allergy Organ J 2008；**1**：96-102.
4) Muriithi AK, et al. Biopsy-proven acute interstitial nephritis, 1993-2011：a case series. Am J Kidney Dis 2014；**64**：558-566.
5) Debelle FD, et al. Aristolochic acid nephropathy：a worldwide problem. Kidney Int 2008；**74**：158-169.

各論 第7章 尿細管機能異常

1 腎性糖尿

1. 定義・概念

腎性糖尿(glucosuria)とは，血糖値が正常であるにもかかわらず，尿中に病的な尿糖排泄($500\ \text{mg}$/日/$1.73\ \text{m}^2$ 以上)が認められる尿細管異常をいう．

Marble の定義[1]を表7-1に示すが，尿糖排泄量は $10 \sim 100\ \text{g}$/日と広範囲にわたり，妊娠中に増加することを除けば，個々の症例の尿糖排泄量はほぼ一定である．

2. 疫　学

全国の児童を対象に，1992年から学校検尿の必須項目として早朝尿を利用した尿糖スクリーニングが実施されている．この尿糖検査方式には図7-1に示す2通りの方法があるが，1次・2次検査で±〜+以上(尿糖排泄量 $500\ \text{mg/dL}$ 以上)を示したものを尿糖陽性者とし，3次精密検査として経口ブドウ糖負荷試験(OGTT)を行って学童期の糖尿病を診断している[2,3]．

東京都における成績では，1次・2次検査の尿糖陽性率はおのおの 0.05％ 前後であり，この値は毎年ほぼ一定している．そして 2000〜2009 年の学校検尿・尿糖スクリーニング

表7-1 Marble の定義による腎性糖尿

①高血糖を伴わない尿糖で，排泄量は $10 \sim 100\ \text{g}$/日と広範にわたるが，妊娠中に増加することを除けば，個々の症例の排泄量はほぼ安定している．
②尿糖の程度は食事摂取にほとんど無関係であるが，糖質摂取量によっては多少変動する．一般的に一晩絶食後を含め，すべての尿検査で尿糖を認める．
③尿糖はグルコースに限局され，ガラクトース，果糖，五炭糖，七炭糖，乳糖，ショ糖などの他の糖質は検出されない．
④糖質の貯蔵および利用は正常である．
⑤経口ブドウ糖負荷試験，血中インスリン，遊離脂肪酸，HbA1c は正常である．

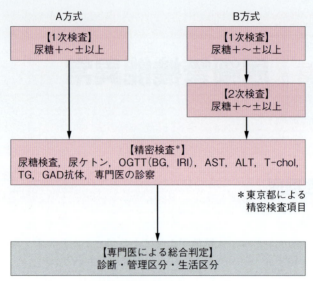

図7-1 学校検尿・尿糖スクリーニングシステム

で3次精密検査を受診した200人の判定結果は，1型糖尿病が13人(6.5％)，2型糖尿病が52人(26.0％)であり，耐糖能障害を認めずに"腎性糖尿"と診断された症例は135人(67.5％)だった．2000〜2009年の学校検尿・尿糖スクリーニングの総受診者は2,323,017人であり，これらの結果を考えると，学童期における腎性糖尿の有病率は10万人あたり5.81人程度と推測される[4]．

3. 原因：発症・進展機序

腎糸球体で濾過されたブドウ糖は，近位尿細管刷子縁に存在するNa-D-glucose cotransporterにより尿細管腔側から尿細管細胞へ取り込まれ，さらにGLUT2（glucose transporter 2；促通拡散糖輸送担体）により血管側へ放出される．

Na-D-glucose cotransporterには2種類が同定されている．近位尿細管の中間部から終末部に多い高親和性・低輸送能のSGLT（sodium-dependent glucose cotransporter）1と，近位尿細管起始部に多い低親和性・高輸送能のSGLT2である．SGLT1は腸管にも発現するが，SGLT2は近医尿細管に特異的である．大量の原尿からブドウ糖を90％以上再吸収するためにはSGLT2の存在が必要であり，その後確実にブドウ糖をほぼ99.9％まで再吸収するためにSGLT1が存在する[5]．

尿細管におけるブドウ糖の再吸収には限界があり，これをTmG（transport maximum of glucose；尿細管糖再吸収極量）という．男性では平均375 mg/分/1.73 m^2，女性では

平均303 mg/分/1.73 m² 程度である．これ以上のブドウ糖が糸球体濾液に移行すると，再吸収できずに残ったブドウ糖が尿中へ排泄され，すなわち糖尿となる．正常な腎であれば，血糖値が170 mg/dL 程度以上になれば糖尿が認められ，これを腎閾値とよんでいる．血糖上昇に伴ってTmGを上回ると尿糖が出現してくるはずであるが，実際にはTmGの70〜80％で尿中にブドウ糖が出現しはじめる．この点をFminG(minimum filtered load)といい，このTmGとFminGとの解離部分がsplayとよばれる現象である．これは個人差が大きく，同一個体でも身体的条件で変化する．また個々のネフロンごとにTmGにばらつきがあることを表している．結果として，実測した腎閾値は140〜200 mg/dL の幅がある．

　糸球体濾過量が低下した場合，結果として，より少ないブドウ糖が濾液に移行することになるので，腎閾値は上昇することになる．また，甲状腺機能亢進症，糖尿病，腎不全に伴う尿細管の過形成のときには，ブドウ糖尿細管再吸収極量が増加することによって腎閾値が上昇する傾向を示す．

　腎性糖尿は，グルコース滴定曲線の結果からtype A と type B に分類され(図 7-2)，type A は排泄閾値およびTmGがともに低下している型で，type B は排泄閾値は低下しているがTmGは正常で，グルコース滴定曲線のsplayが拡大している型である．

　腎生理学的には，type A はネフロン全体の糖輸送能が低下しているが親和性は保たれている状態で，type B は糖輸送系の輸送能は保たれているが親和性が低下している状態である．そのほかに，まれではあるがtype 0 とよばれ，尿細管での糖吸収がまったく欠如した状態も報告されている[6]．

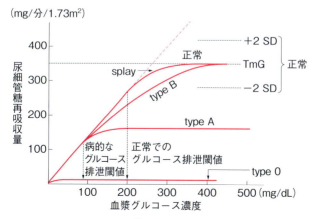

図 7-2　グルコース滴定曲線

(浦上達彦. 腎性糖尿. 日本臨床 別冊新領域別症候群シリーズ. 2012；腎臓症候群(第2版)上：846-849)

家族性腎性糖尿の家系では，SGLT1遺伝子(*SLC5A1*)あるいはSGLT2遺伝子(*SLC5A2*)の異常（ホモ接合体変異あるいは複合ヘテロ接合体変異）が確認されており，常染色体劣性遺伝形式を示す[7]．SGLT1遺伝子のホモ接合体変異は，グルコース・ガラクトース吸収不全症(glucose-galactose malabsorption：GGM)の発症に関与するが，Wrightら[8]は，いくつかのミスセンス変異を有するSGLT1遺伝子をアフリカツメガエルの卵母細胞や大腸菌に導入し機能解析を行った結果，ほぼ全例でNa^+/グルコース共輸送が障害されたと報告した．これは変異SGLT1蛋白が形質膜に正しくインサートされないことによると考えられている．この所見は，GGMにおいて小腸の刷子縁にSGLT1蛋白がほとんど，あるいはまったく発現しないことに合致する所見である．
　一方，SGLT2遺伝子変異に関しては，どのような分子遺伝学的機序により腎性糖尿を発症させるかは不明である．

4. 症　状

　尿細管におけるブドウ糖の再吸収閾値の低下により糖尿が出現するため，血糖値は正常であり，自覚症状は認めない．しかし，ファンコニー(Fanconi)症候群，先天性GGM，糸球体疾患に伴う糖尿であるならば，おのおのの疾患の病態に即した症状が現れる．これらの場合であっても，尿糖による症状はない．
　Marbleの定義[1]に準じる腎性糖尿の診断は，①一晩絶食空腹時においても尿糖が陽性，②耐糖能正常，③ブドウ糖以外の尿細管再吸収能が正常，④尿糖を示す他の原因が存在しない，である．
　鑑別疾患としては，①糖尿病，②医原性高血糖（ブドウ糖の点滴，糖質コルチコイド・カテコールアミンの使用，ACE阻害薬），③一過性の過食，ストレス（発熱・疾病など），④ファンコニー症候群，⑤GGMなどがある．糖尿病のなかでMODY(maturity-onset diabetes of the young)3は血糖値の上昇が軽度でも尿糖排泄閾値の低下がみられ，腎性糖尿として放置される例があるので注意を要する[9,10]．

5. 治療・予後

　腎性糖尿は糖尿病に移行することはなく治療の必要はない．学校検尿の尿糖スクリーニングで腎性糖尿と診断された症例は，毎年尿糖陽性を指摘されても精密検査としてOGTTを行う必要はないが，腎性糖尿と確定診断するにはMODY3を含めて他の疾患が完全に除外され，耐糖能が正常であることが証明されなければいけない[4]．

2 腎性尿崩症

1. 定義・疫学

　腎性尿崩症(nephrogenic diabetes insipidus)は，腎臓の集合管主細胞における抗利尿ホルモン(バソプレシン)(ADH)に対する反応不全により尿の濃縮ができず，大量の希釈尿を排泄する疾患である．

　平成23年度「腎性尿崩症の実態把握と診断・治療指針作成研究」によれば，腎性尿崩症の正確な罹患率は不明であり，最近のカナダ・ケベック州での推測では男児15万人出生あたり1人と報告されている．したがって，わが国では約400人の患者がいると推測されている．非典型・軽症例も加えると，この数は増加するといわれている．

2. 原因：発症・進展機序

　腎臓には溶媒(水)と溶質(多くはNaCl)の排出を別々に調節する機能が備わっている．尿を濃縮するには，ADHと腎髄質の浸透圧勾配が必要である．1日あたり約1,700Lの血液が腎臓を通過し，このうち血漿成分の20%が糸球体で濾過される．この糸球体濾過量(GFR)は1日180Lで，このうち80～90%は近位尿細管およびヘンレループ下行脚で等張性に再吸収され，その後に集合尿細管で最終的な尿の濃縮が行われる．

　近年の分子生物学的研究から，尿濃縮機構を構成する具体的な分子が同定され，尿濃縮機構の分子レベルでの解明も急速に進んでいる．水の再吸収には，アクアポリン(aquaporin：AQP)という水を特異的に透過させる膜蛋白が関与している．血漿浸透圧の上昇や循環血漿量の減少が生じると，視床下部の視索上核および室傍核で産生されたADHが下垂体後葉から血液中に分泌され，集合管主細胞の基底側細胞膜に存在するADHのV_2受容体(V2R)に結合する．V2RはG蛋白質共役受容体(GPCR)であり，G蛋白質を介してアデニル酸シクラーゼ(adenylate cyclase：AC)を活性化し，細胞内cAMP濃度を上昇させる．増加したcAMPは，さらにプロテインキナーゼA(protein kinase A：PKA)を活性化し，AQP2がリン酸化を受け管腔側膜の水透過性が著しく上昇する(図7-3)．

　集合管主細胞の管腔側膜の水透過性は，ADH非存在下ではAQP2がほとんど存在しないためきわめて小さいが，基底側細胞膜にある水チャネルであるAQP3，AQP4が恒常的に発現しているため，水の透過性は高くなる．したがって，ADHが存在すると刺激により集合管主細胞の管腔側膜の水透過性が上昇し，主細胞全体としての水の透過性が大きく上昇し，管腔側から間質側に水が移動し尿の濃縮が行われる．しかし，逆にADH非存在下では，集合管での水の再吸収がほとんど行われないため希釈尿となる．

　分類としては，腎性尿崩症は先天性と後天性に分けられる．

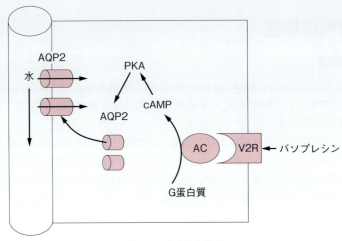

図 7-3　集合管主細胞

　先天性腎性尿崩症は遺伝子異常によるもので，原因遺伝子としては ADH の V_2 受容体（V2R）遺伝子である *AVPR2* と，ADH 感受性の水チャネルであるアクアポリン（AQP）2 遺伝子 *AQP2* の 2 つが同定されている．

　AVPR2 は X 染色体(Xq27-28)に存在し，1992 年に単離された．先天性の約 90％がこの遺伝子異常が原因であるとされている．*AVPR2* 遺伝子のうち 180 以上の変異が報告されており，それらのほとんどがなんらかの機構で受容体の情報伝達機能の障害を惹起し，結果として集合管主細胞は ADH に対して不応性となる．

　AQP2 は 12 番染色体(12q13)に存在し，1994 年に単離された．常染色体劣性遺伝と常染色体優性遺伝の両方が報告されている．*AQP2* 遺伝子の変異の 90％以上は，常染色体劣性の遺伝形式を示す．

　常染色体劣性腎性尿崩症と常染色体優性腎性尿崩症患者では，臨床的検討から次の 3 つの違いが明らかにされている．
　①常染色体劣性腎性尿崩症では，多飲・多尿といった尿崩症の症状が出生時にすでに出現していることが多いが，常染色体優性腎性尿崩症では症状の出現は生後 6 カ月を過ぎてからのことが多い．
　②常染色体劣性腎性尿崩症の尿浸透圧は基本的に 200 mOsm/kg H_2O を超えないが，常染色体優性腎性尿崩症患者の尿浸透圧は，ときに 200 mOsm/kg H_2O を超える．
　③常染色体優性腎性尿崩症患者では，酢酸デスモプレシン（DDAVP）投与や脱水刺激により尿浸透圧が一時的にでも上昇するが，常染色体劣性腎性尿崩症患者ではこの

ような反応は認められない.

後天性腎性尿崩症の原因としては，薬剤(炭酸リチウム，デメチルクロルテトラサイクリン，アムホテリシン B など)，低 K 血症，高 Ca 血症などによる尿細管障害や，閉塞性尿路疾患などがあげられる．成人では，炭酸リチウムによる尿崩症が最も多い．閉塞性尿路疾患の原因としては，小児では先天性の腎尿路奇形が多く，成人では結石が多くを占めている．薬剤が原因の場合には，服用後数日から 1 年くらいで発症することが多いが，数年以上のこともある．

3. 症　状

大量の希釈尿の生成(3～20 L/日)が特徴である．

先天性腎性尿崩症は，遺伝疾患であるため生後まもなく発症する．食欲不振，嘔吐，便秘，虚脱などで発見されることが多く，脱水として気づかれることは少ない．

早期に認められる症状としては，多尿や頻尿とそれに伴った口渇や多飲がある．

尿量は 1 日 3,000 mL 以上である．1～2 時間ごとの夜間頻尿，夜間飲水などの非典型的な症状を訴えることもあるため注意が必要である．飲水は冷水を好む傾向にある．

4. 診断(病理)

1 日尿量が 3,000 mL 以上であり，水分制限をしても尿量の減少を認めない場合には本症が疑われる．確定診断には早急に採血・採尿検査を行い，糖尿病などの他の疾患を否定することが必要である．また，中枢性尿崩症，腎性尿崩症，心因性尿崩症の鑑別を行う必要がある．発症様式や夜間尿，冷水嗜好はいずれも尿崩症に特異的な傾向といえるが，これら 3 疾患の鑑別点とはならない．

中枢性尿崩症や腎性尿崩症では，体液量減少により血漿浸透圧・血清 Na は正常～高値をとる場合が多いが，心因性多飲症では多飲が主因のため血漿浸透圧・血清 Na は正常ないし低値をとることが多い．

腎性尿崩症の臨床検査値(尿検査，血液検査)，画像診断所見，病理所見は以下のとおりである．

尿検査：

①1 日尿量は通常 3,000 mL を超える多尿．
②尿浸透圧は血漿浸透圧を下回る．
③典型例では尿浸透圧 100 mOsm/kg 以下．
④水制限にても尿量の減少を認めない．
⑤尿中 AQP2 排泄は低下．

血液検査：

①血漿浸透圧は正常ないし軽度上昇．

②血漿バソプレシン濃度は軽度上昇．
③脱水が進行すると血液尿素窒素（BUN）増加，血清クレアチニン（Cr）増加，電解質異常（高 Na 血症）．

画像診断所見：
①下垂体 MRI（矢状断，冠状断）T1 強調画像における後葉の高信号（正常像）．
②視床下部・下垂体 CT または MRI で腫瘍像などの病変がない．

病理所見：近位尿細管では著しい変化は認められないが，皮質および髄質の遠位尿細管と集合管では扁平上皮細胞が著明に扁平化・空胞化するために，上皮脱落や崩壊が起こり，管腔拡大を形成し cysts や microcysts を形成する．糸球体の硬化像や間質の線維化も報告されている．

5．治療：新しい治療法の実際と効果

現時点では，根治治療は困難である．

先天的腎性尿崩症の治療としてまず重要なのは，十分な水分補給である．原因遺伝子や遺伝子変異の種類によって疾患の重症度は異なるが，1 日尿量が成人で 5 L 程度までなら日常生活に大きな支障をきたさないことが多い．しかし，患者によっては 1 日尿量が 20 L に達することがあり，排尿や水分補給のために不眠などの症状が出てくるようになる．この場合，厳格な塩分（食塩）制限下でのサイアザイド系利尿薬（ヒドロクロロチアジド，25 mg，1 日 1 回または 1 日 2 回）の投与により，集合管系の尿細管における ADH 感度の高い部位への水分送達が低下するため尿量が減少するので効果的である．非ステロイド性抗炎症薬（インドメタシン），アミロライド，および低塩・低蛋白食もまた有益である．しかし，いずれにしても小児には投与しづらい．

後天性腎性尿崩症の治療としては，原因薬物である炭酸リチウムを減量または中止し，高 Na 血症や脱水などがあれば生理食塩水で補正する．インドメタシンなどの非ステロイド性抗炎症薬（NSAIDs）によってプロスタグランジンの作用を阻害すると，腎集合管尿細管内皮細胞内の cAMP 濃度が上がり水分の再吸収が促進し，血流量が低下して GFR が低下するため尿は濃縮され尿量は減少する．

6．予　後

先天性では新生児期に重症化しやすい．通常は，長期にわたる水・電解質管理を必要とする．後天性は原疾患の予後により大きく左右される．

3 ファンコニー症候群

1. 定義・概念

　ファンコニー(Fanconi)症候群は，近位尿細管において全般的な輸送が障害されている病態である．近位尿細管で再吸収されるアミノ酸，ブドウ糖，重炭酸，無機リンなどの溶質再吸収が障害され，その結果としてアシドーシス，脱水，発達障害，くる病などを呈する症候群である．

　1930年代にde Toni，Derbé，Fanconiらが別々に腎性くる病をきたす小児疾患を報告したのが最初であり，後にde Toni-Debré-Fanconi症候群とよばれるようになった．また，再生不良性貧血の一型であるファンコニー貧血と区別するために，renal Fanconi syndromeと記載されることがある．

2. 原因：発症・進展機序

　ブドウ糖，アミノ酸，Pなどの溶質は，Naとともに近位尿細管刷子縁にある共通の担体に結合し，Naが電気化学的勾配により輸送されるのに伴い細胞内へ能動輸送される．この能動輸送の電気化学的勾配は，尿細管細胞の基底膜側に存在するNa,K-ATPaseであり，このチャネルでの輸送には大量のエネルギーが必要とされる．すなわち，近位尿細管でのエネルギーを必要とするので，近位尿細管のエネルギー代謝率は高い．そのため，本疾患はなんらかの輸送体の構造的あるいは機能的な欠陥で発症する．また，糸球体で濾過されたペプチドホルモンや低分子のキャリア蛋白質などの再吸収も近位尿細管の重要な機能であるが，これは管腔側膜のmegalin-cubilinという受容体システムのターンオーバー，リサイクルが必要であるため，これらのエンドサイトーシス経路が阻害される場合にも本症が発症する．

　病因としては，先天性のもの(表7-2)と後天性のもの(表7-3)に分類される[1]．

　先天性のものでは，欧米ではシスチン尿症が多いが，日本ではデント(Dent)病，ミトコンドリア脳筋症，原因不明の症例が多い．そのほか遺伝性のファンコニー症候群がある．

　後天性のものでは，薬剤性が多く，Na^+K^+-ATPase機能障害，ATP産生障害(アルキル化薬)，酸化障害(バルプロ酸)など，それぞれの薬剤の尿細管障害機序が知られている．薬剤の尿中排泄には近位尿細管細胞における，有機アニオン/カチオントランスポーター，MRP(multidrug resistance-associated protein)などの輸送体による極性をもった輸送が関与するため，これらの機能により薬剤の細胞内濃度が高まることによる細胞障害機序も明らかになっている．

表7-2 先天性ファンコニー症候群の原因

発症年齢	疾患	随伴症状	原因
新生児期	ガラクトース血症	肝障害，黄疸，脳症，敗血症	galactose-1-phosphate uridyl transferaseの機能不全⇒ガラクトースの蓄積による細胞内遊離リン欠乏
	ミトコンドリア脳筋症	多臓器機能異常	尿細管におけるATP，エネルギー欠乏
	チロシン血症	成長障害，肝機能異常	fumaryl-acetoacetate hydrolase（Ⅰ型）欠損によるsuccinyl acetoneの蓄積
	ARC症候群	関節拘縮，胆汁うっ滞	VPS33B異常による細胞内小胞輸送異常
幼児期	フルクトース不耐症	果糖摂取後の発症，嘔吐，肝腫大	fructose-1-phosphate aldolase Bの欠損⇒果糖の蓄積による細胞内遊離リンの欠乏
	シスチン症	成長障害，くる病，角膜沈着	Cystinosin遺伝子（CTNS）の変異によるリソソーム内のシスチン蓄積
	Fanconi-Bickel症候群	failure to thrive，肝腫大，低血糖，くる病	グルコース輸送体GLUT2遺伝子（SLC2A2）変異による糖再吸収障害
	Lowe症候群	男児，発達障害，白内障，筋力低下	PIP25-phosphate遺伝子（OCRL1）変異による細胞内小胞輸送機能異常
小児期	シスチン症	上記	上記
	Dent病	男児，高カルシウム尿症，腎結石	CLCN5変異によるendosome酸性化異常
	Wilson病	肝障害および神経症状，角膜輪	ATP7B変異による全身臓器への銅蓄積

（Bockenhauser D, Van't Hoff W. Fanconi syndrome. In：Comprehensive Pediatric Nephrology. Mosby, Elsevier. 2008. p.433-449）

3. 症　状

　近位尿細管において，種々の溶質，水を大量に再吸収する機能が広範に障害された病態であり，以下のような病態・症状を呈する．

1）汎アミノ酸尿

　すべてのアミノ酸は糸球体で濾過され，98％以上は尿細管で再吸収される．これにはさまざまなトランスポーターが関与している．本症ではすべてのアミノ酸が過剰に尿中に排泄される．尿中のアミノ酸測定によると，生理的に排泄率の高いアミノ酸（ヒスチジ

表7-3 後天性ファンコニー症候群の原因

疾患に続発するもの	アミロイドーシス 間質性腎炎 抗尿細管基底膜抗体を有する膜性腎症 light chain 蛋白尿症 多発性骨髄腫 腎移植後 シェーグレン症候群	
薬剤・毒物によるもの	抗癌剤	アザチオプリン イホスファミド シスプラチン 6-メルカプトプリン(6-MP)
	抗菌薬	ゲンタマイシン 期限切れテトラサイクリン
	抗ウイルス薬	アデホビル シドホビル テノホビル ジダノシン
	免疫抑制薬	シクロスポリン タクロリムス
	重金属	鉛中毒 カドミウム
	抗寄生虫薬	スラミン
	その他	パラコート バルプロ酸 漢方薬 トルエン吸引

(Bockenhauser D, Van't Hoff W. Fanconi syndrome. In：Comprehensive Pediatric Nephrology. Mosby, Elsevier. 2008. p.433-449)

ン，セリン，シスチン，リジン，グリシン)の排泄が目立つ．漢方薬によるファンコニー症候群では，プロリン，ヒドロキシプロリンの排泄が顕著となる．

臨床的には，アミノ酸の喪失は食事からの摂取に比べるとわずかであるため，成長障害の原因にはならない．

2) 腎性糖尿

基本的には耐糖能異常はないものの，0.5〜2.4 g の糖が排泄される．成長への悪影響はない．ファンコニー-ビッケル(Fanconi-Bickel)症候群はグルコース輸送体 GLUT2 を

コードする SLC2A2 遺伝子の変異により生ずる糖原病であり，乳児期から肝腫大，およびファンコニー症候群を呈する．ファンコニー–ビッケル症候群では腎性糖尿のほか，空腹時低血糖，食後高血糖をきたす[2]．

3）低分子蛋白尿症

ほぼ全例でみられる．近位尿細管での蛋白の再吸収においてはエンドソームの酸性化機序が重要であり，これは V-ATPase, CLC-5 クロライドチャネル，megalin-cubilin などの膜蛋白質の機能に依存している．このため，これらが障害される病態では尿細管由来蛋白質の多量の尿中排泄が起こる．一日蛋白尿は，0.5〜1 g 程度で，β_2ミクログロブリンなどの尿細管性低分子蛋白が主体である．

4）リン酸尿症，低P血症，骨病変

高リン酸尿と低P血症はファンコニー症候群を特徴づける所見である．血清Pは低下し，Pの再吸収率および再吸収閾値（TRPおよびTmP/GFR）は低下する．低P血症に加えて，近位尿細管でのビタミンD活性化障害により，小児ではくる病，成人では骨軟化症を呈する場合がある．

5）尿細管性アシドーシス

近位尿細管での重炭酸の再吸収障害による高Cl性の代謝性アシドーシスをきたす．遠位尿細管における尿酸性化能は保たれており，血清重炭酸濃度が十分低くなった場合には尿のpHが5.5以下になりうる．代謝性アシドーシスの存在は，骨病変をさらに悪化させる要因となる．補正に，大量にアルカリ投与が必要な場合がある．

6）多飲・多尿

全般的な溶質の再吸収障害に伴う浸透圧利尿が原因となっており，ブドウ糖の再吸収障害の関与が考えられる．また，低K血症の影響によっても起こりうる．

7）低尿酸血症

尿酸の尿中排泄の増大によるものであるが，尿pHが高値であり，多尿であるために結石形成はまれである．

8）電解質異常（低K血症，低Na血症）

Na喪失により低血圧，低Na血症，代謝性アルカローシスをきたす場合がある．塩化ナトリウムの投与により改善がみられる．K喪失は遠位尿細管へのNa到達量の増加と，循環血液量の減少によるレニン–アンジオテンシン系の活性化によるものである．

4．診断（病理）

汎アミノ酸尿，腎性糖尿，低P血症，アシドーシスなどに対する原因検索として尿細管機能検査が必要である．

1）一般的検査

一般的な尿検査により，尿糖，尿蛋白，尿β_2ミクログロブリンなどの検査を行う．血

液ガスによりアシドーシスの有無を検索する.

2) 汎アミノ酸尿

アミノ酸分析を行い，クレアチニン補正により標準値との比較を行う.

3) 低P血症

尿細管でのPの再吸収率(%TRP)により評価を行う.

$$\%TRP = \{1 - (U_{Pi} \times S_{Cr}/S_{Pi} \times U_{Cr})\} \times 100$$

U_{Pi}：尿中P濃度，S_{Pi}：血清P濃度，U_{Cr}：尿中クレアチニン，S_{Cr}：血清クレアチニン

%TRPの基準値は60〜90%であり，P再吸収障害では低値になる.

4) 尿糖排泄増加

糸球体で濾過されたブドウ糖は近位尿細管管腔側の2種類の輸送体(GLUT1, GLUT2)により細胞内外のNa濃度差を駆動力として細胞内に取り込まれ，基底膜側のGLUT2により細胞外に汲み出される.これによりほとんどのブドウ糖が再吸収される.

本症では，尿細管で再吸収しうる最大ブドウ糖量(尿細管ブドウ糖再吸収極量：$TmG = S_G \times GFR - U_G V$)が低く，尿糖を生ずる.本症では血糖値が200 mg/dL以下でも尿糖がみられる.

5) 代謝性アシドーシス

本症では，ブドウ糖と同様に重炭酸イオンについても近位尿細管での再吸収閾値が低くなり，代謝性アシドーシスをきたす.この評価には，重炭酸の排泄率($FE_{HCO_3^-}$)が有用である.

$$FE_{HCO_3^-} = 100 \times (U_{HCO_3^-} \times S_{Cr}/S_{HCO_3^-} \times U_{Cr})$$

正常では5%以下であるが，本症では増加する.

5. 治療

治療は，原疾患に対する治療と臨床症状に対する対症療法の2つがある.

1) 原疾患に対する治療

ガラクトース血症(乳糖除去食)，チロシン血症(低フェニルアラニン低チロシン食)，フルクトース不耐症(フルクトース，ショ糖，ソルビトール制限)は，適切な制限食により発症や進行を抑制できる.

シスチン症に対しては，システアミンの投与により組織中のシスチンを枯渇させる.システアミンを早期に開始することによって，腎機能低下の予防および遅延が期待できる.

ウィルソン(Wilson)病ではペニシラミンなど，あるいは他の重金属が原因であればほかのキレート剤を用いる.

薬剤性のものにおいては，通常，原因となる毒物・薬物の除去により尿細管機能を回

復させることができる．しかし，いくつかの薬剤（イホスファミドなど）ではその作用が遅延する．

2) 対症療法

病態の主体は，水，糖，電解質，重炭酸イオンの大量喪失であり，対症療法としてその補充を行う（表7-4）．

(1) 代謝性アシドーシス，脱水の予防

近位尿細管アシドーシスに対しては大量のアルカリが必要である．通常，重炭酸イオンとして2〜15 mEq/kg/日程度を要する．その際，Kの補充も兼ねてクエン酸製剤（ウラリット®）を使用するとよい．ウラリット®配合錠1錠に含まれる重炭酸は4.5 mEqである．別の選択肢として，炭酸水素Na（1 gあたり重炭酸12 mEqを含む）もあるが，Kを含有しないためK製剤を併用する場合がある．

重症例ではヒドロクロロチアジドを1〜3 mg/kg/日併用して，アルカリの必要量を抑えることも可能である（惹起される低Na血症や低K血症に注意する）．低K血症の補正により尿の濃縮力が改善し，尿量を減少させ多尿に対する治療効果がみられる．

(2) 低K血症に対する治療

低K血症に対しては，グルコン酸カリウム（1錠あたりK 2.5 mEqまたは5 mEq，細粒1 gあたりK 4 mEq）や，アスパラカリウム®（1錠あたりK 1.8 mEq，散剤1 gあたりK 2.9 mEq）を使用する．

(3) 低P血症，くる病に対する治療

活性型ビタミンD製剤を使用するアルファカルシドール（アルファロール®）0.05〜0.1 μg/kg/日を使用するが，これだけでは低P血症が改善しない場合がある．その場合，中

表7-4　ファンコニー症候群における対症療法

近位尿細管性アシドーシス	・大量のアルカリ療法（クエン酸製剤を用い，重炭酸として2〜15 mEq/kg/日　分4） ・重症例ではヒドロクロロチアジド1〜3 mg/kg/日（低K血症に注意）
低Na血症，低K血症	・補充療法
水分補充	・感染症などで脱水が増悪しやすい
低P血症，くる病	・活性型ビタミンD_3（アルファカルシドール0.05〜0.1 μg/kg/日） ・中性リン酸塩（Pとして20〜100 mg/kg/日）
低Mg血症	・Mgの補充療法
カルニチン欠乏	・カルニチン50〜200 mg/kg/日

性リン酸塩をPとして20〜100 mg/kg/日補充する．中性リン酸塩は市販されていないため，各施設で調整しているのが実情である（たとえば，Na_2HPO_4 1.93 gとKH_2PO_4 0.349 g混合製剤はPを500 mg含む）．高Ca血症にも注意する．

(4) 低カルニチン血症

カルニチン（エルカルチン®）50〜200 mg/kg/日の補充を行う．

(5) その他

アミノ酸尿，蛋白尿，糖尿，高尿酸尿症に対しては通常，特別な治療は必要としない．

6. 予　後

予後は基礎疾患により異なるが，腎機能低下の程度が予後に大きく影響する．診断時に腎結石や石灰化がみられる場合には不可逆性のことが多い．ロウ（Lowe）症候群（30〜40歳）やシスチン症乳児型（10歳前後）では腎不全にいたる場合が多く，最終的には腎移植などの適応となる．ファンコニー–ビッケル症候群の生命予後は良好である．

4　腎尿細管性アシドーシス

1. 定義・概念

腎尿細管性アシドーシス（renal tubular acidosis：RTA）は，尿細管における重炭酸イオン（HCO_3^-）の再吸収障害，またはH^+の尿細管腔への分泌よって尿酸性化が低下する病態で，検査上代謝性アシドーシスを示し，アニオンギャップ（AG）正常の高Cl性代謝性アシドーシスを呈する．

$$アニオンギャップ（AG）=（[Na^+]-[HCO_3^-]-[Cl^-]）$$
$$正常値：12±2（mEq/L）$$

糸球体濾過量（GFR）の低下により腎障害が生じ，これによって起こる尿酸性化障害はRTAとは区別される．そのほかにも，AGが開大する疾患（進行した腎不全，乳酸アシドーシス，糖尿病性ケトアシドーシス，飢餓性アシドーシスなど）は除外されなければならない．AGが正常であっても，腸疾患による下痢や炭酸脱水酵素（carbonic anhydrase：CA）阻害薬（アセタゾラミド）の投与，酸負荷がないことを確認する．

2. 原因：発症・進展機序

尿の酸性化は，糸球体で濾過されたHCO_3^-の再吸収を介してH^+を分泌する間接的な形をとる．糸球体で濾過されたHCO_3^-は近位尿細管で85〜90％が，遠位尿細管では残りの10〜19％が再吸収される．一方，体内で産生された不揮発酸は遠位尿細管でアンモニウムと滴定酸として分泌される．

RTAは尿酸性化障害部位により近位型RTA〔2型 proximal type RTA(pRTA)〕，遠位型RTA〔1型RTA；distal type RTA(dRTA)〕，4型遠位RTAに分類される．3型RTAについては1型RTAでHCO_3^-の尿中喪失を伴うものを指したが，乳幼児に多くみられる1型RTAの重症型とされ，現在では用いられない．

図7-4に，尿細管性アシドーシスの障害部位を示す．

1) 遠位型RTA（1型RTA，dRTA）

古典型RTA，generalized distal RTAともいう．尿細管腔内pHが低下しないことが本態である．その障害部位としては以下の4つが考えられる[3]．

① H^+ポンプによる水素イオンの分泌障害（secretory defect）
② 尿細管のH^+透過性亢進によるpH勾配形成障害（permeability defect）
③ Na再吸収低下による電位依存性H^+分泌障害（voltage defect）
④ 遠位ネフロンへのNH_3供給低下（NH_3 defect）

遠位型RTAの原因疾患を表7-5に示す．

遠位型アシドーシスでは，遠位尿細管での尿酸性化障害があるため，アシドーシスの

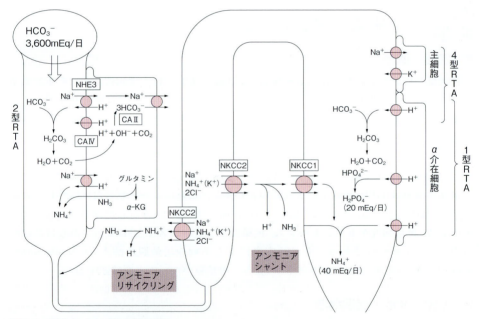

図7-4　RTA（1，2，4型）の障害部位
　NHE3：Na/H exchanger type 3，NKCC1：Na/K/2Cl cotransporter, type 1，NKCC2：Na/K/2Cl cotransporter, type 2
（尿細管性アシドーシス．内山　聖ほか編，下条文武監．専門医のための腎臓病学．第2版．東京：医学書院，2010．p.557）

表 7-5 遠位型(1型)RTAの原因疾患

1. 一次性
   遺伝子異常によるもの
   AEI 異常，H^+-ATPase 異常
2. 二次性
   a．自己免疫疾患
      Sjögren 症候群，慢性活動性肝炎，原発性胆汁性肝硬変，慢性甲状腺炎，血管炎，クリオグロブリン血症
   b．Ca 代謝異常
      高 Ca 血症，原発性副甲状腺機能亢進症，甲状腺機能亢進症，ビタミン D 中毒，海綿腎，原発性高シュウ酸尿症，Fabry 病
   c．遺伝性疾患
      糖尿病，Ehlers-Danlos 症候群，Marfan 症候群，鎌状赤血球症
   d．薬物性腎炎
      水銀，アムホテリシン B，リチウム，鎮痛薬，トルエン
   e．他の腎疾患
      腎盂腎炎，間質性腎炎，閉塞性尿路障害，移植腎

(實吉 拓，富田公夫．Ⅰ型(遠位型)尿細管性アシドーシス．日本臨床 2012；別冊新領域別症候群シリーズ 腎臓症候群(第 2 版)上：757-762)

存在のいかんにかかわらず尿 pH は高く，塩化アンモニウム負荷 5.5 以下にならない．

尿中 H^+ 分泌障害のためアシドーシスが亢進しても，ある程度 HCO_3^- は尿中へ失われ，血漿 HCO_3^- はさらに低下する．尿中 HCO_3^- は Na，K などの陽イオンの分泌を促し，Na 喪失による体液量の減少により二次性アルドステロン症(血漿レニン活性上昇，血漿アルドステロン濃度上昇)，低 K 血症を引き起こす．また，高い尿 pH とアシドーシスによる Ca 再吸収抑制による高 Ca 血症，尿路結石阻害物質である尿中クエン酸の排泄低下により，骨軟化症，尿路結石などの頻度が高い．低 Ca 血症のため，二次性副甲状腺機能亢進症をきたす．

2) 2型(近位型)RTA

近位尿細管での HCO_3^- 再吸収障害がその本態である．その障害部位としては Na/H 交換輸送体異常，H^+ ポンプの異常，Na^+/HCO_3^- 共輸送体異常，炭酸脱水酵素異常，および輸送体のエネルギー源となる Na-K-ATPase の異常により生じる．臨床的には CA Ⅱ の遺伝子異常，NBC-1 をコードする遺伝子 *SLC4A4* の異常が報告されている(**表 7-6**)．

近位尿細管の HCO_3^- 再吸収障害のため，遠位尿細管に到達する HCO_3^- は増大するが，遠位尿細管における H^+ 分泌能は小さいため HCO_3^- が尿中へ漏出し，代謝性アシドーシスを呈する．近位尿細管での Na^+，HCO_3^- 再吸収が障害されると遠位尿細管への負荷量が増大するため，遠位尿細管における Na 再吸収，K 分泌が亢進し，低 K 血症をきたす．

表 7-6　近位型(2 型)RTA の原因疾患

1．一次性 　a．原発性 　b．酸・塩基調節酵素の遺伝子異常 　　　CAⅡ活性低下，NBC-1 活性低下
2．二次性 　a．遺伝子疾患 　　　シスチン尿症，Lowe 症候群，Wilson 病，チロシン尿症，ガラクトース血症，遺伝性果糖不耐症 　b．Ca 代謝異常 　　　副甲状腺機能亢進症，ビタミン D 欠乏症，ビタミン D 依存症 　c．薬物性・中毒性腎炎 　　　変性テトラサイクリン，ストレプトゾシン，鉛，水銀，カドミウム 　d．他の腎疾患 　　　多発性骨髄腫，アミロイドーシス，移植腎，ネフローゼ症候群，Sjögren 症候群

(實吉　拓，富田公夫．Ⅱ型(近位型)尿細管性アシドーシス．日本臨床 2012；別冊新領域別症候群シリーズ　腎臓症候群(第 2 版)上：763-765)

アシドーシス補正により低 K 血症も増強されるため，治療には K 補給も必要である．

近位型 RTA では，酸性化障害だけではなく汎アミノ酸尿，糖尿，リン酸尿など近位尿細管再吸収全般の障害を伴ったファンコニー症候群の形をとることが多い．

近位尿細管上皮細胞は Na-K-ATPase によってつくられる Na^+ の電気化学的勾配を利用してアミノ酸，グルコース，リン酸を共輸送している．

3)　4 型(遠位型)RTA

4 型 RTA は遠位尿細管におけるアルドステロン作用の低下がその本態である．遠位型(1 型)RTA と異なり，高 K 血症が特徴である．アルドステロン作用の低下は，アルドステロンの絶対的欠乏(低アルドステロン血症)，尿細管のアルドステロン反応性低下の 2 つのタイプがある(表 7-7)．

アルドステロン作用の低下は，尿中への K^+ と H^+ の排泄を障害する．

3．症　状

①アシドーシス：過換気，呼吸困難，低血圧，食欲不振，悪心，嘔吐，頭痛
②低 K 血症(1 型・2 型)：筋力低下，弛緩性四肢麻痺，呼吸抑制，不整脈，多尿，便秘，イレウス
③高 K 血症(4 型)：痙攣，麻痺，不整脈
④腎結石・尿路結石(1 型)

表 7-7 遠位型(4 型)の原因疾患

1．アルドステロン欠乏 　a．グルココルチコイド欠乏を伴う 　　・Addison 病，両側副腎摘除，21β-ヒドロキシラーゼ欠乏症 　b．グルココルチコイド欠乏を伴わない 　　・遺伝性アルドステロン合成欠如：コルチコステロン・メチルオキシダーゼ欠乏症 　　・アルドステロン分泌不全：ヘパリン投与 　　・低レニン性低アルドステロン症(GFR 低下を伴う)：糖尿病性腎症，間質性腎炎，閉塞性尿路障害，移植腎，SLE，多発性骨髄腫，薬剤(β遮断薬，鎮痛薬) 　　・アンジオテンシンⅡ不足：ACE 阻害薬，ARB
2．アルドステロン抵抗性 　　・偽性低アルドステロン症(Ⅰ型：Cheek-Perry 症候群) 　　・薬剤(スピロノラクトン，アミロライド，トリアムテレン)
3．アルドステロン反応性の低下 　a．電位不足 　　・Na チャネルに異常をきたす薬剤 　　・偽性低アルドステロン症(2 型：Gordon 症候群)，間質性腎炎(GFR 低下を伴う) 　b．水素イオンポンプ異常 　　・閉塞性尿路障害，アルドステロン不足

(實吉　拓，富田公夫．Ⅳ型(高 K血性)尿細管性アシドーシス．日本臨床 2012; 別冊新領域別症候群シリーズ 腎臓症候群(第 2版)上：769-772)

4. 診　断

尿細管アシドーシスの鑑別には，
①血清 K 値
②TTKG(transtubular K gradient)
③炭酸水素 Na 負荷試験
④酸負荷試験
などを用いて診断する．

　最初に血清 K 値が高値を示す遠位型(4 型)RTA と，低値を示す近位型(2 型)RTA，遠位型(1 型)を鑑別する(表 7-8)[4].

5. 治　療

　RTA の治療は，重曹補充によるアシドーシスの補正が基本である．病型によって必要とする重曹の量が異なる．

1) 近位型 RTA

　アシドーシスが補正されるにつれて，尿中 HCO_3^- 漏出も増大するため，大量の重曹補

表 7-8 尿細管性アシドーシスの鑑別

	遠位型(1型)	近位型(2型)	遠位型(4型)
障害部位	遠位での酸性化障害	近位での重炭酸塩再吸収障害	アルドステロンの低下
血清 HCO_3^-	<10 mEq/L	12〜20 mEq/L	>17 mEq/L
血清 K	低	低	低
TTKG	>2	>2	<6
尿 pH			
アシドーシス存在時	>5.5	<5.5	<5.5
アシドーシス補正後	>5.5	>7.5	アシドーシス時より低下
尿中 NH_4^+ 排泄量	低下	正常〜低下	低下
外因性アルドステロンによるアシドーシス改善	なし	なし	あり
$FE_{HCO_3^-}$			
アシドーシス存在時	<5%	<0%	<10%
アシドーシス補正後	<5%	>15%	<10%
血漿アルドステロン	正常〜高値	正常〜高値	低値〜正常
GFR	正常	正常	軽度低下
腎結石	時々	稀	稀
HCO_3^- 補充量	少量	大量	少量〜中等量
K 補充の必要性	なし	あり	K 制限

TTKG＝尿中 K 濃度/血清 K 濃度×血清浸透圧/尿中浸透圧
(尿細管性アシドーシス. 内山 聖ほか編, 下条文武監. 専門医のための腎臓病学. 第2版. 東京：医学書院, 2010. p.561)

充が必要である．補充は炭酸水素 Na か Shol 液〔140 g のクエン酸と 98 g のクエン酸 Na を 1 L の水に溶解した溶液(1 mL が 1 mEq の HCO_3^- に相当する)〕で行う(HCO_3^-：2〜20 mEq/kg/日).

高度の HCO_3^- 排泄閾値低下(12 mM 以下)がある症例では，サイアザイド系利尿薬を併用し循環血液量減少による HCO_3^- 排泄閾値上昇を図る．重曹補充に伴い惹起される低 K 血症にも留意する．

2) 遠位型(1型)RTA

高度のアシドーシスが補正された後は，1日の酸産生量と同量を補充すればよいので，近位型に比べて重曹投与量は少量ですむ(HCO_3^-：1〜3 mEq/kg/日).

3) 遠位型(4型)RTA

重曹補充によるアシドーシス是正が高 K 血症の治療にもなる．腎機能障害を伴っていることが多いため，腎不全治療も必要になる．

6. 予　後

腎臓石灰化による慢性腎不全を発症しなければ，基本的には生命予後は良好である．

5 シスチン尿症

1. 概　念

常染色体劣性遺伝形式をとる遺伝性疾患である．ヘテロ接合体では尿中シスチン排泄が高値となっても，結石形成までいたることはまれとされている．

2. 原因：発症・進展機序

アミノ酸であるシスチンの尿細管での再吸収と，小腸でのシスチン吸収の障害による．小腸における吸収障害が問題となることはなく，実際の症状は，シスチンが結晶を形成することで発症する尿細管での結石形成が原因である．シスチンはその特性上，酸性尿には溶けにくく，溶解度を超えると結晶形成が始まる．二塩基アミノ酸(リジン，オルニチン，アルギニン)もシスチン同様吸収障害が出現するが，他の代替輸送機構が存在するため，問題となることはなく，シスチンに比べ溶解度も高いために結石形成の原因となることもない．

シスチンと二塩基性アミノ酸輸送系の障害程度によりⅠ〜Ⅲ型に分けられる[2]．Ⅰ型は常染色体劣性遺伝し，2番染色体長腕に存在するSLC3A1(rBAT)が責任遺伝子として同定された．また，Ⅱ・Ⅲ型は不完全な常染色体劣性遺伝し，19番染色体長腕のSLC7A9が責任遺伝子として同定された[3,4]．

3. 症　状

症状は放射線不透過性のシスチン結晶結石が尿路系に形成されることで発症する疼痛が主体で，10〜30歳で発症することが多い．腎臓の疼痛をはじめ，結石形成に伴う痛みや，尿路閉塞による腎盂腎炎，血尿，膀胱結石に伴う諸症状がある．尿路結石は，珊瑚状結石を形成することが多い．最終的には腎後性腎不全となる．

4. 診断(病理)

シスチン結晶(六方体の黄褐色結晶)が尿中に確認され，ニトロプルシド反応により検出される．尿中400 mg/日以上(正常は30 mg/日以下)のシスチン排泄の増加より診断される．

5. 治療：新しい治療法の実際と効果

　尿中シスチン濃度を低下させれば，結石形成にいたらず，発症を予防することができる．すなわち，尿量の増加とアルカリ化によってシスチンの溶解度を上げることにより，尿中のシスチン結晶の形成を抑えることが可能である．これには，尿量が3～4 L/日となるのに十分なだけの水分摂取と，なかでも尿pHが低下する夜間における水分補給が特に重要である．尿のアルカリ化のためには，$NaHCO_3$または$KHCO_3$の1 mEq/kgの内服治療，またはアセタゾラミド5 mg/kg（最大250 mg）内服が有効である．特に，就寝時に尿をpH 7.4以上に上げることで，シスチンの溶解度を有意に上昇させることができる．

6. 予　後

　結石形成に伴う腎後性の腎不全にいたることが多い．

6 家族性低リン血症性くる病

1. 概念・疫学

　一般的には，X連鎖優性遺伝形式をとる遺伝性疾患のことを指し，2万人に1人の頻度で出現する．後天性の散発例は，良性の間葉系腫瘍を併発することがあり，腫瘍を切除すると多くの患者でPの尿細管漏出が回復し，骨疾患の治癒と関連している．

2. 原因：発症・進展機序

　X染色体上のリン酸調節中性エンドペプチダーゼホモログ（phosphate-regulating endopeptidase homolog on the X chromosome：PHEX）の遺伝子変異と関連している．これはⅠ型の細胞表面の亜鉛メタロプロテアーゼであり，FGF23（fibroblast growth factor 23）の制御に関与している．
　PHEXは，細胞外基質リン酸化糖蛋白質（MEPE）に由来するASARM（acidic serine- and aspartate acid-rich motif）のような小さなペプチドを切断する．しかし，FGF23を制御するPHEXに生理的に関連のあるペプチドはわかっていない．PHEXの変異により，骨細胞におけるFGF23の転写が増強する．PHEXの未確認の基質が蓄積し，FGF23遺伝子プロモーター活性を刺激するものと想定されている．

3. 症　状

　低リン酸血症だけの症状のものから，成長遅滞や低身長を伴う重度のくる病まで，多彩な症状の幅がある．

幼少時には，歩行開始後に下肢の彎曲をはじめとする偽骨折，骨痛，骨変形，低身長が発生する．筋付着部の骨増生により運動制限を生じることもある．食事性のビタミンD欠乏症にみられる脊椎または骨盤のくる病，歯のエナメル質欠損，およびテタニーは，低リン血症性くる病ではまれである．

4．診断（病理）

Ca，リン酸塩，1,25-ジヒドロキシビタミン D_3，アルカリホスファターゼ，副甲状腺ホルモン（PTH）の血清値と尿中リン酸塩の測定を実施する．血清リン酸値は低くなる一方，リン酸塩の尿中排泄は増加する．血清 Ca および PTH は正常で，アルカリホスファターゼはしばしば上昇する．通常の低 Ca 血症性くる病とは，尿中リン酸塩の量で鑑別できる．

5．治療：新しい治療法の実際と効果

リン酸塩を 10 mg/kg（1 日 4 回経口）で中性リン酸塩溶液または錠剤で処方する．摂取したリン酸塩のために副甲状腺機能亢進をきたすことがあり，カルシトリオールの形でのビタミン D 投与を 0.005～0.01 μg/kg（1 日 1 回経口）から開始し，その後 0.015～0.03 μg/kg（1 日 1 回）を維持量として継続する．これにより血漿リン酸塩濃度の上昇，アルカリホスファターゼ濃度の低下，くる病の治癒，ならびに成長速度の改善が得られる．高 Ca 血症や高 Ca 尿症，それに腎機能低下を伴う腎石灰化症などのために治療が困難となることがある．

後天性の腫瘍性低リン血症性くる病の場合は，腫瘍を切除すると多くの患者で P の尿細管漏出が回復し，最近ではオクトレオチド投与が有効であると報告されている．

6．予　後

前述したように，リン酸塩の内服ではコントロールがつきにくく，そのためビタミンD 製剤とリン酸塩製剤の内服を継続することになるが，どうしても二次的な副甲状腺機能亢進や腎石灰化症などが発症して治療困難となることもある．

遺伝性低リン血症性疾患の分類

厳密には，遺伝性低リン血症性疾患は次の 3 つのグループに分かれている．

Group Ⅰ：FGF23 依存性遺伝性低リン血症性くる病
- X 連鎖低リン血症性くる病（XLH）
- 常染色体優性低リン血症性くる病（ADHR）：遺伝子異常が 12p13 に位置．低身長，骨痛，骨折，下肢奇形が特徴．
- 常染色体劣性低リン血症性くる病（ARHR）：象牙基質蛋白 1（DMP1）の不活性化変異

によって引き起こされる．
- 骨空洞性骨異形成症（osteoglophonic dysplasia：OGD）：常染色体優性の骨異形成疾患，線維芽細胞成長因子受容体1（FGR1）遺伝子の活性化変異によって発症する．
- 副甲状腺機能亢進症を伴う低リン血症性くる病：副甲状腺過形成により，くる病と副甲状腺機能亢進症の両方をきたす．
- 他のFGF23高値に関連した低リン血症性疾患
  McCune-Albright症候群，多骨性線維性骨異形成症：グアニン核酸結合蛋白αサブユニット（GNAS1）の活性化変異．
  表皮性母斑症候群（epidermal nevus syndrome）：FGF23の活性化変異．

GroupⅡ：ナトリウム・リン共輸送体の一次性疾患
- 高カルシウム尿症を伴う遺伝性低リン血症性くる病（HHRH）：常染色体劣性疾患，NaPiⅡc共輸送体遺伝子の異常．

GroupⅢ：副甲状腺ホルモンへの反応過剰に続発する低リン血症性疾患
- *NHERF1* 変異と腎症の副甲状腺ホルモンへの反応
- Dent病またはX連鎖性高カルシウム尿症性腎結石症：Cl$^-$チャネル5（*CLCN5*）の遺伝子変異．
- Lowe症候群または眼脳腎症候群（oculocerebrorenal syndrome：OCRL1）
- Jansen型骨幹端性軟骨形成不全症：PTH/PTHrp受容体の活性型，機能亢進変異．短い手足，長管骨彎曲，軽度Ca血症，腎結石症，低P血症，血清PTH低値が特徴．

文 献

腎性糖尿
1) Mable A. Non-diabetic melituria. In：Joslin EP, ed. The Treatment of Diabetes Mellitus. Philadelphia：Lea & Febiger, 1959. p.717-738.
2) Urakami T, et al. Glucose screening program at schools in Japan to detect children with diabetes and its outcome-incidence and clinical characteristics of childhood type 2 diabetes in Japan. Pediatr Res 2007；**61**：141-145.
3) Urakami T, et al. Annual incidence and clinical characteristics of type 2 diabetes in school children detected by urine glucose screening in Tokyo. Diabetes Care 2005；**28**：1876-1881.
4) 浦上達彦．腎性糖尿．日本臨床 2012；別冊新領域別症候群シリーズ 腎臓症候群(第2版)上：846-849.
5) 伊藤博史，羽田勝計．Ⅰ．症候と検査への対応と仕方(診断) 5．糖尿．腎と透析 2006；61 増刊号 腎・尿路疾患の診療指針 '06：24-27.
6) Oemar BS, et al. Complete absence of tubular glucose absorption：a new type of renal glucosuria (type 0). Clin Nephrol 1987；**27**：156-160.
7) 飯野則昭，斎藤亮彦．腎性糖尿．内山　聖ほか編，下条文武監．専門医のための腎臓病学．第2版．東京：医学書院，2010．p.541-544.
8) Wright EM, et al. Molecular basis for glucose-galactose malabsorption. Cell Biochem Biophys 2002；**36**：115-121.
9) 山田思郎ほか．小児糖尿病 UPDATE—MODY．小児内科 2002；**34**：1681-1686.
10) 雨宮　伸．単一遺伝子糖尿病とその周辺—MODY．小児科 2007；**48**：1707-1713.

腎性尿崩症
1) 小林克樹．腎性尿崩症．小児科診察 2008；**71**：297-303.
2) 神崎晋ほか．腎性尿崩症—何故バソプレシン不応になるのか．Fluid Management Renaissance 2013；**3**：168-173.
3) 山田穂高，石川三衛．尿崩症．診断治療 2012；**100**：11511-1154.
4) 佐々木成．バソプレッシン2型受容体の突然変異に起因する疾患．生体の化学 2013；**64**：394-395.

ファンコニー症候群・腎尿細管性アシドーシス
1) Bockenhauser D, Van't Hoff W. Fanconi syndrome. In：Comprehensive Pediatric Nephrology. Mosby, Elsevier, 2008. p.433-449.
2) Santer R, et al. Multations in GLUT2, the gene for the liver-type glucose transporter, in patients with Fanconi-Bickel syndrome. Nat Genet 1997；**17**：324-326.
3) 野々口博史ほか．尿細管性アシドーシス．杉本恒明編．内科学．第7版．東京：朝倉書店，1999．p.1306-1309.
4) 実吉拓，富田公夫．尿細管・間質・尿路疾患．今井浩三ほか編．最新内科学体系 特別巻3内科臨床リファレンスブック 疾患編Ⅱ．東京：中山書店，1998．p.232-237.

シスチン尿症・家族性低リン血症性くる病
1) 南学正臣，奥田俊洋監訳．シュライアー 腎臓病と病態生理．東京：メディカル・サイエンス・インターナショナル，2011.
2) Rosenberg LE, et al.：Cystinuria. Biochemical evidence for three genetically distinct diseases. J Clin Invest 1966；**45**：365-371.
3) Calonge MJ, et al.：Cystinuria caused by mutations in rBAT, a gene involved in the transport of cysteine. Nat Genet 1994；**6**：420-425.
4) Font-Llitjos M, et al.：New insights into cystinuria：40 new mutations, genotype-phenotype correlations, and digenic inheritance causing partial phenotype. J Med Genet 2005；**42**：58-68.

中毒性腎障害
（薬物，重金属）

各論 第8章

　腎臓は体内で産生あるいは吸収されたさまざまな代謝産物，化学物質および薬剤を濃縮し排泄する主要な器官であるため，薬物により障害を受けやすい．中毒性腎障害には，治療薬の副作用としての薬剤性腎障害のほか，環境からの重金属なども含まれる．腎障害には免疫機序を介するものと直接毒性によるものとがあり，臨床像としては蛋白尿や腎機能障害，水・電解質異常として現れる．

　おもな腎毒性物質がネフロンのどの部位を障害するかを表8-1に示す．1つの物質がいくつかの部位を障害し，複数のタイプの腎障害が認められることがしばしばある．

　中毒性腎障害の危険因子としては，高齢，腎機能障害，薬物代謝酵素の機能低下，脱水，発熱のほか，糖尿病や高血圧，心不全などの基礎疾患の影響などがあげられる．腎障害は原因薬剤の中止によりすみやかに改善をみることが多いが，ときに血液透析を要することもあり，腎障害の予測・予防が大切である．

　本項では，臨床的に中毒性腎障害の成因のほとんどを占める薬物および重金属についての腎障害の概要と特徴について述べる．

1. 抗菌薬

　腎毒性を有する抗菌薬としては，アミノグリコシド系，ニューキノロン系，β-ラクタム系，サルファ剤，抗ウイルス薬，アムホテリシンBが代表的である．

1) アミノグリコシド系

　アミノグリコシドは水溶性のため組織移行性は不良であるが，腎皮質内濃度は血清濃度の10〜20倍に達する．尿中に排泄された後は近位尿細管細胞内に取り込まれ，蓄積され尿細管壊死を呈する．

　アミノグリコシドは用量依存性に腎障害を生じさせるため，①漫然と長期投与をしない，②少量頻回投与よりも1日1回投与を行う，③腎機能低下例は用量調整（減量または投与期間延長）をする，④血中濃度，特にトラフレベルを測定し用量調整する，などの点に注意することが必要である．また，腎毒性をもつ薬剤との併用時には腎障害の頻度が高くなる危険性がある．

　腎障害が確認された場合は薬剤投与を中止する．中止後2週間以内に改善がみられる

表 8-1 発症機序による薬剤性腎障害のおもな臨床病型，病態と原因薬剤

発症機序	主な臨床病型	病態	主要薬剤
中毒性	急性腎障害，慢性腎不全	尿細管毒性物質による急性尿細管壊死，尿細管萎縮	アミノグリコシド系抗菌薬，白金製剤，ヨード造影剤，バンコマイシン，コリスチン，浸透圧製剤
	慢性腎不全	慢性間質性腎炎	非ステロイド性抗炎症薬(NSAIDs)，重金属，アリストロキア酸
	急性腎障害	血栓性微小血管症	カルシニューリン阻害薬，マイトマイシンC
	近位尿細管障害(尿糖，尿細管性アシドーシス，ファンコニ症候群)	近位尿細管での各種障害	アミノグリコシド系抗菌薬
	遠位尿細管障害(濃縮力障害，尿細管性アシドーシス，高カリウム血症)	集合管での各種障害	リチウム製剤，アムホテリシンB，ST合剤，カルシニューリン阻害薬
アレルギー・免疫学的機序	急性腎障害	急性尿細管間質性腎炎	抗菌薬，H$_2$ブロッカー，NSAIDsなど多数
	ネフローゼ	微小変化型ネフローゼ	金製剤，D-ペニシラミン，NSAIDs，リチウム製剤，インターフェロンα，トリメタジオン
	タンパク尿〜ネフローゼ	膜性腎症	金製剤，D-ペニシラミン，ブシラミン，NSAIDs，カプトプリル，インフリキシマブ
	急性腎障害〜慢性腎不全	半月体形成性腎炎	D-ペニシラミン，ブシラミン
		ANCA関連血管炎	プロピルチオウラシル(PTU)，アロプリノール，D-ペニシラミン
間接毒性	急性腎障害	腎血流量の低下 脱水/血圧低下に併発する急性尿細管障害	NSAIDs，RAS系阻害薬(ACEI，ARB，抗アルドステロン薬)
		腎血流障害の遷延による急性尿細管壊死	
		横紋筋融解症による尿細管障害→尿細管壊死	各種向精神薬，スタチン，フィブラート系薬
	電解質異常(低ナトリウム血症，低カリウム血症)	主に遠位尿細管障害	NSAIDs
	多尿	高カルシウム血症による浸透圧利尿	ビタミンD製剤，カルシウム製剤
	慢性腎不全	慢性低カリウム血症による尿細管障害	利尿薬，下剤
尿路閉塞性	急性腎障害，水腎症	過剰にプリン体生成の結果，尿酸結石により閉塞	抗癌剤による腫瘍崩壊症候群
	急性腎障害	結晶形成性薬剤による尿細管閉塞	溶解度の低い抗ウイルス薬，抗菌薬の一部，トピラマート

(薬剤性腎障害の診療ガイドライン作成委員会．薬剤性腎障害の診療ガイドライン2016．日腎会誌2016；58：492)

のが一般的であるが，血液透析を要する症例もある．

2) ニューキノロン系

　ニューキノロン系抗菌薬の腎障害には，アレルギー性のものと，アルカリ尿では薬剤の溶解性が悪くなるために結晶が析出し，尿細管腔の閉塞から腎機能低下をきたすものがある．

3) β-ラクタム系

　カルバペネム系のイミペネムやセファロスポリン系は，取り込まれた代謝産物や薬剤の透過性が悪いために，蓄積することで近位尿細管障害をきたす．またペニシリン系やセフェム系などの β-ラクタム環をもつ抗菌薬は，中毒性よりもアレルギー機序が原因となって急性間質性腎炎を起こしやすいことが知られており，注意を要する．

4) サルファ剤

　尿細管の尿濃縮機構による薬剤の濃縮と尿中 pH の酸性化が原尿中の薬物の溶解度を低下させ管腔内に結晶が析出し，尿細管閉塞から腎機能低下をきたす．そのため，予防は水分摂取と尿のアルカリ化である．

5) アシクロビル（ACV）

　抗ヘルペスウイルス薬である ACV は，その結晶が遠位尿細管や集合管に蓄積することで，尿路閉塞による急性腎障害や尿細管間質性障害などを惹起することが報告されている．ACV は腎排泄性のため，腎機能低下例では用量調整（減量または投与期間延長）が必要である．腎障害は通常治療開始後数日で生じ，投与中止・減量によりほとんどの場合，腎機能は改善する．

6) アムホテリシン B

　抗真菌薬のなかでは，アムホテリシン B デオキシコール酸による腎障害が多いが，これは腎血流量減少による腎循環障害や尿細管障害を引き起こすとされ，遠位尿細管アシドーシスの原因ともなりうる．

2. ヨード造影剤

　血管内に投与された造影剤はほとんど腎排泄性であるため，造影剤の高浸透圧性や尿細管腔へ流出した近位尿細管由来の酵素による直接的な細胞毒性と，造影剤使用に伴う腎血流低下により腎髄質虚血から尿細管壊死が誘導されることで，腎機能が低下すると考えられている．

　既存の腎疾患を有する患者，腎機能障害，糖尿病，重症心不全，多発性骨髄腫，腎毒性医薬品併用，高齢者は危険因子となる．用量依存的に急性腎不全の発症頻度が上昇することから，造影剤使用前に腎機能評価により使用量を検討することが必要である．さらに急性腎不全の予防には，造影剤投与前後の生理食塩水輸液が信頼しうる方法であり，かつ治療となる．

3. 非ステロイド性抗炎症薬(NSAIDs)

　NSAIDs はアラキドン酸代謝経路において，シクロオキシゲナーゼ(COX)を阻害することによりプロスタグランジン(PG)の産生を抑制する．このため PGI_2 や PGE_2 による腎血管拡張系が低下し，アンジオテンシンⅡやノルエピネフリンなどの腎血管収縮系が優位になることにより腎動脈が収縮し，腎血流を減少させると考えられている(腎前性急性腎不全)．

　腎障害は，一般に投薬中止により回復するが，発見が遅れた場合や腎機能低下が高度な場合には，腎機能が完全に回復しないことがある．

　予防法としては，高齢，循環血漿量低下例に対しては慎重投与とし，やむをえない場合は脱水状態をつくらないようにすること，腎機能低下例には用量を調整(減量または投与期間延長)することである．

4. 抗がん剤

　抗がん剤には腎毒性が認められるものが多く，アルキル化薬(シスプラチンやシクロホスファミド)，抗菌薬(マイトマイシン C)，代謝拮抗薬(メトトレキサート)などが代表的である．最近は，生物製剤による腎障害も報告されてきている．

1) シスプラチン

　シスプラチンによる腎障害は，おもに近位尿細管細胞への薬剤蓄積による急性尿細管壊死から急性腎不全(障害)，慢性腎不全，低マグネシウム(Mg)血症および多尿という形で発現する．

　予防法は，生理食塩水を中心とした水負荷である．薬剤投与前後に生理食塩水を点滴し，必要に応じてフロセミド，マンニトールなどの利尿薬を使用する．また，腎毒性の強いアミノグリコシドなどの抗菌薬や NSAIDs などの併用は極力避けることである．

　腎機能低下例には他の抗がん剤の使用を考慮すべきであるが，使用する場合には用量調整(減量または投与期間延長)する．血清クレアチニン上昇が 2 mg/dL 前後で抑えられると予後は比較的よいが，腎不全にいたる症例もある．

2) メトトレキサート

　メトトレキサートは葉酸代謝阻害薬であり，高用量で投与後腎障害を生じることがあるが，ほとんど可逆性とされる．メトトレキサートは尿細管内で析出し尿細管閉塞と尿細管障害を生じるため，予防には大量の輸液，特に炭酸水素ナトリウムを加えた点滴による尿のアルカリ化を行うことが勧められる．

3) マイトマイシン C

　マイトマイシン C は，用量依存性蓄積性の内皮細胞障害による溶血性尿毒症症候群(hemolytic uremic syndrome：HUS)を生じる薬剤として知られており，長期間(6 カ月以上)使用で発症しやすい．治療は，薬剤の中止と HUS への治療である．

4) シクロホスファミド

シクロホスファミドの主要な副作用は出血性膀胱炎であるが，腎障害としては，抗利尿ホルモン作用を増強させることによる低ナトリウム(Na)血症が知られている．

5) 生物製剤

最近さまざまな生物製剤が登場してきており，今後その腎毒性について検討が必要である．これまでのところ，腎細胞癌や悪性黒色腫が適応となるリコンビナントインターロイキン2投与後の腎障害，インターフェロンαによるネフローゼ症候群や血栓性微小血管炎の報告がある．

5. シクロスポリンA

シクロスポリン，タクロリムスで知られるカルシニューリン阻害薬は，臓器移植，特に腎移植で拒絶反応抑制の中心的役割を担い，アトピー性皮膚炎，自己免疫疾患やネフローゼ症候群の治療などでも重要な位置を占める薬剤である．一方，免疫抑制薬のなかで直接腎障害をきたす薬剤としても知られている．

腎障害は，糸球体輸入細動脈の血管収縮による早期の糸球体濾過量低下をきたす急性腎障害と，輸入細動脈の中膜に硝子変性をきたす慢性細動脈症，細動脈収縮と内腔狭窄による間質の線維化と尿細管萎縮をきたす慢性腎障害に分けられる．

シクロスポリンは濃度依存性に腎障害をきたしやすく，その治療効果と腎毒性回避のため，治療薬物濃度モニタリング(TDM)による目標血中濃度管理に基づいて使用する．また，ネフローゼ症候群では，投与中の高度蛋白尿の持続，頻回再発，長期投与期間が腎障害の危険因子とされ，これらの場合には腎生検を考慮して継続の可否を検討する必要がある．臓器移植以外では低用量使用であり，通常腎症の発症はほとんどみられないが，あっても軽度であることが多い．

薬剤中止により回復することが多いこともあり，腎障害出現時はいったん中止して再投与の必要性を慎重に判断する．

6. レニン-アンジオテンシン系(RAS)阻害薬

アンジオテンシン変換酵素阻害薬，アンジオテンシンⅡ受容体拮抗薬はRAS阻害薬と称され，最近は降圧薬としてだけでなく，腎・心保護薬として汎用されるようになり，それに伴って腎機能低下，高カリウム(K)血症などの副作用もみられるようになった．

RAS阻害薬はアンジオテンシンⅡの作用阻害により輸出細動脈の収縮を抑制し，降圧効果を得る．また，糸球体内圧を下げることで尿中アルブミンを減少させると考えられている．そのため腎動脈狭窄や脱水で腎血流量が低下している症例や腎機能低下症例に通常量を投与すると，急激に輸出細動脈の収縮が抑制されるため，腎虚血による腎機能低下を起こす．腎障害時は一般に投薬中止により3～6週で腎機能は回復するが，発見が

遅れた場合や腎機能低下が高度な場合には，完全に回復しないことがある．

予防法としては，高齢，循環血漿量低下などの症例には慎重投与とし，やむをえないときは脱水状態をつくらないようにする．また，腎機能低下症例には用量調整（減量または投与期間延長）をする．

治療法は投与中止と水・電解質代謝の維持となるが，状態が進行するときは透析療法も考慮する．

7. 重金属

1) 水　銀
無機水銀中毒および有機水銀中毒があるが，後者の腎毒性は低い．無機水銀中毒は水銀塩特に塩化第二水銀の大量服用により，急性中毒では過酸化水素の産生による近位尿細管の尿細管壊死から急性腎不全をきたす．慢性中毒としては蛋白尿，ネフローゼ症候群が認められる．

治療としては，急性中毒では乏尿発症以前であれば水銀と親和性が高く透析性も高いジメルカプロール（BAL）の静注投与により腎障害が軽減される．慢性中毒による蛋白尿も薬剤中止により消失する．

2) カドミウム
産業現場での粉じん・蒸気の吸入や，環境汚染による飲食物を介した経口摂取により体内に慢性的に取り込まれたカドミウムにより尿細管障害を引き起こす．その結果，尿細管性蛋白尿，アミノ酸尿，カルシウム（Ca）・リン（P）の尿中排泄増加が出現する．

治療としては曝露からの隔離が主である．

3) 鉛
塗料や釉薬，バッテリーからの鉛回収作業中の粉じん吸入などにより慢性鉛中毒が起こり，腎障害としては間質性腎炎，尿細管障害とそれに伴う尿細管性蛋白尿，アミノ酸尿がみられる．

鉛のキレート材として最も有効なのは，エデト酸カルシウム二ナトリウムであるが，BALも有効である．血液透析は腎機能低下に対する治療とともに，鉛とキレート剤との錯体の除去にも有効である．

4) 金製剤
抗リウマチ薬として使用されている金製剤は，ネフローゼ症候群をきたす薬剤として知られている．組織学的には膜性腎症を呈することが多く，腎機能低下は少ないとされている．

発症機序としては，金製剤により尿細管上皮細胞が障害され，尿中に逸脱した尿細管抗原が血中に吸収されて自己抗体が産生され，これにより生じた免疫複合体が腎病変を起こすと考えられる．そのため，蛋白尿出現時は金製剤の中止により回復する．

文 献

1) 薬剤性腎障害の診療ガイドライン作成委員会.薬剤性腎障害の診療ガイドライン2016.日腎会誌.2016;**58**(4):477-555.
2) 武井 卓ほか.腎機能低下をきたす薬剤性腎障害.日腎会誌 2012;**54**:985-990.
3) 南 香名ほか.中毒性腎障害.日本臨床 2012;別冊新領域別症候群シリーズ 腎臓症候群(第2版)上:699-702.

和文索引

≪数字≫

一次性ネフローゼ症候群　172
一次性膜性腎症　124,174
一次性 FSGS　129,173
一次能動輸送　15
二次性ネフローゼ症候群　175
二次性膜性腎症　174
二次性 FSGS　129,173
二次能動輸送　15

≪あ≫

アクアポリン　307
アクアポリン 2　28
アシクロビル　330
アフェレーシス療法　244
アポ E 遺伝子異常　241
アミノグリコシド系抗菌薬　328
アミノ酸　18
アミロイドーシス　217,222,223
アミロイド腎症　217
アミロイド染色　70
アミロイド前駆蛋白　215
アミロイド蛋白　222
アムホテリシン B　330
アルドステロン　21
アルドステロン拮抗薬　186
アルブミン製剤　186
アルブミン尿　33
アルブミン/Cr 比　33
アルポート症候群　147,151
アンジオテンシン I　25
アンジオテンシン II　23,25
亜鉛　39
悪性腎硬化症　261

≪い≫

イヌリンクリアランス　54
インターフェロン　206
インターベンショナルラジオロジー　270
移植腎　66
遺伝性家族性腎炎　147
遺伝性血管性浮腫　190
遺伝性骨軟骨異形成症　158
遺伝性低リン血症性疾患　325

≪う≫

ウロキナーゼ　275
渦巻き状角膜症　155

≪え≫

エベロリムス　166
エリスロポエチン　23
エンドセリン　28
円柱腎症　223
遠位型 RTA　318,320
遠位曲尿細管　19
遠位尿細管　12,19
塩化アンモニウム負荷試験　56

≪お≫

オクトレオチド　166

≪か≫

カテコールアミン　27
カプトプリル負荷試験　58,265
カリクレイン　27
カルシトニン　25,31
ガドリニウム造影 MRA　267
加重型妊娠高血圧腎症　282
家族性腎性糖尿　306
家族性低リン血症性くる病　324
家族性菲薄基底膜症候群　150
過凝固状態　181,276
外毒素　299
核酸アナログ　206
核磁気共鳴画像　62
活性型ビタミン D　24,31
間質　14
寛解維持療法　199
寛解導入療法　194
感染性尿細管間質性腎炎　298

≪き≫

キサンチンオキシダーゼ　51
キニノゲン　27
キニン　27
逆流性腎症　134
逆行性腎盂造影　60
急性腎盂腎炎　297
急性腎炎症候群　65,105
急性腎障害　74
急性尿細管間質性腎炎　290
急性妊娠脂肪肝　286
急速進行性糸球体腎炎　116
急速進行性腎炎症候群　65,112
虚脱型巣状糸球体硬化症　202
近位型 RTA　319
近位尿細管　11,16

≪く≫

クリオグロブリン　44,207,211
クリオグロブリン血症　44,207,211
クリオグロブリン血症に伴う腎病変　211

クリオグロブリン血症性腎症　208
クルミ割り症候群　5
クレアチン　50
クレアチニン　50
クレアチニンクリアランス　51
グリコアルブミン　45
グリコヘモグロビン　45
グルコース　18
グロボトリアオシルセラミド　152

≪け≫

ケミカルシャペロン療法　157
蛍光抗体法所見　71
経皮的腎動脈形成術　267
軽鎖沈着症　223,227
血液浄化療法　85,95
血液透析療法　93
血液透析濾過　95
血液濾過　94
血管炎の新分類　146
血管性浮腫　190
血漿レニン活性　40
血漿レニン濃度　41
血漿吸着　95
血漿交換療法　95,118,187,198
血漿浸透圧　29
血漿製剤　186
血清クレアチニン　50
血清シスタチンC　52
血清尿素窒素　51
血栓性血小板減少性紫斑病　286
血栓性微小血管症　286
血中 β_2-MG　53
血中アルドステロン濃度　41
血糖コントロール　250
血尿　35
結節性硬化病変　228
献腎移植　101

顕性腎症期　248
顕微鏡的血尿　35
原発性糸球体腎炎　105
原発性(一次性)ネフローゼ症候群　172
原発性(一次性)膜性腎症　124,174
原発性(一次性)FSGS　129,173

≪こ≫

コンゴーレッド染色　70
コンピュータ断層撮影　60
古典型 RTA　318
古典経路　46
光学顕微鏡所見　69
抗ウイルス薬　214
抗がん剤　331
抗凝固薬　186
抗菌薬　328
抗血小板薬　186
抗好中球細胞質型腎炎　116
抗好中球細胞質抗体　48
抗糸球体基底膜抗体　48
抗糸球体基底膜病　113
抗利尿ホルモン　55,307
抗利尿ホルモン不適合分泌症候群　36
抗 GBM 型 RPGN　118
抗 GBM 病　113,118
後天性ファンコニー症候群　313
後天性腎性尿崩症　309
後天性 TTP　287
降圧薬の選択　261,285
高血圧と腎障害の悪循環　260
高血圧性腎硬化症　89
高窒素血症　83
高尿酸血症　52,252
高 Ca 血症　37
高 K 血症　36
高 Na 血症　35
高 P 血症　38

酵素補充療法　157
膠質浸透圧　29
骨髄腫腎　222
混合型クリオグロブリン血症　207

≪さ≫

サイアザイド系利尿薬　19,186
サイトカイン　136,232
サルファ剤　330
再吸収機構　11
細菌性急性腎盂腎炎　297
細胞外液量　29
酸塩基平衡異常　83

≪し≫

シクロオキシゲナーゼ　27
シクロスポリン　185
シクロスポリン A　332
シクロホスファミド　185,332
シスタチンC　52
シスチン　323
シスチン尿症　323
シスプラチン　331
シロリムス　166
シンチグラム　64
子癇　282
糸球体　8
糸球体基底膜　8,158
糸球体機能　15
糸球体構造物　72
糸球体腎炎　89
糸球体性蛋白尿　33
糸球体沈着症　240
糸球体菲薄基底膜病　150
自然発症動物　251
自然発症動物モデルのヒトとの類似点　251
自家移植療法　220
自家造血幹細胞移植療法　220
自動調節能　23
脂質異常症　180

和文索引

脂質異常症改善薬　186
脂質代謝改善薬　243
紫斑病性腎症　145
持続的血液濾過　95
色素性腎障害　80
受動輸送　15
集合管　12, 20
重金属　333
重炭酸ナトリウム負荷試験　56
循環性免疫複合体　47
小児ネフローゼ症候群　128
小児の HBV 関連腎症　205
常染色体優性腎性尿崩症　308
常染色体優性多発性嚢胞腎　161
常染色体劣性腎性尿崩症　308
常染色体劣性多発性嚢胞腎　167
心因性多飲症　309
神経性調節　23
深部静脈血栓症　181
腎の神経　13
腎移植　101
腎移植後の生着率　102
腎盂腎炎　297
腎盂造影　59
腎血管性高血圧　263
腎血管造影　60
腎後性 AKI　81
腎梗塞　272
腎硬化症　259
腎循環　22
腎小体　5, 8
腎症前期　248
腎静脈　5
腎静脈血栓症　181, 275
腎錐体　2
腎生検　64
腎生検のトラブル　69
腎生検組織採取法　68
腎性糖尿　303, 313

腎性尿崩症　307
腎性 AKI　79
腎前性 AKI　77
腎代替療法　90
腎柱　2
腎動静脈瘻　271
腎動脈　3
腎動脈狭窄　263
腎動脈超音波ドプラ法　266
腎動脈瘤　269
腎尿細管性アシドーシス　317
腎不全　163
腎不全期　248

≪す≫

ステロイド　184, 194, 198, 214
ステロイドパルス療法　184
スリット膜　179
推算糸球体濾過量　53
髄質　2
髄質外部集合管　21

≪せ≫

生体腎移植　101
生物学的製剤　198
生物製剤　332
生理食塩水負荷試験　57
先天性ファンコニー症候群　312
先天性腎性尿崩症　308
先天性 TTP　287
染色法　70
全身性エリテマトーデス　191

≪そ≫

ソマトスタチンアナログ　166
組織プラスミノゲン活性化因子　275
早期腎症期　248
巣状糸球体硬化症　173

巣状分節性糸球体硬化症　128
造影剤腎症　80
足細胞関連遺伝子変異　130

≪た≫

タクロリムス　185
タマネギ殻様病変　263
多飲・多尿　314
多発性骨髄腫　222
多発性嚢胞腎　161, 161, 167
代謝性アシドーシス　315
体液性因子による調節　23
体外限外濾過法　187
第 2 経路　46
単クローン性免疫グロブリン沈着症　215, 223, 227
単純性腎盂腎炎　300
蛋白/Cr 比　33
蛋白尿　33, 179

≪ち≫

中間尿細管　12
中枢性尿崩症　309
中毒性腎障害　328
超音波ガイド下経皮的腎生検　67
超音波ドプラ法　62
超音波断層法　61
蝶形陰影　83
聴力障害　148

≪つ≫

痛風　252, 253
痛風腎　252
痛風発作　253
爪膝蓋骨症候群　158

≪て≫

デキサメタゾン　220
低アルブミン血症　180
低尿酸血症　52, 314
低分子蛋白尿症　314
低 Ca 血症　38

低 K 血症　37,314
低 Na 血症　35,314
低 P 血症　39,314
電解質異常　35,39,83,314
電解質代謝　29
電子顕微鏡所見　72

≪と≫

トランスサイレチン型アミロイドーシス　221
トルバプタン　166
ドパミン　27
トピロキソスタット　255
透析導入基準　97
透析療法期　248
糖化マーカー　45
糖鎖修飾異常　135
糖尿病モデル動物　251
糖尿病腎症　91,175,246
糖尿病性腎臓病　88
動脈瘤　269
特発性膜性腎症　124
特発性 FSGS　129

≪な≫

ナットクラッカー現象　152
ナットクラッカー症候群　152
難治性ネフローゼ症候群　177

≪に≫

ニューキノロン系抗菌薬　330
肉眼的血尿　35
尿検査　32
尿細管　11
尿細管間質障害　222
尿細管間質性腎炎　65,288,290
尿細管機能　15
尿細管機能異常　303
尿細管糸球体フィードバック　23

尿細管性アシドーシス　314
尿細管性蛋白尿　33
尿細管糖再吸収極量　304
尿酸　19,51,252
尿酸降下薬　255
尿酸生成抑制薬　255
尿酸排泄促進薬　255
尿酸輸送体　19
尿蛋白の選択性　35
尿蛋白選択指数　179
尿中 β_2-MG　53
尿中バイオマーカー　49
尿中 NAG　54
尿沈渣　83
尿毒症肺　83
尿量の減少　82
尿路結石の予防　256
妊娠と腎　279
妊娠関連急性腎不全　286
妊娠高血圧　282
妊娠高血圧症候群　282
妊娠高血圧腎症　282

≪ね≫

ネフローゼ症候群　65,172
ネフローゼ症候群の予後　188
ネフロン　5

≪の≫

ノルエピネフリン　27
脳動脈瘤　165
嚢胞感染　165

≪は≫

ハプテン　292
バイオマーカー　50
バソプレシン　28,307
バソプレシン V_2 受容体拮抗薬　166
バルドキソロンメチル　250
肺動脈血栓症　181
排泄性腎盂造影　59
半月体形成性糸球体腎炎　112

汎アミノ酸尿　312

≪ひ≫

ヒト巣状分節性糸球体硬化症　130
ビタミン D_3　24
皮質　2
皮質集合管　20
皮膚被角血管腫　154
非ステロイド性抗炎症薬　331
非糖尿病高血圧性腎硬化症　92
非乏尿性腎不全　85
非溶連菌感染後急性糸球体腎炎　112
微小変化型ネフローゼ症候群　172
微量アルブミン尿　33,34

≪ふ≫

ファブリー病　152
ファンコニー-ビッケル症候群　313
ファンコニー症候群　311
フィブリノイド壊死　262
フェブキソスタット　255
フロセミド負荷試験　57
ブラジキニン系　25
プリン代謝　51
プロスタグランジン　27
浮腫　181
副甲状腺ホルモン　24
副腎皮質ステロイド　119,184,234
腹部造影 CT　60
腹部単純 CT　60
腹部単純 X 線撮影　59
腹膜透析　93
複雑性腎盂腎炎　301
分節性硬化　131

≪へ≫

ヘンレループ　5,16,19

ベンス・ジョーンズ蛋白
　222
扁摘パルス　137,142
　　　　《ほ》
ボーマン嚢　8
ボルテゾミブ　221
ポドサイト障害　179
ポドサイト病　129
補体　46
傍糸球体装置　12
膀胱尿管逆流現象　134
　　　　《ま》
マイトマイシンC　331
マグネシウム　40
マルピギー小体　8
膜性腎症　121,173
膜性増殖性糸球体腎炎
　112,124,174
慢性糸球体腎炎　92
慢性腎炎症候群　121
慢性腎臓病　87,180
慢性尿細管間質性腎炎　294
慢性TIN　294
　　　　《み》
ミゾリビン　185
ミトコンドリア機能障害　253
　　　　《む》
無尿　82
　　　　《め》
メトトレキサート　330

メルファラン　220
メルファラン＋デキサメタゾン
　220
免疫グロブリン　215
免疫複合型　117
免疫複合体　47,122
免疫複合体の沈着部位　193
免疫抑制性サイトカイン
　232
免疫抑制薬　184,198
　　　　《も》
モデル動物　251
モノクローナルRF結合免疫複
　合体　47
　　　　《や》
薬剤性急性間質性腎炎　290
薬剤性腎障害　328
　　　　《ゆ》
遊走腎　1
遊離軽鎖　215
　　　　《よ》
ヨード造影剤　330
溶血性尿毒症症候群　287
溶連菌感染後急性糸球体腎炎
　105
　　　　《ら》
ラジオアイソトープ診断　64
　　　　《り》
リポ蛋白糸球体症　241

リポ蛋白腎症　241
リンパ管　5
リンパ球サブセット　47
リン酸　18
リン酸調節中性エンドペプチ
　ダーゼホモログ　324
リン酸尿症　314
利尿薬　185
利尿薬投与後の反応　85
良性腎硬化症　259
　　　　《る》
ループス腎炎　92,176,191
ループ利尿薬　185
　　　　《れ》
レガシー効果　250
レクチン経路　46
レニン　40
レニン-アンジオテンシン-アル
　ドステロン系　25
レニン-アンジオテンシン系阻
　害薬　332
レノグラム　64
　　　　《ろ》
濾過機能　15
濾過調節　15

欧文索引

≪ギリシャ文字≫

α_1 ミクログロブリン　54
α-ガラクトシダーゼ　152
α-ガラクトシダーゼ A の酵素
　補充療法　157
α-GAL　152
β_2 ミクログロブリン　53
β-ラクタム系抗菌薬　330

≪数字≫

1,5-アンヒドログルシトール
　46
1 型 RTA　318
1 型糖尿病　246
2 型 RTA　319
2 型糖尿病　91,246
4 型 RTA　320
IV 型コラーゲン　116,147,
　158

≪A≫

A 型肝炎ウイルス　204
A 型肝炎に伴う腎障害　204
AA 型アミロイドーシス
　217,221
AAV　48,146
ACE1-7 系　25
acquired immune deficiency
　syndrome　199
acute fatty liver of pregnancy
　286
acute kidney injury　74
acute postinfectious glomerulo-
　nephritis　112
acute poststreptococcal glo-
　merulonephritis　105
ADH　55,307
ADAMTS13 遺伝子異常
　287
ADPKD　161

AE　190
AFLP　286
AIDS　199
AKI　74
AKI バイオマーカー　76
AL 型アミロイドーシス
　215,220,222,223
Alport syndrome　147
ANCA　48
ANCA 型腎炎　116,118
ANCA 関連血管炎　48,146
ANCA 関連小型血管炎　116
ANCA 陽性急速進行性糸球体
　腎炎　119
aneurysmal type　271
angioedema　190
angiokeratoma　154
antidiuretic hormone　55
anti-neutrophil cytoplasmic
　antibody　48
APAGN　105
APD　99
APIGN　112
APOE-Kyoto　241
APOE-Sendai　241
APOL1 遺伝子　200
AQP　307
AQP2　28
AQP2　308
aquaporin　307
ARAS　147
ARPKD　167
AS　147
autosomal dominant polycystic
　kidney disease　161
autosomal recessive polycystic
　kidney disease　167
AVP V_2 receptor　166
AVPR2　308

≪B≫

B 型肝炎　177
B 型肝炎ウイルス　43,204
B 細胞　47,212
Bence Jones protein　222
benign nephrosclerosis　259
Bertin 柱　2
BJP　222
BK ウイルス　297
BKV 腎症　297
Bowman capsule　8
butterfly shadow　83

≪C≫

C 型肝炎　177
C 型肝炎ウイルス　43,207
C1q 結合免疫複合体　47
C3　46,126
C3 腎症　128
C4　46
Ca の調節ホルモン　30
calcitriol　24
c-ANCA　48,116
CAPD 療法　97
cast nephropathy　223,231
Ccr　51
CD3　47
CD4　47
CD4/CD8 比　47
CD8　47
CD16　47
CD19　47
CH_{50}　46
chance hematuria/proteinuria
　135
charge barrier　179
CHDF　95
chemical chaperon therapy
　157
cholecalciferol　24

chronic kidney disease 87, 180
cirsoid type 271
CKD 87, 180
CKD/CVD 発症 33
Cl 18
CNT 20
collapsing form of FSGS 202
collecting duct 12
cornea verticillata 155
COX 27
CT 60
CT 血管造影 267
Cys-C 52
cystatin C 52

≪D≫

DCT 19
deep venous thrombosis 181
diabetic nephrosclerosis 175
DIP 59
dibetic kidney disease 88
distal tubule 12
DKD 88
dRTA 318
DVT 181

≪E≫

eclampsia 282
ECUM 187
eGFR 53
eGFRcreat 53
enzyme replacement therapy 157
ERT 157
estimated glomerular filtration rate 53
ET 28

≪F≫

Fabry disease 152

Fanconi 症候群 311
Fanconi-Bickel 症候群 313
FGN 238
FGS 128
fibrillary glomerulonephritis 238
Fishberg 濃縮試験 55
FminG 305
focal glomerular sclerosis 128
focal segmental glomerulosclerosis 128, 173
FSGS 128, 173

≪G≫

GA 45
GBM 8, 113, 150, 158
gddY マウス 144
GdIgA1 135
generalized distal RTA 318
gestational hypertention 282
GFR 推算式 53
GL-3 152
glomerular basement membrane 8, 113, 158
glomerulus 8
glucosuria 303

≪H≫

H$^+$-ATPase 21
H$^+$-K$^+$-ATPase 21
HAART 202
HAE 190
HbA1c 45
HBV 関連腎症 204
HBV 関連 PAN 205
HCDD 220
HCO$_3^-$ 18
HCV 207
HCV の抗ウイルス療法 209
HCV 感染症と腎糸球体疾患の関連 207
HCV 関連腎炎 207

HCV 関連 MPGN 208
HD 93
HDF 95
HE 染色 70
heavy chain deposition disease 219
HELLP 症候群 286
hematuria 35
hemodialysis 93
hemolytic uremic syndrome 287
Henoch-Schönlein 紫斑病性腎炎 145
hereditary angioedema 190
hereditary osteo-onychodysplasia 158
HF 94
HIV 43
HIV 関連腎症 178
HIV 腎症 199
HOOD 158
HSP 145
HSPN 145
human immunodeficiency virus 43
hump 109
HUS 287

≪I≫

IC-C1q 47
IC-mRF 47
IgA 42
IgA 血管炎 145
IgA 腎症 92, 134
IgA 腎症の近縁疾患 145
IgA1 135
IgE 43
IgG 41
IgG4 related disease 231
IgG4 related kidney disease 231
IgG4 関連疾患 231
IgG4 関連腎臓病 231
IgG4-RD 231

IgG4-RKD　231
IgM　42
IgM 腎症　181
IL-18　49
immune complex　47
immunotactoid glomerulopa-
　thy　238
intermediate tubule　12
interventional radiology
　270
ISN/RPS 2003 分類　193
ITG　238
IVP　59
IVR　270

《J》

JGA　12
juxtaglomerular apparatus
　12

《K》

K 排泄の調節　30
KIM-1　49
KUB　59

《L》

LCDD　219, 223, 227
LDL アフェレーシス　187
L-FABP　50
LHCDD　219
light and heavy chain deposi-
　tion disease　219
light chain deposition disease
　219, 223, 227
lipoprotein glomerulopathy
　241
LMX1B　158
LN　191
loop of Henle　5
LPG　241
lupus nephritis　176, 191

《M》

M 蛋白　223

macroscopic hematuria　35
malignant nephrosclerosis
　261
Masson 染色　70
MCNS　172
MCP-NAG 法　54
membranoproliferative glo-
　merulonephritis　124
membranous nephropathy
　121, 173
membranous proliferative glo-
　merulonephritis　174
Mg　40
MGUS　230
microalbuminuria　33
microcyst　168
microscopic hematuria　35
MIDD　215, 223, 227
MIDD の膜性腎症型　219
minimal change nephritic syn-
　drome　172
minimum filtered load　305
MN　173
monoclonal gammopathy of
　undetermined significance
　230
monoclonal immunoglobulin
　deposition disease　215,
　223, 227
MPGN　124, 174
MPO-ANCA　48
MR アンジオグラフィ　267
MRA　62
MRI　62
MRSA 腎炎　178
mTOR 阻害薬　166
multidetector CT　267

《N》

Na　18
Na^+-Cl^- 共輸送と Na^+-H^+ 交換
　輸送　18
Na^+-K^+-ATPase　21
Na の再吸収と排泄　29

NAG　54
nail-patella syndrome　158
NAPlr　106
nephrogenic diabetes insipidus
　307
nephron　5
NGAL　50
NH_4^+　18
NSAIDs　331
NSAIDs 関連急性 TIN　292
nutcracker syndrome　5,
　152

《O》

O-結合型糖鎖　135
onion skin appearance　263

《P》

P の調節ホルモン　30
P 線毛　299
PA　95
PAC　41
PAM 染色　70
p-ANCA　48, 116
PAS 染色　70
pauci-immune 型　89, 117
PD　93
PE　95, 181
PEG　209
Peg-IFN　209
peritoneal dialysis　93
PHEX　324
phospholipase A_2 receptor
　122
PIH　282
PKD 遺伝子　161
PLA2R　122
plasma aldosterone concentra-
　tion　41
plasma renin activity　40
plasma renin concentration
　41
podocyte　159
point of no return　248

polyomavirus BK　297
Potter 症候群　168
PP　95
PR3-ANCA　48
PRA　40
preeclampsia　282,284
pregnancy induced hypertension　282
proteinuria　33
proximal tubule　11
PTH　24,31
PTRA　267
pulmonary embolism　181
pyelography　59

≪R≫

rapidly progressive nephritic syndrome　112
RAS 阻害薬　203,332
reflux nephropathy　134
renal artery aneurysm　269
renal artery stenosis　263
renal arteriovenous fistula　271
renal artery　3
renal column　2
renal corpuscle　5,8
renal cortex　2
renal Fanconi syndrome　311
renal infarction　272
renal medulla　2
renal pyramid　2
renal replacement therapy　85,90
renal tubular acidosis　317
renal venous thrombosis　181
renal veins　5
renal vein thrombosis　275
renogram　64
rim sign　274
RP　60

RPGN　112
RRT　85
RTA　317
RVT　181

≪S≫

scintigram　64
s-Cr　50
s-Cr 測定法　53
selectivity index　179
serum creatinine　50
serum urea nitrogen　51
SGLT1　304
SGLT2　304
SGLT2 阻害薬　251
SI　179
SIADH　36
silent lupus nephritis　193
single-nucleotide polymorphisms　200
size barrier　179
SLE　191
SNP　200
SPEB　106
SUN　51
superimposed preeclampsia　282
syndrome of inappropriate secretion of ADH　36
systemic lupus erythematosus　191

≪T≫

T 細胞　47
Th2 由来サイトカイン　232
thrombotic microangiopathy　286
thrombotic thrombocytopenic purpura　286
TIN　290
TINU 症候群　290
tissue plasminogen activator　275

TLR　191
TMA　286
TmG　304
Toll-like 受容体　191
t-PA　275
transport maximum of glucose　304
Treg　232
Treg 由来サイトカイン　232
TTP　286
tubule　11
tubulointerstitial nephritis　290
tubulointerstitial nephritis and uveitis syndrome　290
two step theory　283
type I 線毛　299

≪U≫

UA　51
ultrasonic Doppler method　62
ultrasonography　61
URAT1　19
urate nephropathy　252
uremic lung　83
uric acid　51

≪V≫

VAD 療法　221
vasopressin V_2 receptor　166
vesicoureteral reflux　134
vincristine, doxorubicin, dexamethasone 療法　221
VUR　134

≪X≫

XLAS　147

≪Z≫

zebra body　155
Zn　39

執筆分担一覧（50音順）

相澤 昌史（あいざわ まさし）　各論 第4章 ③腎動脈狭窄〜⑤腎動静脈瘻（p.263〜272）

青木 竜弥（あおき たつや）　各論 第1章 ④5. 多発性囊胞腎（p.161〜169）

淺沼 克彦（あさぬま かつひこ）　総論 第1章 腎の構造（p.1〜14）

井尾 浩章（いお ひろあき）　各論 第3章 ④クリオグロブリン血症に伴う腎病変，⑤アミロイド腎（p.211〜221）

井下 博之（いのした ひろゆき）　各論 第3章 ②HIV腎症（p.199〜204）

大澤 勲（おおさわ いさお）　総論 第3章 ⑦腎生検（p.64〜72），各論 第2章 COLUMN：遺伝性血管性浮腫の診断と治療とは？（p.190）

恩田 紀更（おんだ きさら）　各論 第3章 ③1. A型肝炎ウイルス，2. B型肝炎ウイルス（p.204〜206）

金口 泰彦（かなぐち やすひこ）　各論 第1章 ④3. ファブリー病，4. 爪膝蓋骨症候群（p.152〜160）

金子 佳代（かねこ かよ）　総論 第3章 ①尿検査〜③腎ホルモン測定の臨床的意義（p.32〜41）

木原 正夫（きはら まさお）　各論 第5章 妊娠と腎（p.279〜287）

来栖 厚（くるす あつし）　各論 第1章 ①急性腎炎症候群，②急速進行性腎炎症候群（p.105〜121）

合田 朋仁（ごうだ ともひと）　各論 第3章 ⑪糖尿病腎症（糖尿病性腎臓病），⑫痛風腎（p.245〜256）

小林 敬（こばやし たかし）　各論 第4章 ⑥腎梗塞，⑦腎静脈血栓症（p.272〜278）

佐竹 健至（さたけ けんじ）　総論 第3章 ⑤腎機能検査：種類と臨床的意義（p.50〜58）

佐藤 大介（さとう だいすけ）　各論 第1章 ④1. アルポート症候群，2. 家族性菲薄基底膜症候群（p.147〜151）

島本真実子（しまもと まみこ）　各論 第6章 尿細管間質性腎炎（p.288〜302）

清水 芳男（しみず よしお）　各論 第3章 ⑧IgG4関連腎臓病，⑨Immunotactoid glomerulopathy（p.231〜241）

鈴木 仁（すずき ひとし）　各論 第4章 ①良性腎硬化症，②悪性腎硬化症（p.259〜263）

鈴木 祐介（すずき ゆうすけ）　各論 第1章 ③4. IgA腎症（p.134〜146）

髙木 美幸（たかぎ みゆき）　各論 第8章 中毒性腎障害（薬物，重金属）（p.328〜334）

髙原　久嗣	各論　第3章 ① ループス腎炎（p.191〜199）
武田　之彦	各論　第3章 ⑥ 多発性骨髄腫―骨髄腫腎，⑦ 軽鎖沈着症（p.222〜231）
田中　裕一	総論　第3章 ④ 腎疾患の病態に関する臨床検査（含む基準値）（p.41〜50）
富野康日己	総論　第4章 ② 慢性腎臓病（CKD）（p.87〜103）
中田純一郎	各論　第2章 ⑤ 治療，⑥ 予後（p.183〜189）
濱田千江子	総論　第4章 ① 急性腎障害（AKI）（p.74〜86）
日髙　輝夫	各論　第7章 ⑤ シスチン尿症，⑥ 家族性低リン血症性くる病（p.323〜326）
船曳　和彦	総論　第3章 ⑥ 画像検査の意義と実際（正常所見と異常所見）（p.59〜64）
堀越　哲	総論　第2章　腎の機能（p.15〜31）
前田　国見	各論　第7章 ③ ファンコニー症候群，④ 腎尿細管性アシドーシス（p.311〜323）
蒔田雄一郎	各論　第2章 ①疫学〜④診断（病理）（p.172〜182）
眞野　訓	各論　第1章 ③ 3.　巣状分節性糸球体硬化症（p.128〜134）
村越　真紀	各論　第3章 ③ 3.　C型肝炎ウイルス（p.207〜210）
山田　芳	各論　第7章 ② 腎性尿崩症（p.307〜310）
山中　貴博	各論　第3章 ⑩ リポ蛋白腎症（リポ蛋白糸球体症）（p.241〜245）
林野　久紀	各論　第1章 ③ 概念〜2.　膜性増殖性糸球体腎炎（p.121〜128）
若林　道郎	各論　第7章 ① 腎性糖尿（p.303〜306）

【編者略歴】

富野　康日己
とみの　やすひこ

1974年　順天堂大学医学部卒業
　　　　市立札幌病院中央検査科病理部臨床修練医
1979年　東海大学医学部内科助手
1984年　同　講師
1986年　オーストラリアロイヤルアデレード病院客員研究生
1987年　アメリカミネソタ大学客員講師
1988年　順天堂大学医学部腎臓内科助教授
1994年　順天堂大学医学部腎臓内科教授
2015年　順天堂大学名誉教授
　　　　医療法人社団 松和会常務理事・
　　　　アジア太平洋腎研究推進室長

NEW エッセンシャル腎臓内科学（第2版）ISBN978-4-263-20799-4

1997年4月1日　第1版第1刷発行
2015年6月10日　第2版第1刷発行（改題）
2019年1月10日　第2版第2刷発行

編　者　富野康日己
発行者　白石泰夫
発行所　医歯薬出版株式会社

〒113-8612 東京都文京区本駒込1-7-10
TEL. (03)5395-7640(編集)・7616(販売)
FAX. (03)5395-7624(編集)・8563(販売)
https://www.ishiyaku.co.jp/
郵便振替番号　00190-5-13816

乱丁，落丁の際はお取り替えいたします　　印刷・三報社印刷／製本・榎本製本
Ⓒ Ishiyaku Publishers, Inc., 1997, 2015. Printed in Japan

本書の複製権・翻訳権・翻案権・上映権・譲渡権・貸与権・公衆送信権（送信可能化権を含む）・口述権は，医歯薬出版（株）が保有します．

本書を無断で複製する行為（コピー，スキャン，デジタルデータ化など）は，「私的使用のための複製」などの著作権法上の限られた例外を除き禁じられています．また私的使用に該当する場合であっても，請負業者等の第三者に依頼し上記の行為を行うことは違法となります．

JCOPY ＜出版者著作権管理機構　委託出版物＞

本書をコピーやスキャン等により複製される場合は，そのつど事前に出版者著作権管理機構（電話03-5244-5088，FAX 03-5244-5089，e-mail: info@jcopy.or.jp）の許諾を得てください．